Memorix

Spezial

Labordiagnostik
von Siegfried Keßler

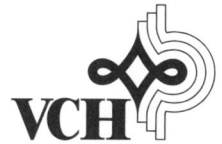

VCH

Dr. med. Siegfried Keßler
Arzt für Laboratoriumsmedizin und öffentl. Gesundheitswesen
Erlenaustraße 27
D-8200 Rosenheim

In diesem Buch enthaltene Normalwerte, sowie Dosierungsangaben und Funktionsteste und Medikamente wurden mit aller Sorgfalt überprüft. Dennoch übernehmen Autoren und Verlag – auch im Hinblick auf mögliche Druckfehler – keine Gewähr für die Richtigkeit. Dem Leser wird empfohlen, sich vor einer Medikation in jedem Fall über Indikationen, Kontraindikationen und Dosierung anhand des Beipackzettels oder anderer Unterlagen des Herstellers zu unterrichten. Das gilt insbesondere bei selten verwendeten oder neu auf den Markt gekommenen Präparaten.

Reihenkonzept: Dr. med. Martin von Planta, Dr. med. Dr. phil. Conrad Droste

Lektorat: Silvia Osteen

Die Deutsche Bibliothek – CIP-Einheitsaufnahme
Kessler, Siegfried:
Labordiagnostik / von Siegfried Kessler. – Weinheim ; Basel ;
Cambridge ; New York, NY : Ed. Medizin, VCH, 1991
   (Memorix spezial)
   ISBN 3-527-15502-3

© VCH Verlagsgesellschaft mbH, D-6940 Weinheim
(Federal Republic of Germany), 1992.

Gedruckt auf säurefreiem Papier.

Satz: Rosenheimer Satzstudio GmbH, D-8200 Rosenheim
Druck und Bindung: Druckhaus Beltz, D-6944 Hemsbach
Printed in the Federal Republic of Germany

Vorwort

Das vorliegende Buch ist aus der Praxis entstanden. In meiner nun über 40jährigen Berufsausübung in Kliniken und als niedergelassener Laborarzt habe ich gesehen, wie notwendig oft eine schnelle und kurze Information über medizinische –, speziell über Labordaten, ist. Mit dem vorliegenden Buch hoffe ich, dies erreicht zu haben. Bei VCH wird ein Konzept realisiert mit der Absicht, für eine Reihe von medizinischen Fachgebieten kurze und übersichtliche Informationen zu geben. Den Vorschlag von Frau S. Osteen, der Initiatorin der Memorix-Spezial-Reihe, das von mir ursprünglich für den eigenen Praxisbedarf konzipierte Laborbuch in diese Reihe aufzunehmen, habe ich deshalb sehr begrüßt.

Das Buch wendet sich an Ärzte fast aller Fachrichtungen. Auch Medizinstudenten und Hilfspersonal (MTA, Schwestern und Arzthelferinnen) können die für sie wichtigen Daten entnehmen. Es ist handlich und übersichtlich gestaltet. Jeder Parameter wird möglichst auf einer Seite abgehandelt, so daß Umblättern vermieden wird. Graphische Darstellungen sind, wenn zum besseren Verständnis erforderlich, eingefügt. Seltene Krankheitsbilder werden in Kurzform erläutert, Anmerkungen weisen auf jeweils wichtige Besonderheiten hin.

In Anlagen, die im 2. Teil des Buches zusammengefaßt sind, werden dem interessierten Leser weitere Informationen angeboten.

Zwangsläufig mußte bei dem Konzept, das dem Buch zugrunde liegt, in Kauf genommen werden, daß vieles vereinfacht dargestellt wird. Auch muß bedacht werden, daß die angegebenen Normalwerte statistische Zahlen sind und deshalb nur Richtwerte sein können. Sie sind auch vielfach methodenabhängig. Die Beurteilung der Befundergebnisse kann manchmal problematisch sein. Nicht selten wird der ausführende Laborarzt in seinem Befundbericht ausführlicher sein können, als dies im Rahmen des vorliegenden Buches möglich war.

Wie erwähnt, ist dieses Buch aus der Praxis entstanden. Wichtig waren für mich die zahlreichen Gespräche, die ich mit Kollegen und Mitarbeitern geführt habe. Dank gilt meiner Frau Dr. Gisela Keßler, die als Allgemeinärztin und durch spätere Mitarbeit in der Laborpraxis ihre Erfahrungen eingebracht hat. Frau Dr. Mildner und Herr Prof. Dr. Rodt haben mit mir die bestehende Laborpraxis später als Gemeinschaftspraxis weiter entwickelt. Ihre Ratschläge und die gemeinsam erarbeiteten Beurteilungen sind in dieses Buch eingegangen. Ihnen gilt, wie meiner Tochter Frau Dipl-Biol. Keßler-Prusko, mein aufrichtiger Dank. Besonders hervorzuheben ist die Hilfe von Herrn Dipl.-Chemiker A. Maier, der mit mir zusammen das Manuskript gelesen hat und dabei eine Reihe von wichtigen Gedanken einbringen konnte. Herzlichen Dank an Frau S. Osteen und Frau E. Öhlenschläger sowie Frau Dr. L. Thomas von VCH für die gute Zusammenarbeit.

Rosenheim, Oktober 1991   *S. Keßler*

Inhalt

ACE (Angiotensin-I-converting-Enzym)

ACE ist lokalisiert in den Endothelzellen der Gefäße, insbesondere der Lunge und der Niere. Es wird bei bestimmten granulomatösen Erkrankungen vermehrt ins Blut abgegeben. Reduzierung des Parenchymgewebes bewirkt niedrige ACE-Aktivität.

2 ml Serum

NW 44,0 - 125 U/l

↑ Sarkoidose der Lunge = M. Boeck *)
M. Gaucher **)
Hyperthyreose
Diabetes mellitus
Chronische Lebererkrankungen

↓ Lungen-Ca.
Lungen-Tbc
Multiples Myelom
Akute und chronische Leukämie

*) M. Boeck = Pulmonale Manifestation der Besnier-Schaumann-Krankheit
Schleichender Beginn mit uncharakteristischen Beschwerden und Atemnot
Stadium I : Symmetrische Schwellung der Hiluslymphknoten (ACE in ca. 70 % erhöht)
Stadium II : Diffuse Infiltration der Lunge (ACE in ca. 90 % erhöht)
Stadium III : Fibrose und Pleuraschwarte (ACE in nahezu 100 % erhöht)

**) M. Gaucher = Speicherkrankheit mit Speicherung von Cerebrosiden
Symptome: Hepatosplenomegalie, Hautpigmentierung, Osteoporose, Minderwuchs etc.

Anl. siehe Anlage 14 „Renin-Angiotensin-Aldosteron-System"

Acetylcholin-Rezeptor-Antikörper

Antikörper gegen Cholinozeptoren (Membranrezeptoren für Acetylcholin)

1 ml Serum

NW unter 1,00 nmol/l

↑ Myasthenia gravis *)
D-Penicillamin-induzierte Myasthenia gravis **)

*) Myasthenia gravis: Fortschreitende Lähmung der Augen-, Schlund-, Kehlkopf-,
Gesichts-, Gliedmaßen-, Atem-, Rumpf- und Halsmuskeln
**) Penicillamin: Antirheumatikum (Metalcaptase, Trolovol)

Anm.: siehe auch unter Skelettmuskel-AK (SKMA) S. 162

ACTH (Adrenocorticotropes Hormon)

Hypophysenvorderlappenhormon

8 ml Blut abnehmen, sofort in 2 EDTA-Röhrchen geben, mischen, zentrifugieren, <u>2 ml Plasma</u> abpipettieren, sofort tieffrieren.
<u>Alternativ:</u> Patient zur Blutentnahme ins Labor schicken

NW 10,0-70,0 pg/ml

⬆ Prim. NNR-Insuffizienz = M. Addison *), z. B. durch NNR-Tbc, Auto-immunprozesse, Blutung
Anm.: Cortisol vermindert

Hypothalamo-hypophysäres Cushing-Syndrom **)
(ACTH meist nur leicht vermehrt oder im oberen Grenzbereich)
Anm.: Cortisol vermehrt

Cushing-Syndrom **) bei ektopischer ACTH-Produktion
z.B. bei kleinzelligem Bronchial-Ca.
Anm.: Cortisol vermehrt

⬇ Cushing-Syndrom **) bei autonomem NNR-Karzinom oder Adenom
Anm.: Cortisol vermehrt

Sek. NNR-Insuffizienz als Folge einer Hypophysenvorderlappen-insuffizienz
Anm.: Cortisol vermindert

*) M. Addison: Muskelschwäche, Abmagerung, bräunliche Pigmentierung der Haut und Schleimhäute, Anämie, Hypoglykämie; Na erniedrigt, K erhöht

**) Cushing-Syndrom: Vollmondgesicht, Stammfettsucht, Plethora, Striae, Hypertonie

ACTH-Test (Cortisolbestimmung vor und nach ACTH-Stimulation)

NNR-Funktionstest

1) Kurztest:

Blutentnahme für Basalwert
Injektion einer Ampulle (25 IE) Synacthen i.v.
Blutentnahmen 30 Min. und 60 Min. nach Injektion
Je 1 ml Serum einsenden (Röhrchen genau beschriften)

2) Langzeittest:

8 Uhr Blutentnahme für Basalwert
Infusion von 50 IE ACTH (Synacthen) in 500 ml physiologischer NaCl-Lösung <u>während 8 Std.</u>
Weitere Blutentnahmen 4 Std., 6 Std., 8 Std. nach Infusionsbeginn
Je 1 ml Serum einsenden (Röhrchen genau beschriften)

Beurteilung:

- Wenn Cortisol <u>über</u> 25 μg/dl ansteigt, ist eine Nebennierenrinden-Insuffizienz unwahrscheinlich
- Überschießender Anstieg beim Cushing-Syndrom mit beidseitiger Nebennierenrindenhyperplasie
- Kein oder normaler bis mäßiger Anstieg beim Cushing-Syndrom auf der Grundlage eines autonomen Nebennierentumors

Bei mehrtägiger Wiederholung des ACTH-Testes:
- Stimulierbarkeit nimmt zu: sekundäre NNR-Insuffizienz als Folge einer Hypophysenvorderlappen-Insuffizienz
- Stimulierbarkeit nimmt nicht zu: primäre NNR-Insuffizienz (M. Addison)

Adenosin-Monophosphat, zyklisch (cAMP)

Die Höhe des cAMP-Spiegels ist abhängig vom Parathormonspiegel (PTH stimuliert die Bildung von cAMP)

1) im Blut

8 ml Blut abnehmen, sofort in 2 EDTA-Röhrchen geben, mischen, zentrifugieren, <u>2 ml Plasma</u> abpipettieren, sofort tieffrieren.
<u>Alternativ:</u> Patient zur Blutentnahme ins Labor schicken

NW 5,00-25,0 nmol/l

2) im Urin

24-Std.-Urin sammeln (Sammelgefäß bitte anfordern!). Während der Sammelperiode den Urin kühl stellen (bei ca. 4 Grad), Sammelvorschrift auf Flaschenetikett sorgfältig beachten, Gesamtvolumen angeben; 10 ml vom Sammelurin tieffrieren.

NW 200-500 μmol/Mol Kreatinin

Zyklisches AMP im Urin entstammt zu über 50 % dem Plasma (glomerulär filtriert), die restliche Menge entstammt der Niere.

1) Beim prim. Hyperparathyreoidismus ist cAMP im Plasma nicht vermehrt, im Urin ist cAMP vermehrt.
2) Beim Hypoparathyreoidismus ist cAMP im Urin vermindert.
3) Beim Pseudohypoparathyreoidismus Typ I ist cAMP nach Injektion von Parathormon im Urin nicht vermehrt.
4) Beim Pseudohypoparathyreoidismus Typ II ist cAMP nach Injektion von Parathormon im Urin vermehrt.

Anl. siehe Anlage 13 „Nebenschilddrüse"

Adenoviren-Antikörper

1 ml Serum

Die Befundinterpretation erfolgt in der Regel durch das den Test ausführende Labor.

Klinik: Pharyngitis, Bronchitis, Pneumonie, Keratokonjunktivitis, Meningitis (selten)
Inkubationszeit 4–6 Tage

Adenoviren im Stuhl

Material: Im Einsendegefäß befindliches Löffelchen mit Stuhl füllen und einsenden

Symptome: Fieberhafte Gastroenteritis, oft mit Beteiligung des Respirationstraktes. Betroffen sind meist Säuglinge und Kleinkinder bis zu drei Jahren.

Anm.: Adenoviren sind nach Rotaviren in der obengenannten Altersgruppe die häufigste Ursache für eine Gastroenteritis.

Adiuretin (ADH, Vasopressin)

Hypothalamus-Hormon
Wirkung: hemmt die Diurese; verengt die Gefäße

8 ml Blut abnehmen, sofort in 2 EDTA-Röhrchen geben, mischen, zentrifugieren, <u>2 ml Plasma</u> abpipettieren, sofort tieffrieren.
<u>Alternativ:</u> Patient zur Blutentnahme ins Labor schicken

NW 2,0-8,0 pg/ml

↑ Schwartz-Bartter-Syndrom *)

↓ Diabetes insipidus centralis **)

*) Schwartz-Bartter-Syndrom (ein dem Bartter-Syndrom ähnliches Syndrom, s. Aldosteron S. 9)
Klinik: schmerzhafte Muskelschwäche, Kreislaufstörung; Blutdruck normal, Herz-, Nieren- und NNR-Funktion nicht gestört; Na und K im Blut erniedrigt, im Urin erhöht
Ursachen: maligne Tumoren (Bronchial-, Pankreas-, Thymus-Ca.), Enzephalitis, bulbäre Poliomyelitis, Lungenerkrankungen (Pneumonie, Tbc)*

) Diabetes insipidus centralis: Polydipsie, Polyurie (4-20 l/Tag)

Anm.: Beim Diabetes insipidus renalis keine ADH-Verminderung

Adrenalin

NN-Mark-Hormon; zählt zu den Katecholaminen

1) im Plasma

Bitte beachten: Vor der Blutentnahme soll die Aufnahme folgender Stoffe vermieden werden:
1) Kaffee, schwarzer Tee, Bananen, Käse (2 Tage)
2) Medikamente: Phenothiazine, Theophyllin, Tetrazykline, Ampicillin, Erythromycin, chininhaltige Präparate (8 Tage, wenn klinisch möglich)
8 ml Blut abnehmen, sofort in Heparin-Röhrchen geben, mischen, zentrifugieren, <u>2 ml Plasma</u> abpipettieren, sofort tieffrieren.
<u>Alternativ:</u> Patient zur Blutentnahme ins Labor schicken

Hinweis: Die Katecholaminwerte im Plasma zeigen starke Schwankungen. Deshalb sollte die Blutentnahme am liegenden Patienten vorgenommen werden (vorher 30 Min. Bettruhe!)

NW unter 110 pg/ml

↑ Phäochromozytom

2) im Urin

24-Std.-Urin sammeln (Sammelgefäß mit 10 ml 25%iger Salzsäure). Gesamturinmenge angeben. 20 ml vom Sammelurin einsenden.
Bitte beachten: Vor und während der Urinsammlung soll die Aufnahme folgender Stoffe vermieden werden:
1) Kaffee, schwarzer Tee, Bananen, Käse (2 Tage)
2) Medikamente: Phenothiazine, Theophyllin, Tetrazykline, Ampicillin, Erythromycin, chininhaltige Präparate (wenn klinisch möglich, 8 Tage)

NW unter 2 J. unter 3 μg/die   9-16 J. unter 10 μg/die
     2- 8 J. unter 6 μg/die   über 16 J. unter 20 μg/die

↑ Phäochromozytom

Anl. siehe Anlage 15 „Katecholamine und deren Metaboliten"

AFP (Alpha-Fetoprotein)

Glykoproteid, das beim Feten im Dottersack, in der Leber und im Magen-Darm-Trakt, beim prim. Leberkarzinom in den Hepatozyten bzw. persistierenden Hepatoblasten und bei Keimzelltumoren im Dottersackepithel gebildet wird.

1 ml Serum

NW Erw. unter 7,0 U/ml
Ngb. 33 000 - 100 000 U/ml
Sgl. bis 6 Wochen: allmählicher Rückgang auf Erwachsenenwerte

♠ Primäres Leber-Ca. (in 95 % erhöht)
Keimzelltumoren (ausgenommen Seminome und Dysgerminome)
Seltener: Magen-, Colon-, Gallenwegs- und Pankreas-Ca., meist mit Lebermetastasen
Leberzirrhose und Hepatitis (leichte Erhöhung)

Bei Vorliegen einer Schwangerschaft:

NW

4.- 8. SSW	unter 7,0 U/ml	22.-28. SSW	50,0-270 U/ml
9.-14. SSW	unter 30,0 U/ml	29.-37. SSW	65,0-350 U/ml
15.-21. SSW	siehe Grafik	38.-41. SSW	35,0-250 U/ml
		42. SSW	32,5-105 U/ml

Untersuchung bei Verdacht auf Fehlbildungen:
Blutentnahme bei der Mutter in der 16.-20. SSW

♠ Anenzephalie, Spina bifida, Bauchwanddefekte
Anm.: Liegen AFP-Werte wiederholt über dem 2,5fachen des entsprechenden Median-wertes, muß eine Fehlbildung durch weitere diagnostische Maßnahmen ausgeschlossen werden.
Mehrlingsgravidität
Intrauterine Mangelernährung
Andere Ursachen: z.B. Diabetes mellitus, EPH-Gestose, Oligo-hydramnion

♣ Down-Syndrom (Trisomie 21, Mongolismus)
Anm.: Irreversibel gestörte Schwangerschaften und Schwangerschaften mit fetaler Chromo-somenaberration zeigen eine Tendenz zu niedrigeren AFP-Werten, die unter dem 0,5fachen des entsprechenden Medianwertes liegen können.

Bitte beachten: Unrichtige Einschätzung des Schwangerschafts-alters kann zu Fehlinterpretation führen!

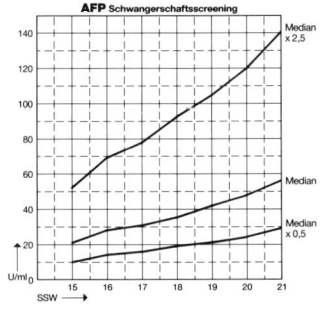

AIDS (HIV) - Antikörper

A

AIDS = acquired immunodeficiency syndrome
HIV = human immunodeficiency virus
Immundefekterkrankung, ausgelöst durch Infektion mit immuno-deficiency virus; bisher 2 Typen serologisch nachweisbar (HIV 1 und HIV 2)

2 ml Serum

1) Routineuntersuchung bei Schwangeren; Kassenabrechnung im Rahmen der Mutter-schaftsvorsorge auf Überweisungsschein für serologische Untersuchungen.
2) Abrechnung auf Krankenkassen-Überweisungsschein dann möglich, wenn aufgrund aufgetretener Beschwerden oder Symptome hinreichender Verdacht auf eine Infektion besteht.
3) In Bayern haben alle Erwachsenen die Möglichkeit, sich kostenlos und anonym auf HIV-Infektion untersuchen zu lassen.
Diese anonyme Untersuchung kann von Allgemeinärzten, Internisten, Dermatologen, Gynäkologen sowie Urologen und Laborärzten durchgeführt werden. Die Kosten über-nimmt der Freistaat Bayern.
In den übrigen Bundesländern erfolgt die kostenfreie Untersuchung über die Staatl. Gesundheitsämter.

Anm.: Es besteht keine namentliche Meldepflicht bei positivem Ausfall!

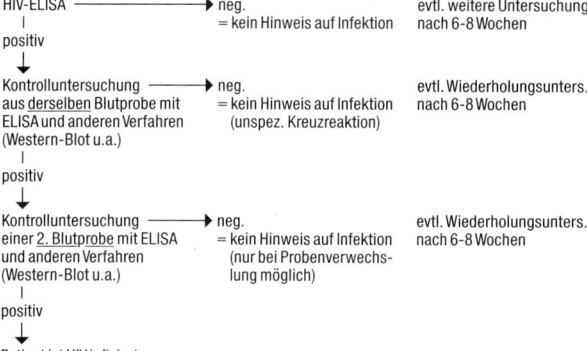

HIV-ELISA ⟶	neg. = kein Hinweis auf Infektion	evtl. weitere Untersuchung nach 6-8 Wochen
↓ positiv		
Kontrolluntersuchung ⟶ aus <u>derselben</u> Blutprobe mit ELISA und anderen Verfahren (Western-Blot u.a.)	neg. = kein Hinweis auf Infektion (unspez. Kreuzreaktion)	evtl. Wiederholungsunters. nach 6-8 Wochen
↓ positiv		
Kontrolluntersuchung ⟶ einer <u>2. Blutprobe</u> mit ELISA und anderen Verfahren (Western-Blot u.a.)	neg. = kein Hinweis auf Infektion (nur bei Probenverwechs- lung möglich)	evtl. Wiederholungsunters. nach 6-8 Wochen
↓ positiv		

Patient ist HIV infiziert

Anm.: HIV-Teste werden in der Regel innerhalb von 8 Wochen nach Infektion positiv, in Aus-nahmefällen jedoch später (bis 24 Wochen)
Ergänzende Untersuchungen bei nachgewiesener Infektion: T- u. B-Lymphozyten mit T4/T8 Untergruppen zur Beurteilung der Abwehrlage

Verlauf einer HIV-Infektion:
1) 3-12 Wochen nach der Infektion mit HIV-Virus:
  – Fieber, Kopf- u. Gelenkschmerzen
  – Exanthem
  – Tonsillitis, Polylymphadenopathie, Splenomegalie
2) Monate bis Jahre: symptomfreie Latenzzeit
3) danach Lymphadenopathie-Syndrom:
  – Appetitlosigkeit, Gewichtsverlust, Fieber, Nachtschweiß
  – Lymphadenopathie
  – Diarrhöen
  – Haut- und Schleimhauterkrankungen
4) Manifestes AIDS:
  – Infektionen der Haut, Schleimhäute u. inneren Organe durch Keime, die im unge-schwächten Organismus in der Regel keine Infektionen hervorrufen, z. B. Pneumo-cystis carinii, Candida, Pseudomonas aeruginosa, Cytomegalie-Viren etc.
  – Kaposi-Sarkom: kleine rosa-bläuliche Flecken der Haut; violett-rötliche, verhärtete Plaques; dunkelrot-bräunliche oder bläuliche Tu-Knoten, Fieber, Durchfall, Unwohlsein, Müdigkeit
  – Retinopathie
  – Enzephalopathie

Albumin

1) im Serum

1 ml Serum

NW 3350-4765 mg/dl

⬆ Exsikkose führt zu Pseudohyperalbuminämie
(keine absolute Albuminerhöhung)

⬇ Mangelernährung, Malabsorption, Diarrhöe
Ausgeprägte Leberzirrhose
Nephrose
Postoperativ

2) im Urin (Mikroalbuminurie)

24-Std.-Urin sammeln (Sammelgefäß ohne Salzsäure). Gesamturin-
menge angeben. 10 ml vom Sammelurin einsenden.

NW unter 17,0 mg/l

⬆ Glomerulonephritis, Herdnephritis
Nephrose
Pyelonephritis
Diabetische Nephropathie

3) im Liquor

1 ml Liquor

NW 11,0-35,0 mg/dl

Zur Beurteilung von Liquorschrankenstörungen:
siehe Albumin-Quotient

Albumin-Quotient

1 ml Serum und 1 ml Liquor

$$\frac{\text{Albumin in mg/dl im Serum}}{\text{Albumin in mg/dl im Liquor}}$$

NW

1 Mo.- 6 Mo.	über	67
7 Mo.-40 J.	über	200
41 J. -60 J.	über	144
über 60 J.	über	125

⬇ Raumfordernde Prozesse im Spinalkanal oder Hirn
Polyneuritis
Degenerative ZNS-Erkrankung
Meningitis

Aldolase

1 ml Serum

NW Ki. unter 1 J.   unter 12,4 U/l
Ki.   1-14 J.   unter 6,2 U/l
Erw.   unter 3,1 U/l

↑ Muskelerkrankungen
Lebererkrankungen

Aldosteron

NNR-Hormon

2 ml Serum

Blutentnahme möglichst nach mehrstündiger Bettruhe

Bitte beachten: Folgende Medikamente sollten, wenn möglich, mindestens 8 Tage vorher abgesetzt werden:
Diuretika (Spironolacton sogar 4 Wo.), Antihypertensiva, Abführmittel, Kaliumpräparate, Lakritze

NW 10,0-160 pg/ml (liegend)
40,0-310 pg/ml (stehend)

↑ Prim. Aldosteronismus
Conn-Syndrom *)
Sek. Aldosteronismus
Nierenarterienstenose
Renin-sezernierender Tumor
Maligne Hypertonie
Bartter-Syndrom **)
Pseudo-Bartter-Syndrom ***)
Ödeme (infolge Nieren-, Leber- oder Herzerkrankungen)

↓ Prim. Hypoaldosteronismus
Idiopathischer Hypoaldosteronismus
M. Addison
Sek. Hypoaldosteronismus
Nierenläsion
Bilaterale Nephrektomie
Hypophyseninsuffizienz

*) Conn-Syndrom (prim. Aldosteronismus):
Ursache: NNR-Adenom (meist gutartig) in 70-80 %, NNR-Hyperplasie in 20-30 %, NNR-Karzinom (selten)
Symptome: Hypertonie, Muskelschwäche, Polyurie, Kopfschmerzen
**) Bartter-Syndrom:
Ursache: Hyperplasie des juxtaglomerulären Organes
Angeborene Angiotensinresistenz der Gefäße?
Prim. natriumverlierende Tubulopathie?
Symptome: schmerzhafte Muskelschwäche, Kreislaufstörungen mit normalem bis niedrigem Blutdruck, zeitweise Ödeme
***) Pseudo-Bartter-Syndrom:
Ursache: Anorexia mentalis, Laxanzienabusus, Diuretika
Symptome: wie Bartter-Syndrom

Anl. siehe Anlage 14 „Renin-Angiotensin-Aldosteron-System"

Alkalische Leukozytenphosphatase

Mit Kapillarblut 2 dünne Objektträgerausstriche anfertigen, luft-
trocknen, nicht fixieren
oder 2 ml Heparinblut (kein EDTA!) einsenden

NW 10-100 Aktivitätsindex

⬆ Osteomyelosklerose, Osteofibrose
Polycythaemia vera
Essentielle Thrombozythämie
Reaktive Granulozytose bei Entzündungen
Terminaler Blastenschub bei chron. myeloischer Leukämie
M. Hodgkin
Perniziosa

⬇ Chron. Myelose
Paroxysmale nächtliche Hämoglobinurie

Alkalische Phosphatase, gesamt

*Die alkalische Phosphatase ist kein einheitliches Enzym. Sie besteht
aus einer Reihe von Isoenzymen.
Von Bedeutung sind: Leber-, Gallenwegs-, Knochen-, Darm-, Tumor-
und Plazenta-AP (siehe S. 11)*

1 ml Serum

NW Ki. unter 1 Mo.   unter 490 U/l
         1 Mo.- 1 J.   unter 700 U/l
              2-15 J.   unter 600 U/l
      Erw.   unter 170 U/l

Anm.: Bei Heranwachsenden werden die Erwachsenenwerte erst nach Abschluß des
Knochen- und Bindegewebswachstums erreicht.

⬆ Cholostatische Lebererkrankungen
Knochenerkrankungen:
    M. Paget *)
    Rachitis
    Osteomalazie
    Hyperparathyreoidismus
    Osteosarkom
    Knochenmetastasen

*) M. Paget: chron. progrediente Knochendystrophie (u.a. Becken, Schädel),
auch Spontanfrakturen

2 ml Serum; gewonnen aus Nüchternblut

Indikation: Untersuchung, wenn AP gesamt erhöht ist

↟ Leber-Isoenzym
   Schädigung des Leberparenchyms
Gallengangs-Isoenzym
   Cholestase
Darm-Isoenzym
   Entzündliche Darmerkrankung
   Leberzirrhose
   Intrahepatische Cholestase
Knochen-Isoenzym
   Knochenmetastasen
   Osteomalazie
   M. Paget etc.
Plazenta-Isoenzym
   Physiologisch in der 2. Schwangerschaftshälfte
Tumor-Isoenzym
   Bronchial-Ca.
   Hypernephrom
   Gastrointestinale Tumoren

Alpha-1-Antitrypsin

Plasmaprotein (Glykoprotein); von besonderer Bedeutung für die Erkennung des hereditären α_1-Antitrypsin-Mangels

1 ml Serum

NW 93,0 - 224 mg/dl

↟ Akute Entzündung
Tumor
Schwangerschaft, Östrogenbehandlung

↡ Klinische Manifestation des hereditären α_1-Antitrypsin-Mangels:
   Frühkindliche Lebererkrankung (Icterus prolongatus, Neugeborenenhepatitis)
   Kindliche Lungenerkrankung (Lungenemphysem)
   Lungenemphysem bei Erwachsenen
   Hepatitis od. Leberzirrhose unklarer Genese bei Erwachsenen

Alpha-Fetoprotein (AFP)

Glykoproteid, das beim Feten im Dottersack, in der Leber und im Magen-Darm-Trakt, beim prim. Leberkarzinom in den Hepatozyten bzw. persistierenden Hepatoblasten und bei Keimzelltumoren im Dottersackepithel gebildet wird.

1 ml Serum

NW   Erw. unter 7,0 U/ml
Ngb. 33 000 - 100 000 U/ml
Sgl. bis 6 Wochen: allmählicher Rückgang auf Erwachsenenwerte

♠   Primäres Leber-Ca. (in 95 % erhöht)
Keimzelltumoren (ausgenommen Seminome und Dysgerminome)
Seltener: Magen-, Colon-, Gallenwegs- und Pankreas-Ca., meist mit
   Lebermetastasen
Leberzirrhose und Hepatitis (leichte Erhöhung)

Bei Vorliegen einer Schwangerschaft:

NW				
4.- 8. SSW	unter 7,0 U/ml		22.-28. SSW	50,0-270 U/ml
9.-14. SSW	unter 30,0 U/ml		29.-37. SSW	65,0-350 U/ml
15.-21. SSW	siehe Grafik		38.-41. SSW	35,0-250 U/ml
			42. SSW	32,5-105 U/ml

Untersuchung bei Verdacht auf Fehlbildungen:
Blutentnahme bei der Mutter in der 16.-20. SSW

♠   Anenzephalie, Spina bifida, Bauchwanddefekte
Anm.: Liegen AFP-Werte wiederholt über dem 2,5fachen des entsprechenden Median-wertes, muß eine Fehlbildung durch weitere diagnostische Maßnahmen ausgeschlossen werden.
Mehrlingsgravidität
Intrauterine Mangelernährung
Andere Ursachen: z.B. Diabetes mellitus, EPH-Gestose, Oligo-
   hydramnion

♣   Down-Syndrom (Trisomie 21, Mongolismus)
Anm.: Irreversibel gestörte Schwangerschaften und Schwangerschaften mit fetaler Chromo-somenaberration zeigen eine Tendenz zu niedrigeren AFP-Werten, die unter dem 0,5fachen des entsprechenden Medianwertes liegen können.

Bitte beachten: Unrichtige Einschätzung des Schwangerschafts-alters kann zu Fehlinterpretation führen!

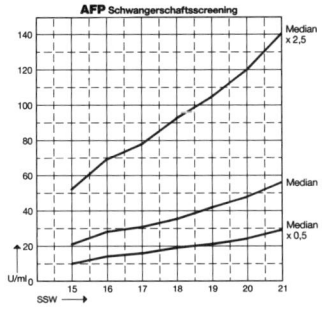

Alpha-2-Makroglobulin

Plasmaprotein (Glykoprotein)

1 ml Serum

NW M 150 - 350 mg/dl
F 175 - 420 mg/dl

⬆ Akute Entzündung
Malignom
Nephrose
Diabetes mellitus
Östrogenmedikation
Leberparenchymschaden

⬇ Gastroenteritis, Sprue
Fibrinolyse
Sepsis

Aluminium

2 ml Serum

NW unter 30 μg/l
Grauzone 30 - 100 μg/l

toxischer Bereich über 100 μg/l

Indikation:
Zur Überwachung von Dialysepatienten
(Gefahr einer iatrogenen Intoxikation bei Medikation von Al (OH)$_3$ als Phosphatbinder)
Untersuchung von Arbeitern in Al-verarbeitenden Betrieben

Folgen einer Al-Intoxikation: Osteomalazie mit Knochenschmerzen (vor allem in den Hüften und Oberschenkeln); Al-Enzephalopathie

Anm.: Al-Mangel ist nicht bekannt

AMA (antimitochondriale Antikörper)

1 ml Serum

neg. Titer unter 1:20
Titer 1:20 grenzwertig

pos. Titer über 1:20

⬆ Prim. biliäre Zirrhose, hohe Titer *)
Chron. aggressive Hepatitis, niedrige Titer
Pseudo-LE-Syndrom

*) hohe diagnostische Sensitivität (über 95 % der Pat. mit prim. bil. Zirrhose sind positiv)
geringe diagnostische Spezifität (nur 10-13 % der AMA-pos. Pat. haben eine
prim. bil. Zirrhose)

Anl. siehe Anlage 5 „Kollagenosen"

Aminolävulinsäure (Delta-)

Vorstufe des Porphobilinogens in der Porphyrin- und Hämsynthese

24-Std.-Urin sammeln (Sammelgefäß ohne Salzsäure). Gesamturin-menge angeben. 20 ml vom Sammelurin einsenden.

NW unter 6,0 mg/l
tolerierbar bis 12 mg/l

↑ Porphyria acuta intermittens (hohe Werte)
Porphyria variegata
Bleivergiftung (akute Vergiftung: sehr hohe Werte)
Alkoholabusus, Chemikalien, Medikamente (erhöhte Werte möglich)

Anl. siehe Anlage 16 „Porphyrie"

Ammoniak

4 ml Blut aus ungestauter Vene entnehmen, sofort in EDTA-Röhrchen geben, mischen, sofort in verschlossenem Röhrchen zentrifugieren; <u>2 ml Plasma</u> abpipettieren, Röhrchen sofort verschließen, kühl stellen; Plasma muß innerhalb von 2 Stunden im Labor sein.
<u>Alternativ:</u> Patient zur Blutentnahme ins Labor schicken

NW M $25{,}0-94{,}0\ \mu g/dl$
F $19{,}0-82{,}0\ \mu g/dl$

↑ Leberkoma als Folge einer dekompensierten Leberzirrhose
Leberkoma bei fulminant verlaufenden Hepatitiden oder bei
    Vergiftungen
Angeborene Enzymopathien

Amöben im Stuhl (Entamoeba histolytica)

Bei akuter Erkrankung möglichst frischen Stuhl zur Untersuchung bringen
Untersuchung von 3 Stuhlproben, an verschiedenen Tagen gewonnen, ist zu empfehlen

Anm.: Entamoeba coli ist eine beim Menschen vorkommende apathogene Amöbenart.

Anl.   siehe Anlage 3 „Enteropathogene Erreger"

Amöben-Antikörper

1 ml Serum

Bei intestinaler Amöbiasis Antikörpernachweis möglich, aber nicht sicher
Bei extraintestinaler Amöbiasis (Leberabszeß, selten Hirn- und Lungenabszeß) Antikörpernachweis in hohem Maße positiv

Die Befundinterpretation erfolgt in der Regel durch das den Test ausführende Labor.

Amylase

1) im Blut

1 ml Serum

NW   Ki. unter 1 J.   unter   30 U/l
Ki.   1 - 16 J.   unter 120 U/l
Erw.   unter 120 U/l

🔺   siehe Urin!

2) im Urin

10 ml Urin

Die diagnostische Wertigkeit der Bestimmung der Amylase im Spontanurin ist geringer als die Untersuchung im 24-Std.-Urin.

NW   Spontanurin:
Ki. unter 1 J.   unter 105 U/l
Ki.   1 - 16 J.   unter 160 U/l
Erw.   unter 560 U/l
Sammelurin:
Erw.   unter 360 U/die

🔺   Akute Pankreatitis
Akuter Schub einer chronischen Pankreatitis
Obstruktive chronische Pankreatitis
Parotitis

Anm.: Die diagnostische Sicherheit wird durch die gleichzeitige Bestimmung der Lipase im Serum (s. S. 118) erhöht.

ANA (ANF, antinukleäre Antikörper)

Screening-Test! Erfaßt werden können folgende Kernantigene: ds-DNS, Histone, RNS, Zentromere, Ul-n-RNP, Sm, SSA, SSB, Sel 70

1 ml Serum

neg. Titer unter 1:20
Titer 1:20-1:160 grenzwertig

pos. Titer 1:320 und höher

Die Titer werden mit einem oligovalenten Antiserum gegen IgG, IgA und IgM ermittelt; bei positivem Ausfall erfolgt weitere Differenzierung mit monovalenten Antiseren.

1) Bei älteren Menschen werden oft IgG u./od. IgM-Titer bis 1:80 gefunden, obwohl kein LE oder andere Kollagenose vorliegt.
2) Bei Kindern und Jugendlichen können IgG u./od. IgM-Titer von ≦ 1:80 auf LE oder eine andere Kollagenose hinweisen.
3) IgM-Titer von ≦ 1:40 sind meist unspezifisch und erfordern keine Folgeuntersuchung.
4) Hohe IgG-Titer mit homogenem oder ringförmigem Fluoreszenzmuster → Verdacht auf LE
5) Hohe IgG-Titer mit gesprenkeltem Fluoreszenzmuster → Verdacht auf Mischkollagenose, Sklerodermie, Sjögren-Syndrom und LE
6) Hohe IgG-Titer mit nukleolärem Fluoreszenzmuster → Verdacht auf Sklerodermie
7) ggf. erforderliche Folgeuntersuchungen auf spezifische Zellkernautoantikörper: siehe Befundbeurteilung.

Die nachfolgende Tabelle gibt an, in welchem Prozentsatz Autoimmunerkrankungen pos. ANA-Titer (≧1:320) aufweisen.

	Titer ≧ 1:320
1) Kollagenosen:	
LE	95-100%
Medikamentös induzierter LE	95%
Pseudo-LE	0%
Sharp-Syndrom (Mischkollagenose)	100%
Sklerodermie	30- 90%
CREST-Syndrom	95%
Dermatomyositis, Polymyositis	40%
Sjögren-Syndrom	50- 95%
2) Rheumatoide Erkrankungen:	
Rheumatoide Arthritis (prim. chron. Polyarthritis)	10- 60%
Felty-Syndrom *)	60-100%
3) Autoimmunerkrankungen:	
Chronisch aggressive Hepatitis	40-100%
Thyreoiditis	20- 40%

*) Felty-Syndrom = Sonderform der rheumatoiden Arthritis v. a. bei männlichen Erwachsenen: Milz- und Lebervergrößerung, Leukopenie, Thrombozytopenie, Lymphknotenschwellungen, Hautpigmentation.

Anl. siehe Anlage 5 „Kollagenosen"

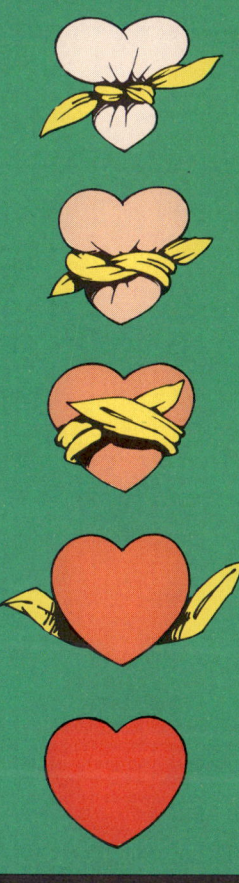

CORVATON® retard

Corvaton retard

Zusammensetzung: 1 Retardtablette enthält 8 mg Molsidomin. *Indikationen:* Stabile und instabile Angina pectoris bei gleichzeitig bestehender Linksherzinsuffizienz, Angina pectoris im akuten Stadium des Herzinfarktes (erst nach Stabilisierung des Kreislaufs), Angina pectoris, wenn andere Arzneimittel nicht angezeigt sind, nicht vertragen wurden oder nicht ausreichend wirksam waren sowie bei Patienten in höherem Lebensalter. Bei schwerer chronischer Herzinsuffizienz in Kombination mit Herzglykosiden und/oder Diuretika; pulmonale Hypertonie. *Kontraindikationen:* Nicht bei akutem Kreislaufversagen (Schock, Gefäßkollaps, erniedrigten Füllungsdrücken) und schwerer Hypotonie (systolischer Blutdruck unter 100 mm Hg). Beim frischen Herzinfarkt nur unter strengster ärztlicher Kontrolle und kontinuierlicher Kontrolle der Kreislaufverhältnisse. Nicht zur Durchbrechung des akuten Angina-pectoris-Anfalls. In den ersten drei Monaten einer Schwangerschaft nur auf ausdrückliche Anweisung. Nicht anwenden bei Überempfindlichkeit gegenüber Inhaltsstoffen (siehe Gebrauchs- oder Fachinformation). *Nebenwirkungen:* Gelegentlich Kopfschmerzen, Senkung des Ruheblutdruckes, Blutdruckabfall bis hin zu Kollaps und Schock. In Einzelfällen Schwindel, Übelkeit und Überempfindlichkeitsreaktionen (z. B. Haut, Asthma). Vorsicht im Straßenverkehr oder beim Bedienen von Maschinen sowie im Zusammenwirken mit Alkohol. In Tierversuchen hat Molsidomin in hohen Dosen Krebs hervorgerufen. Solange die Übertragbarkeit dieser Befunde auf den Menschen nicht geklärt ist, bleibt ein Verdacht krebserregender Wirkungen bestehen. *Hinweise:* Lichtschutz- und Lagerhinweise beachten. *Handelsformen und Preise: Corvaton retard:* 30 Tabletten (N1) DM 42,20; 50 Tabletten (N2) DM 67,25; 100 Tabletten (N3) DM 126,55; 112 Tabletten (Kalenderpackung) DM 134,60. Krankenhauspackung. Nähere Angaben über das Präparat enthält die Fachinformation. Stand bei Drucklegung.

cassella riedel *Cassella-Riedel Pharma GmbH*
6000 Frankfurt (Main) 60

Angiotensin-I-converting Enzym (ACE)

ACE ist lokalisiert in den Endothelzellen der Gefäße, insbesondere der Lunge und der Niere. Es wird bei bestimmten granulomatösen Erkrankungen vermehrt ins Blut abgegeben. Reduzierung des Parenchymgewebes bewirkt niedrige ACE-Aktivität.

2 ml Serum

NW   44,0 - 125 U/l

↑   Sarkoidose der Lunge = M. Boeck *)
M. Gaucher **)
Hyperthyreose
Diabetes mellitus
Chronische Lebererkrankungen

↓   Lungen-Ca.
Lungen-Tbc
Multiples Myelom
Akute und chronische Leukämie

) M. Boeck = Pulmonale Manifestation der Besnier-Schaumann-Krankheit
Schleichender Beginn mit uncharakteristischen Beschwerden und Atemnot
Stadium I : Symmetrische Schwellung der Hiluslymphknoten (ACE in ca. 70 % erhöht)
Stadium II : Diffuse Infiltration der Lunge (ACE in ca. 90 % erhöht)
Stadium III : Fibrose und Pleuraschwarte (ACE in nahezu 100 % erhöht)

**)* M. Gaucher = Speicherkrankheit mit Speicherung von Cerebrosiden
Symptome: Hepatosplenomegalie, Hautpigmentierung, Osteoporose, Minderwuchs etc.

Anl.   siehe Anlage 14 „Renin-Angiotensin-Aldosteron-System"

Anorganischer Phosphor

1) im Serum

1 ml Serum

NW Ki. unter 1 Mo. 1,60-3,10 mmol/l
Ki. 1-12 Mo. 1,60-2,60 mmol/l
Ki. 1-14 J. 1,30-2,10 mmol/l
Erw. 0,80-1,60 mmol/l

⬆ Niereninsuffizienz
Hypoparathyreoidismus
Pseudohypoparathyreoidismus
Akromegalie
Knochentumoren
Knochenmetastasen

⬇ Prim. Hyperparathyreoidismus
Intestinale Malabsorption
Vitamin-D-Mangelrachitis

2) im Urin

24-Std.-Urin sammeln (Sammelgefäß ohne Salzsäure). Gesamturin-menge angeben. 20 ml vom Sammelurin einsenden.

NW 0,50-1,40 g/die

⬆ Prim. Hyperparathyreoidismus
Knochentumoren
Knochenmetastasen

⬇ Niereninsuffizienz
Akromegalie
Intestinale Malabsorption
Vitamin-D-Mangelrachitis
Hypoparathyreoidismus

Anl. siehe Anlage 13 „Nebenschilddrüse"

Anti-Delta

Antikörper gegen Delta-Hepatitis-Virus

1 ml Serum

Antikörper frühestens 2 Wochen nach Erkrankungsbeginn nachweisbar

Indikationen zur Untersuchung auf Anti-Delta:
– Akuter Schub einer chronischen Hepatitis B
– Fulminant verlaufende akute Hepatitis B
– Hepatitis bei Drogenabhängigen, Hämophilie- und Dialysepatienten

Eine Delta-Hepatitis-Virus-Infektion ist nur in Verbindung mit einer Hepatitis-B-Virus-Infektion möglich:
1) entweder gleichzeitig
2) oder als Superinfektion eines gesunden bzw. kranken HBsAg-Trägers

Anl. siehe Anlage 2 „Hepatitis-Diagnostik"

Anti-DNase B (Anti-Streptokokken-DNase B; Anti-Streptodornase B)

Antikörper gegen β-hämolysierende A-Streptokokken

1 ml Serum

NW ≦ 200 E/ml

♠ Hautinfektion durch A-Streptokokken, wie Impetigo, Pyodermie, Erysipel
Anm.: Antistreptolysintiter in diesen Fällen häufig negativ!
Nephritis
Angina tonsillaris

siehe auch Antihyaluronidase (S. 21) und Antistreptolysintiter (S. 23)

Anti-HAV

Antikörper gegen Hepatitis-A-Virus

1 ml Serum

Antikörper bereits bei Erkrankungsbeginn nachweisbar

pos. Frische oder abgelaufene Hepatitis A
Folgeuntersuchung: Anti-HAV (IgM)
IgM pos. = frische Hepatitis A
IgM neg. = abgelaufene Hepatitis A, Immunität ist anzunehmen

neg. Kein Hinweis auf frische oder abgelaufene Hepatitis A
Keine Immunität

Anl. siehe Anlage 2 „Hepatitis-Diagnostik"

Anti-HAV (IgM)

IgM-Antikörper gegen Hepatitis-A-Virus

1 ml Serum

Antikörper bereits bei Erkrankungsbeginn nachweisbar

pos. Frische Hepatitis A

neg. Kein Hinweis auf frische Hepatitis A

Anl. siehe Anlage 2 „Hepatitis-Diagnostik"

Anti-HBc

Antikörper gegen Hepatitis-B-core-Antigen

1 ml Serum

Antikörper bereits bei Erkrankungsbeginn nachweisbar

pos. Akute, chronische oder abgelaufene Hepatitis B

Folgeuntersuchungen:
Anti-HBc (IgM), Anti-HBs, HBsAg, HBeAg, Anti-HBe
Diese Untersuchungen werden ggf. stufenweise – je nach Fragestellung
(z.B. Impfprophylaxe) – vorgenommen.

Anl. siehe Anlage 2 „Hepatitis-Diagnostik"

Anti-HBc (IgM)

IgM-Antikörper gegen Hepatitis-B-core-Antigen

1 ml Serum

Antikörper bereits bei Erkrankungsbeginn nachweisbar

pos. Akute, abklingende oder frühe Form einer chron. aggressiven
Hepatitis

Ergänzende Untersuchungen:
HBsAg, HBeAg, Anti-HBs und Anti-HBe

Anl. siehe Anlage 2 „Hepatitis-Diagnostik"

Anti-HBe

Antikörper gegen Hepatitis-B-envelope-Antigen

1 ml Serum

Antikörper ca. 2 Monate nach Krankheitsbeginn nachweisbar (bei unkompliziertem
Krankheitsverlauf)

pos. Hinweis auf abgelaufene Hepatitis B
Chronisch persistierende Hepatitis B

Ergänzende Untersuchungen:
HBsAg, Anti-HBs, Anti-HBc, Anti-HBc (IgM) und HBeAg

Anl. siehe Anlage 2 „Hepatitis-Diagnostik"

Anti-HBs

Antikörper gegen Hepatitis-B-surface-Antigen

1 ml Serum

Antikörper 4-6 Monate nach Erkrankungsbeginn nachweisbar (bei unkompliziertem
Krankheitsverlauf)

pos. 1) Hinweis auf abgelaufene Hepatitis B
2) Hinweis auf erfolgreich durchgeführte aktive Hepatitis-B-
Immunisierung (wenn Anti-HBs über 100 IU)

Anl. siehe Anlage 2 „Hepatitis-Diagnostik"

Anti-HCV

Antikörper gegen Hepatitis-C-Virus

1 ml Serum

Antikörper ca. 2-4 Monate nach Krankheitsbeginn nachweisbar.

Indikationen zur Untersuchung auf Anti-HCV:
– Verdacht auf akute oder chronische Hepatitis bei negativen
  serologischen Hepatitis-A- und B-Befunden
– Spender und Empfänger von Blut
– Organspender und Transplantationspatienten
– Dialysepatienten
– Risikopatienten

pos. Akute, chronische oder abgelaufene Hepatitis C

Inkubationszeit 2-4 Wochen
Klinischer Verlauf oft unauffällig (Transaminasen beachten)
40-60 % aller Hepatitis-C-Fälle werden chronisch, davon gehen 10-20 % in eine Zirrhose über.

Antihyaluronidase (Antistreptokokken-Hyaluronidase)

Antikörper gegen Streptokokken der Gruppe A
(aber auch der Gruppen B, C, G, H und L)

1 ml Serum

NW Titer $\leq$ 1:300

⬆ Hautinfektion durch A-Streptokokken, wie Impetigo, Pyodermie,
  Phlegmone, Erysipel
  Anm.: Antistreptolysintiter in diesen Fällen häufig negativ!
  Nephritis
  Angina tonsillaris

siehe auch Anti-DNase B (S. 19) und Antistreptolysintiter (S. 23)

Antikörper, präzipitierend

Spezifische Präzipitine (Immunglobuline der Klasse G)

2 ml Serum

pos. Allergisch bedingte Alveolitis *):
1) durch Klimageräte oder Luftbefeuchter (Pilze und andere
   Substanzen)
2) Farmerlunge, Vogelzüchterlunge etc.
3) durch Aspergillusarten

*) Entzündungen der Lungenalveolen: Im Serum zirkulierende präzipitierende Antikörper
bilden mit inhalierten Antigenen Immunkomplexe, wobei es in der Folge nach Aktivierung
von Komplement zu lokalen Gewebeschäden kommt.
Latenzzeit 4-9 Stunden; fieberhafter Verlauf; oft chron. exazerbierend, führt öfter zur
Fibrose.

Antikörpersuchtest

Test zur Bestimmung von Blutgruppenantikörpern, z.B. im Rahmen der Mutterschaftsvorsorge

Nach den Richtlinien der Bundesärztekammer gehört der Antikörpersuchtest zu jeder vollständigen Blutgruppenbestimmung, auch außerhalb der Mutterschaftsvorsorge.

1 ml Serum

1. Untersuchung: Zu Beginn der Schwangerschaft
2. Untersuchung: Ein weiterer Antikörpersuchtest ist bei allen Schwangeren (Rh-pos. und Rh-neg.) in der 24.-27. SSW durchzuführen.

Anm.: Sind bei Rh-neg. Schwangeren (einschließlich Schwangere auf D^u) keine Anti-D-Antikörper nachweisbar, so soll in der 28.-30. SSW Anti-D-Immunglobulin injiziert werden (ca. 300 mcg).

Anl.   siehe Anlage 9 „Mutterschaftsvorsorge"

Antikörpertiter

2 ml Serum

Folgeuntersuchung nach pos. Antikörpersuchtest und Antikörperdifferenzierung

Antistaphylolysintiter

Antikörper gegen das von Staphylokokken gebildete Staphylolysin (ein α-Hämolysin)

1 ml Serum

NW   unter 2,0 IE/ml

↑   Staphylokokkeninfektionen bei Erkrankungen des rheumatischen Formenkreises

Anm.: Bestimmung besonders dann empfehlenswert, wenn Antikörper gegen Streptokokken nicht vermehrt nachgewiesen werden (Antistreptolysin, Anti-DNase B und/oder Antihyaluronidase negativ)

Andere Staphylokokkeninfektionen, z.B. Knochen- oder Nierenerkrankungen

Antistreptolysintiter (AST, ASL)

Antikörper gegen das von den β-hämolysierenden Streptokokken der Gruppe A, C und G gebildete Streptolysin O.

1 ml Serum

NW ≦ 200 IE/ml

♠ Rheumatisches Fieber
Scharlach
Tonsillitis
Glomerulonephritis

Anm.: Bei Hautinfektionen mit hämolysierenden Streptokokken häufig negatives Ergebnis.
Wesentlich höhere Trefferquote mit Anti-DNase B (s. S. 19) und Antihyaluronidase (s. S. 21).

Antithrombin III

Antithrombin III wird in der Leber und den Gefäßendothelzellen gebildet; es hemmt alle im Ablauf der Blutgerinnung beteiligten Proteasen, vor allem Thrombin.

2 ml Zitratblut: 0,2 ml Zitrat (3,8 %ig) in der Spritze aufziehen, dann 1,8 ml Venenblut bis auf das Gesamtvolumen von 2 ml aufziehen, gut mischen und in ein Versandröhrchen umfüllen. Das Material muß innerhalb von 3 Stunden im Labor sein.
<u>Alternativ:</u> Patient zur Blutentnahme ins Labor schicken

NW Ki. unter 1 Mo.   40- 80 %
Ki. 1 Mo.-16 J.   80-120 %
Erw.   80-120 %

♠ Marcumarbehandlung
Cholostase

♣ Verbrauchskoagulopathie
Thrombosen
Ovulationshemmer
Angeborener Mangel von Antithrombin III
Leberparenchymschaden

Anl. siehe Anlage 10 „Blutgerinnung"

Apolipoprotein A-I und B

Unterfraktionen der Lipoproteine

1 ml Serum

NW Apolipoprotein A-I über 95 mg/dl
      Apolipoprotein B unter 111 mg/dl

Folgende Laboruntersuchungen zur Erkennung einer Fettstoffwechselstörung können durchgeführt werden:
Cholesterin gesamt, HDL-Cholesterin, LDL-Cholesterin, Triglyceride, Apolipoprotein A-I, Apolipoprotein B, Lipid-Elektrophorese.

Indikationen zur Durchführung der vorgenannten Parameter:
1) Früherkennung eines Arteriosklerose-Risikos
2) Risikoabschätzung bei Patienten, bei denen Gefäßerkrankungen in der Verwandtschaft vorliegen
3) Risikoabschätzung bei Patienten mit koronarer Verschlußkrankheit, zerebraler oder peripherer Durchblutungsstörung
4) Patienten mit Xanthomen, Xanthelasmen, Arcus lipoides corneae
5) Patienten mit Nierenerkrankungen, Diabetes mellitus, Hyperurikämie, Hypertonie, Adipositas, starke Raucher
6) Kontrolle bei Therapie mit lipidsenkenden Medikamenten und/oder entsprechender Diät
7) Patienten, bei denen eine Langzeitbehandlung mit hormonellen Antikonzeptiva, Corticosteroiden, Diuretika und β-Blockern durchgeführt wird

NW

	kein Risiko mg/dl	Risiko fragl. mg/dl	Risiko ja mg/dl
Cholesterin ges.	unter 200	200-300	über 300
Triglyceride	unter 150	150-200	über 200
HDL-Cholesterin	über 55	55-35	unter 35
Apolipoprotein A-I	über 95	–	bis 95
LDL-Cholesterin	unter 150	150-190	über 190
Apolipoprotein B	bis 111	–	über 111

Anl. siehe Anlage 18 „Fettstoffwechselstörung"

Aufenthaltsgenehmigung

zur Erteilung der Aufenthaltserlaubnis erforderliche Laboruntersuchung für Ausländer

2 ml Serum

1) TPHA (Luessuchreaktion)
2) HIV-Test (Untersuchung auf HIV-Infektion: asymptomatisches Stadium, Lymphadenopathiesyndrom, manifestes AIDS)

Anl. siehe Anlage 19 „Aufenthaltsgenehmigung"

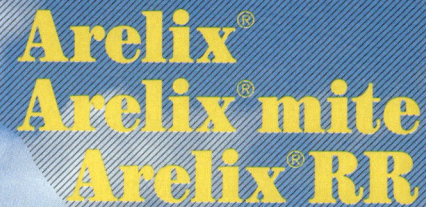

Arelix®
Arelix® mite
Arelix® RR

Das Herz-Diuretikum
ab 1. Juli 1992
zum **Festbetrag!**
Ohne Zuzahlung.

Bei Herzinsuffizienz, Ödemen und Bluthochdruck.

Arelix mite, Arelix, Arelix RR

Zusammensetzung: 1 Tablette Arelix mite enthält 3 mg Piretanid. 1 Tablette Arelix enthält 6 mg Piretanid. 1 Retardkapsel Arelix RR enthält 6 mg Piretanid. *Indikationen:* Bei Herzinsuffizienz zur Herzentlastung; kardiale, renale, hepatogene Ödeme. Leichte bis mittelschwere Hypertonie; bei schwerer Hypertonie in Kombination mit anderen nicht diuretisch wirkenden Antihypertonika. *Kontraindikationen:* Schweres Nierenversagen (Anurie); Hypokaliämie, Hyponatriämie, Hypovolämie, Hypotonie; hepatisches Koma oder Präkoma; Überempfindlichkeit gegen Piretanid bzw. Sulfonamide; 1. Trimenon der Schwangerschaft, Erfahrungen in späteren Phasen liegen nicht vor; Stillzeit; Kinder. *Nebenwirkungen:* Selten gastrointestinale Beschwerden. Nach langdauernder hochdosierter Therapie in Einzelfällen Störungen des Elektrolyt- und Flüssigkeitshaushaltes mit Kreislaufstörungen und erhöhter Gerinnungsneigung des Blutes möglich. Ein anderweitig bedingter Kaliummangel kann verstärkt werden, bei zu stark eingeschränkter Kochsalzzufuhr kann ein Natriummangel auftreten. Die Calciumausscheidung kann erhöht werden. In Einzelfällen Verschlechterung einer diabetischen Stoffwechsellage oder einer bestehenden metabolischen Alkalose sowie Anstieg von Kreatinin, Harnstoff, Harnsäure im Serum. Selten allergische Reaktionen wie Hautausschläge oder Lichtüberempfindlichkeit, in Einzelfällen wurde eine Thrombocytopenie beobachtet. Bei gestörter Blasenentleerung oder Prostatahypertrophie Symptomverstärkung möglich. Die Fähigkeit zur aktiven Teilnahme am Straßenverkehr oder zum Bedienen von Maschinen kann beeinträchtigt werden. *Wechselwirkungen:* Die nierenschädigende Wirkung von nephrotoxischen Antibiotika sowie die gehörschädigende Wirkung von ototoxischen Antibiotika kann eventuell verstärkt werden. Bei Gabe von herzwirksamen Glykosiden ist zu beachten, daß Kaliummangel die Empfindlichkeit des Herzmuskels gegenüber Digitalis erhöht. Die Wirkung blutdrucksenkender Mittel kann verstärkt, die Wirkung harnsäuresenkender sowie blutzuckersenkender Medikamente vermindert werden. Die Wirkung von Arelix mite/Arelix kann durch nichtsteroidale Antiphlogistika (z. B. Indometacin) abgeschwächt werden. Bezüglich weiterer Wechselwirkungen siehe Fachinformation. *Dosierung und Anwendungsweise:* Ödeme: In der Anfangsphase erhalten Erwachsene im allgemeinen 1 x täglich 1 – 2 Arelix mite oder 1 Tablette Arelix. Die weitere Dosierung richtet sich nach dem Ansprechen des Patienten und liegt meist bei 1 Tablette Arelix mite oder 1 Tablette Arelix pro Tag. Für die Dauerbehandlung älterer und empfindlicher Patienten reicht oft 1 Tablette Arelix mite pro Tag aus. Hypertonie: Bei leichter bis mittelschwerer Hypertonie empfiehlt es sich, die Behandlung mit täglich 2 x 1 Tablette Arelix oder 2 x 2 Tabletten Arelix mite einzuleiten. Nach 2 – 4 Wochen sollte die Dosierung, je nach Ansprechen des Patienten, auf die Erhaltungsdosis, meist 1 Tablette Arelix oder 2 Tabletten Arelix mite pro Tag reduziert werden. *Weitere Informationen* enthält die Fachinformation. *Handelsformen und Preise:* Arelix mite 20 Tabletten (N1) DM 9,99; 50 Tabletten (N2) DM 21,75; 100 Tabletten (N3) DM 39,11; Krankenhauspackung. Arelix 20 Tabletten (N1) DM 19,10; 50 Tabletten (N2) DM 41,50; 100 Tabletten (N3) DM 74,68; Krankenhauspackung. Arelix RR 20 Retardkapseln (N1) DM 19,10; 50 Retardkapseln (N2) DM 41,50; 100 Retardkapseln (N3) DM 74,68; Krankenhauspackung. Stand bei Drucklegung.

 Cassella-Riedel Pharma GmbH
6000 Frankfurt (Main) 60

Autoantikörper

Autoantikörper sind Immunglobuline, die gegen Substanzen von körpereigenen Zellen oder Zellstrukturen gerichtet sind.

B

Bakt.-mikrobiologische Untersuchung

Anl.   siehe Anlage 8 „Hinweise zur Behandlung bakteriologisch-mikrobiologischer Unter-
suchungsmaterialien"
Einige Hinweise finden Sie auch in:
Anlage 3 „Enteropathogene Erreger",
Anlage 4 „Luesdiagnostik"

Bang-Antikörper

1 ml Serum

Widal-Reaktion mit Brucella-Antigen

Beurteilung:
Titer ab 1 : 160 verdächtig
– Erhöhte Titer in den ersten Krankheitswochen (bleiben z.T. über Jahre erhöht)
– Kreuzreaktion mit Y. enterocolitica 09

Wichtige Hinweise:
– Die Widalreaktion kann in der Regel nur im Zusammenhang mit anderen labordiagnosti-
  schen Daten, dem klinischen Befund und der Anamnese beurteilt werden
– Wichtig für die Beurteilung der Widalreaktion ist der Titerverlauf. Anstiege um zwei oder
  mehr Titerstufen sprechen für eine frische Infektion
– Bei klinischem Verdacht auf eine akute Infektion ist der Erregernachweis vorrangig

Anm.: Erfaßt werden außer Brucella abortus (M. Bang) auch andere Brucellen, z.B. Brucella
melitensis (Maltafieber)

*Klinik: undulierendes oder intermittierendes Fieber; Splenomegalie, Lymphknotenschwel-
lung. Betroffener Personenkreis: Mit Tierhaltung und Tierverwertung befaßte Personen,
Urlauber aus südlichen Ländern.*

Barbexaclon (Wirkstoff Phenobarbital)

Antikonvulsivum

Präparat: Maliasin

2 ml Serum

Therap. Bereich 15,0-25,0 μg/ml (maximal 40,0 μg/ml)

Zeitpunkt der Blutentnahme: während des Dosierungsintervalls (jedoch sollte bei Wiederholungsuntersuchungen immer der gleiche Zeitpunkt in bezug auf die Medikamenteneinnahme gewählt werden). Voraussetzung: Das Fließgleichgewicht (steady state) muß erreicht sein (bei Erwachsenen und Jugendlichen 10-20 Tage, bei Kindern und Säuglingen 8-15 Tage nach Behandlungsbeginn).

Anm.: Bei Primidonbehandlung wird im Serum neben Primidon auch dessen Metabolit Phenobarbital gefunden.

Anl.   siehe Anlage 20 „Medikamentenspiegel"

Barbiturate qualitativ

50 ml Urin

Indikation: Verdacht auf Schlafmittelvergiftung

Bence-Jones-Eiweiß (freie Leichtketten)

20 ml Urin und/oder 1 ml Serum

Urinelektrophorese: M-Gradient im Globulinbereich, der höher ist als die Albuminfraktion

Serumelektrophorese: meist kein M-Gradient nachweisbar

Immunelektrophorese im Serum oder/und Urin: Nachweis mit speziellen Antiseren gegen freie Leichtketten

Anl.   siehe Anlage 7 „Immunglobuline" unter II/3b und III/1a

Beta-HCG (Humanchoriongonadotropin)

Plazenta-Hormon; wird auch von Tumoren, die Trophoblastgewebe enthalten, gebildet.

2 ml Serum

NW 1) <u>Männer und nichtschwangere Frauen:</u> unter 10,0 mU/ml

↑ Hodentumoren (Seminom, Teratom, embryonales Karzinom)
Ovarialkarzinom
Plazentatumoren (Blasenmole, Chorionepitheliom)
Extragonadale Tumoren (Pankreas, Mamma etc.)

Anm.: Die Beta-HCG-Bestimmung eignet sich (ebenso wie andere Tumormarker) nicht als Screening-Test für maligne Tumoren. Negativer Ausfall schließt eine Tumorerkrankung nicht aus!

NW 2) <u>ungestörte Schwangerschaft:</u>

10-12 Tage nach der Ovulation ca. 20 mU/ml
ca. alle 2,5 Tage Verdopplung der Werte
Maximum zwischen der 9.-11. SSW (bis 280000 mU/ml)
Genaue Angaben siehe Grafik

↓ Extrauteringravidität: In bezug auf die errechnete SSW in ca. 80% der Fälle zu niedrige Werte
Abortus imminens: In bezug auf die errechnete SSW zu niedrige Werte

Wichtig ist Verlaufskontrolle

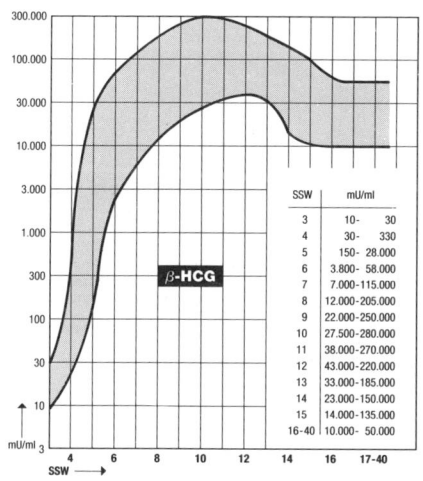

SSW	mU/ml
3	10- 30
4	30- 330
5	150- 28.000
6	3.800- 58.000
7	7.000-115.000
8	12.000-205.000
9	22.000-250.000
10	27.500-280.000
11	38.000-270.000
12	43.000-220.000
13	33.000-185.000
14	23.000-150.000
15	14.000-135.000
16-40	10.000- 50.000

Beta-2-Mikroglobulin

*Niedermolekulares Protein, das im lymphatischen System gebildet
und tubulär rückresorbiert wird*

1) im Blut

2 ml Serum

NW 1,10 - 2,40 mg/l

⬆ Erkrankungen des lymphatischen Systems:
Multiples Myelom (Plasmozytom)
Hodgkin-Lymphom
Non-Hodgkin-Lymphom
Nierenerkrankungen:
Nierenschaden mit Einschränkung der glomerulären Filtrationsrate
Nierentransplantatabstoßung

2) im Urin

Morgenurin ist zur Untersuchung nicht geeignet
Die Urinprobe soll 2 - 3 Std. nach der Blasenentleerung gewonnen
werden
Urin mit 1N NaOH (ca. 1 ccm) versetzen, damit pH über 6 ist;
10 ml Urin einsenden

NW unter 0,4 mg/l

⬆ Nierenschaden mit Tubulusschädigung:
Akute und chronische Cadmium- und Quecksilbervergiftungen
Aminoglykosidintoxikation

Bilharziose-Antikörper (Schistosomiasis-Antikörper)

2 ml Serum

Bilharziose: Wurmerkrankung in warmen Ländern
*1) Afrikanische und südamerikanische Darm- und Leberbilharziose: Enteritis mit blutig-
schleimigen Durchfällen; Hepato- und Splenomegalie, Lymphdrüsenschwellung
Erreger: Schistosoma mansoni*
*2) Ostasiatische Darm- und Leberbilharziose: Fieber, Ödeme, Tenesmen, Diarrhoe, Hepato-
und Splenomegalie
Erreger: Schistosoma japonicum*
*3) Blasen- und Urogenitalbilharziose: Hämaturie, Zystitis
Erreger: Schistosoma haematobium*

Bilirubin (gesamt, direkt und indirekt)

1 ml Serum

Bilirubin gesamt

NW Erw. unter 1,00 mg/dl

Säuglinge	Obergrenze des Normbereiches (in mg/dl)	Indikation zum Blutaustausch bei Werten über: (in mg/dl)
Ngb. (Nabelschnurblut)	2,2	3,5
12 Std.	3,0	8,5
24 Std.	4,0	12,0
48 Std.	9,0	17,0
3. Tg.	10,0	19,0
4. Tg.	12,0	20,0
5. Tg.	13,5	20,0
6. Tg.	13,0	20,0
7. Tg.	12,0	–
8. Tg.	9,0	–
dann allmählicher Rückgang auf Erwachsenenwert		

Bilirubin direkt (konjugiertes Bilirubin)

NW unter 0,30 mg/dl

⬆ Virus-Hepatitis, Leberzirrhose, Fettleber, Lebertumor, Medikamente, Gallensteine, Pankreas-Ca.
Funktionelle Hyperbilirubinämie: Dubin-Johnson-Syndrom *), Rotor-Syndrom **)

Anm.: Beim intra- und posthepatischen Ikterus (Virushepatitis etc., Gallenwegsverschluß) ist der Anteil des direkten Bilirubins häufig über 50 %.

Bilirubin indirekt (unkonjugiertes Bilirubin)

⬆ Hämolytische Anämie, M. haemolyticus neonatorum, funktionelle Hyperbilirubinämie: M. Meulengracht ***), Crigler-Najjar-Syndrom ****)

Anm.: Beim prähepatischen Ikterus (hämolytische Anämie, M. haemolyticus neonatorum) ist der Anteil des indirekten Bilirubins am Gesamtbilirubin häufig über 80 %.

*) Dubin-Johnson-Syndrom:
Erbliche Störung der Bilirubinausscheidung in der Galle, ab dem Kindesalter in Schüben auftretend. Pigmentablagerung in den Leberzellen und leichte Lebervergrößerung

**) Rotor-Syndrom:
Familiäre Gelbsucht; Leberbiopsiebefund: keine Gelbverfärbung der Leber

***) M. Meulengracht:
Familiäre Gelbsucht; tritt im Adoleszenten- oder Erwachsenenalter auf; klin. Beschwerden können fehlen; mögliche Symptome: Müdigkeit, Völlegefühl, druckempfindliche Leber, Verstopfung, Kopfschmerzen

****) Crigler-Najjar-Syndrom:
Kongenitaler, familiärer, nichthämolytischer Ikterus des Neugeborenen. Oft auch Bilirubin-Enzephalopathie, Zahnschmelzhypoplasie

Blei (im Blut, im Urin)

1) Blut:

4 ml Blut abnehmen, sofort in Heparinröhrchen geben, mischen (nicht schütteln!), ohne weitere Behandlung einschicken.

NW

Ngb.	unter 1 Mo.	unter 15 μg/dl
Sgl. u. Ki.	1 Mo.-6 J.	unter 20 μg/dl
Ki.	über 6 J.	unter 40 μg/dl
Erw.		unter 40 μg/dl

Werte von 40- 70 μg/dl sind tolerierbar

Werte von 71-100 μg/dl sind erheblich erhöht
Werte über 100 μg/dl sind gefährlich

2) Urin:

24-Std.-Urin sammeln (Sammelgefäß ohne Salzsäure). Gesamturin-menge angeben. 20 ml vom Sammelurin einsenden.

NW Ki. u. Erw. unter 70 μg/l
Werte von 70-150 μg/l sind tolerierbar

Werte von 151-250 μg/l sind erheblich erhöht
Werte über 250 μg/l sind gefährlich

Indikation: Überwachung von bleiexponierten Personen (Gewerbe, Straßenverkehr)
Verdacht auf Bleivergiftung *)

Zusätzliche Untersuchungen:
Delta-Aminolävulinsäure im Urin (s.S. 56)
Blutbild
Erythrozyten-Porphyrine (s.S. 145)

*) akute Bleivergiftung: Gastroenteritis, Koliken, Atemstörungen, Lähmungen
chron. Bleivergiftung: schleichender Beginn mit Kopfschmerzen, Müdigkeit, Reizbarkeit,
Appetitlosigkeit; später Anämie, Koliken, Bleisaum, Lähmungen

Anl. siehe Anlage 16 „Porphyrie"

Blutbild

4 ml Blut abnehmen, sofort in EDTA-Röhrchen geben; mischen (nicht schütteln), ohne weitere Behandlung einsenden,
für Differentialblutbild 2 luftgetrocknete Blutausstriche aus Kapillarblut unfixiert einsenden.

1) Großes Blutbild:
   Hb, Ery, Hämatokrit, MCV, MCH (HbE), MCHC, Leukozyten, Differentialblutbild, Thrombozyten
2) Kleines Blutbild:
   wie großes Blutbild, jedoch ohne Diff.-Blutbild und Thrombozyten
3) Differentialblutbild

Anl. siehe Anlage 11 „Blutbild" und
Anlage 12 „Präoperative Laboruntersuchungen"

Blutgruppe

10 ml Vollblut

Blutgruppenbestimmung, z.B. zur Op.-Vorbereitung, umfaßt:
AB0 und Rh-Untergruppen

Blutgruppenbestimmung im Rahmen der Schwangerenvorsorge:
AB0 und Rh-Faktor D, wird jedoch bei bestimmter Konstellation
auf die Rh-Untergruppen erweitert.

Nach den Richtlinien zur Blutgruppenbestimmung ist zu jeder Blutgruppenbestimmung auch ein Antikörpersuchtest erforderlich.

Identitätssicherung ist zwingend erforderlich (Name, Vorname, Geb.-Datum auf Röhrchenetikett und den Begleitpapieren!)

Anl.   siehe Anlage 12 „Präoperative Laboruntersuchungen" und
Anlage 9 „Mutterschaftsvorsorge"

Blutkultur

1) Spezielle Blutkulturflaschen anfordern (für aerobe und anaerobe Kultur)
2) Blutentnahme vor Beginn der Antibiotikatherapie bzw. nach therapiefreiem Intervall
3) Geeigneten Zeitpunkt wählen, wenn möglich vor bzw. während des Fieberanstiegs
4) 2 Kulturflaschen ansetzen, eine für aerobe, die zweite für anaerobe Kultur; beigefügte Anleitung für Beimpfung genau beachten!
5) Bis zur Transportmöglichkeit bei 37° aufbewahren

Blutungszeit

Patient zur Durchführung des Tests ins Labor schicken

NW   2-4 Min.

♠   Thrombozytopenie
Thrombasthenie Glanzmann-Naegeli *)
Medikamentös reduzierte Plättchenaggregation (z.B. durch Acetylsalizylsäure)
Willebrand-Jürgens-Syndrom **)

*) Glanzmann-Naegeli-Syndrom:
Erblich bedingte hämorrhagische Diathese infolge Minderwertigkeit der Blutplättchen
**) Willebrand-Jürgens-Syndrom:
Erblich bedingte hämorrhagische Diathese infolge Faktor-VIII-Defekt

Anl.   siehe Anlage 10 „Blutgerinnung"

Blutzucker

2 ml Blut abnehmen, sofort in Fluoridröhrchen geben, mischen (nicht schütteln!), ohne weitere Behandlung einsenden.

1) nüchtern

NW Ngb.   38,0-64,0 mg/dl
Sgl. unter 1 Wo. 44,0-76,0 mg/dl
Sgl. über 1 Wo. 70,0- 100 mg/dl
Erw.   70,0- 100 mg/dl

⬆ Diabetes mellitus

⬇ Inselzelltumor

2) nach Frühstück oder Mittagessen

NW

	normal mg/dl	Grenzbereich mg/dl
nüchtern	70,0-100	101-130
1 Std. postprandial	70,0-160	161-220
1½ Std. postprandial	70,0-140	141-200
2 Std. postprandial	70,0-120	121-150
3 Std. postprandial	70,0-100	101-130

3) nach Belastung (oraler Standardtest)

NW

	normal mg/dl	Grenzbereich mg/dl
nüchtern	70,0-100	101-130
1 Std. nach 100 g Glukose	70,0-160	161-220
2 Std. nach 100 g Glukose	70,0-120	121-150
3 Std. nach 100 g Glukose	70,0-100	101-130

Beurteilung erfolgt auf dem Befundbericht

Anl.   siehe auch Anlage 12 „Präoperative Laboruntersuchungen"

Brucella-Antikörper

1 ml Serum

Widal-Reaktion

Beurteilung:
Titer ab 1:160 verdächtig
- Erhöhte Titer in den ersten Krankheitswochen (bleiben z.T. über Jahre erhöht)
- Kreuzreaktion mit Y. enterocolitica 09

Wichtige Hinweise:
- Die Widalreaktion kann in der Regel nur im Zusammenhang mit anderen labordiagnostischen Daten, dem klinischen Befund und der Anamnese beurteilt werden
- Wichtig für die Beurteilung der Widalreaktion ist der Titerverlauf. Anstiege um zwei oder mehr Titerstufen sprechen für eine frische Infektion
- Bei klinischem Verdacht auf eine akute Infektion ist der Erregernachweis vorrangig

Anm.: Erfaßt werden außer Brucella abortus (M. Bang) auch andere Brucellen, z.B. Brucella melitensis (Maltafieber)

Klinik: undulierendes oder intermittierendes Fieber; Splenomegalie, Lymphknotenschwellung. Betroffener Personenkreis: Mit Tierhaltung und Tierverwertung befaßte Personen, Urlauber aus südlichen Ländern.

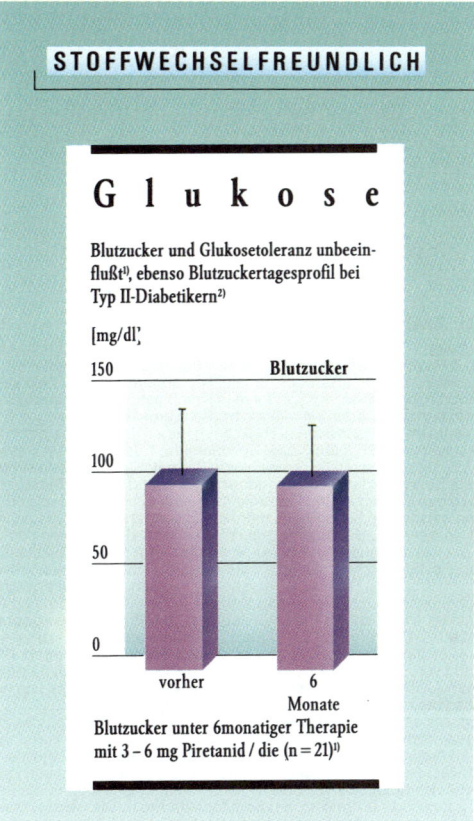

STOFFWECHSELFREUNDLICH

Glukose

Blutzucker und Glukosetoleranz unbeeinflußt[1], ebenso Blutzuckertagesprofil bei Typ II-Diabetikern[2]

[mg/dl]

Blutzucker

Blutzucker unter 6monatiger Therapie mit 3 – 6 mg Piretanid / die (n = 21)[1]

[1] *Tartagni, F. et al.:*
   Curr. Ther. Res. 39 (1986), 1004–1010
[2] *Car, N. et al.:*
   Curr. Med. Res. Opin. 11 (1988), 133–141

Arelix mite, Arelix, Arelix RR

Zusammensetzung: 1 Tablette Arelix mite enthält 3 mg Piretanid. 1 Tablette Arelix enthält 6 mg Piretanid. 1 Retardkapsel Arelix RR enthält 6 mg Piretanid. *Indikationen:* Bei Herzinsuffizienz zur Herzentlastung; kardiale, renale, hepatogene Ödeme. Leichte bis mittelschwere Hypertonie; bei schwerer Hypertonie in Kombination mit anderen nicht diuretisch wirkenden Antihypertonika. *Kontraindikationen:* Schweres Nierenversagen (Anurie); Hypokaliämie, Hyponatriämie, Hypovolämie, Hypotonie; hepatisches Koma oder Präkoma; Überempfindlichkeit gegen Piretanid bzw. Sulfonamide; 1. Trimenon der Schwangerschaft, Erfahrungen in späteren Phasen liegen nicht vor; Stillzeit; Kinder. *Nebenwirkungen:* Selten gastrointestinale Beschwerden. Nach langdauernder hochdosierter Therapie in Einzelfällen Störungen des Elektrolyt- und Flüssigkeitshaushaltes mit Kreislaufstörungen und erhöhter Gerinnungsneigung des Blutes möglich. Ein anderweitig bedingter Kaliummangel kann verstärkt werden, bei zu stark eingeschränkter Kochsalzzufuhr kann ein Natriummangel auftreten. Die Calciumausscheidung kann erhöht werden. In Einzelfällen Verschlechterung einer diabetischen Stoffwechsellage oder einer bestehenden metabolischen Alkalose sowie Anstieg von Kreatinin, Harnstoff, Harnsäure im Serum. Selten allergische Reaktionen wie Hautausschläge oder Lichtüberempfindlichkeit, in Einzelfällen wurde eine Thrombocytopenie beobachtet. Bei gestörter Blasenentleerung oder Prostatahypertrophie Symptomverstärkung möglich. Die Fähigkeit zur aktiven Teilnahme am Straßenverkehr oder zum Bedienen von Maschinen kann beeinträchtigt werden. *Wechselwirkungen:* Die nierenschädigende Wirkung von nephrotoxischen Antibiotika sowie die gehörschädigende Wirkung von ototoxischen Antibiotika kann eventuell verstärkt werden. Bei Gabe von herzwirksamen Glykosiden ist zu beachten, daß Kaliummangel die Empfindlichkeit des Herzmuskels gegenüber Digitalis erhöht. Die Wirkung blutdrucksenkender Mittel kann verstärkt, die Wirkung harnsäuresenkender sowie blutzuckersenkender Medikamente vermindert werden. Die Wirkung von Arelix mite/Arelix kann durch nichtsteroidale Antiphlogistika (z. B. Indometacin) abgeschwächt werden. Bezüglich weiterer Wechselwirkungen siehe Fachinformation. *Dosierung und Anwendungsweise:* Ödeme: In der Anfangsphase erhalten Erwachsene im allgemeinen 1 x täglich 1 – 2 Arelix mite oder 1 Tablette Arelix. Die weitere Dosierung richtet sich nach dem Ansprechen des Patienten und liegt meist bei 1 Tablette Arelix mite oder 1 Tablette Arelix pro Tag. Für die Dauerbehandlung älterer und empfindlicher Patienten reicht oft 1 Tablette Arelix mite pro Tag aus. Hypertonie: Bei leichter bis mittelschwerer Hypertonie empfiehlt es sich, die Behandlung mit täglich 2 x 1 Tablette Arelix oder 2 x 2 Tabletten Arelix mite einzuleiten. Nach 2 – 4 Wochen sollte die Dosierung, je nach Ansprechen des Patienten, auf die Erhaltungsdosis, meist 1 Tablette Arelix oder 2 Tabletten Arelix mite pro Tag reduziert werden. *Weitere Informationen* enthält die Fachinformation. *Handelsformen und Preise: Arelix mite* 20 Tabletten (N1) DM 9,99; 50 Tabletten (N2) DM 21,75; 100 Tabletten (N3) DM 39,11; Krankenhauspackung. *Arelix* 20 Tabletten (N1) DM 19,10; 50 Tabletten (N2) DM 41,50; 100 Tabletten (N3) DM 74,68; Krankenhauspackung. *Arelix RR* 20 Retardkapseln (N1) DM 19,10; 50 Retardkapseln (N2) DM 41,50; 100 Retardkapseln (N3) DM 74,68; Krankenhauspackung. Stand bei Drucklegung.

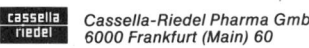 *Cassella-Riedel Pharma GmbH*
6000 Frankfurt (Main) 60

BSG (BKS, Blutkörperchensenkungsgeschwindigkeit)

Patient bitte ins Labor schicken

NW	nach 1 Std.	nach 2 Std.
M	3- 8 mm	6-20 mm
F	3-10 mm	6-20 mm

♠ Akute und chronische Entzündungen
Leukämien
Maligne Tumoren
Plasmozytom (Sturzsenkung)
Nephrotisches Syndrom
Florider Leberparenchymschaden
Anämie
Gravidität

♦ Polyglobulien
Polycythaemia vera
Sichelzellanämie

C1-Esterase-Inhibitor

Hemmstoff, der im Komplementsystem regulierend wirkt

2 ml Serum

NW 16-33 mg/dl

♦ Hereditäres angioneurotisches Ödem (HANE) = Quincke-Ödem
Symptome: akut auftretende, umschriebene und blaß gefärbte Hautschwellung ohne Juckreiz

Anl. siehe Anlage 6 „Komplement"

C1q-Komplement

Teil des Komplementsystems

1 ml Serum

NW 13-32 mg/dl

♦ Lymphoproliferative Erkrankungen
Abwehrschwäche
Urticaria-Vaskulitis

Anl. siehe Anlage 6 „Komplement"

C3-Komplement

Fördert die Phagozytose und erhöht die Gefäßpermeabilität

1 ml Serum

NW 85,0-193 mg/dl

⬆ Bakterielle Infektionen

⬇ · Abwehrschwäche
Glomerulonephritis
Leberzellschaden
Lupus erythematodes (LE)
Polyarthritis rheumatica

Anl. siehe Anlage 6 „Komplement"

C4-Komplement

Fördert die Phagozytose

1 ml Serum

NW 12-36 mg/dl

⬆ Bakterielle Infektionen

⬇ Hereditäres angioneurotisches Ödem (HANE) = Quincke-Ödem
(C1-Esterase-Inhibitor ebenfalls niedrig)
Hereditärer C4-Mangel (gehäuft mit LE verbunden!)
Glomerulonephritis
Lupus erythematodes (LE)
Alpha-1-Antitrypsinmangel
Vaskulitis
Leberzellschaden
Polyarthritis rheumatica

Anl. siehe Anlage 6 „Komplement"

CA 15-3 (Carbohydrat-Antigen 15-3)

Tumormarker

1 ml Serum

NW unter 24,0 U/ml

Bitte beachten: Werte <u>unter</u> 24,0 U/ml schließen eine maligne Erkrankung <u>nicht</u> aus

♠ Mamma-Ca.
Ovarial-Ca.

Malignome	Prozentuale Häufigkeit erhöhter Werte ($\geqq$ 24 U/ml)	Hinweis auf Tumormarker der 1. Wahl

Mamma-Ca.
    Stadium I-III
    Stadium IV
	21 %
	76 %
		–

Ovarial-Ca. Stadium III-IV	61 %	CA 125, CEA

Werte <u>über</u> 24,0 U/ml können auch bei nicht-malignen Erkrankungen und bei Normalpersonen gefunden werden:

Nicht-maligne Erkrankungen	Prozentuale Häufigkeit erhöhter Werte ($\geqq$ 24 U/ml)
Nicht-maligne Leber- und Pankreaserkrankungen	10 %
Gutartige Mamma-erkrankungen	3 %
Normalpersonen	2 %

Anl. siehe Anlage 1 „Tumormarker"

CA 19-9 (Carbohydrat-Antigen 19-9)

Tumormarker

1 ml Serum

NW unter 37,0 U/ml

Bitte beachten: Werte <u>unter</u> 37,0 U/ml schließen eine maligne
Erkrankung <u>nicht</u> aus

↑ Pankreas-Ca.
Kolorektales Ca.
Andere gastrointestinale Ca. (z.B. Gallengangs-Ca.)

Malignome	Prozentuale Häufigkeit erhöhter Werte ($\geqq$ 37 U/ml)	Hinweis auf Tumormarker der 1. Wahl
Pankreas-Ca.	73 % (54 % über 100 U/ml)	–
Kolorektales Ca. Dukes A Dukes B Dukes C Dukes D	1 % (0 % über 100 U/ml) 7 % (3 % über 100 U/ml) 17 % (14 % über 100 U/ml) 48 % (38 % über 100 U/ml)	CEA
Andere gastro-intestinale Ca.	32 % (17 % über 100 U/ml)	–

Werte <u>über</u> 37,0 U/ml können auch bei nicht-malignen Erkrankungen
und bei Normalpersonen gefunden werden:

Nicht-maligne Erkrankungen	Prozentuale Häufigkeit erhöhter Werte ($\geqq$ 37 U/ml)
Gastrointestinale Erkrankungen	11 % (3 % über 100 U/ml)
Normalpersonen	1 % (0,1 % über 100 U/ml)

Anl. siehe Anlage 1 „Tumormarker"

CA 50 (Carbohydrat-Antigen 50)

Tumormarker

1 ml Serum

NW unter 23,0 U/ml

Bitte beachten: Werte <u>unter</u> 23,0 U/ml schließen eine maligne Erkrankung <u>nicht</u> aus

♠ Kolorektales Ca.
Pankreas-Ca.
Mamma-Ca.

Werte <u>über</u> 23,0 U/ml können auch bei nicht-malignen Erkrankungen gefunden werden

Anl. siehe Anlage 1 „Tumormarker"

CA 72-4 (Carbohydrat-Antigen 72-4)

Tumormarker

1 ml Serum

NW unter 3,8 U/ml

Bitte beachten: Werte <u>unter</u> 3,8 U/ml schließen eine maligne Erkrankung <u>nicht</u> aus

♠ Magen-Ca.
Ovarial-Ca.

Werte <u>über</u> 3,8 U/ml können auch bei nicht-malignen Erkrankungen gefunden werden

Anm.: CA 72-4 ersetzt nicht die Bestimmung von CEA und CA 19-9 beim Magen-Ca. und nicht die von CA 125 beim Ovarial-Ca.; die Kombination kann jedoch die Sensitivität erhöhen.

Anl. siehe Anlage 1 „Tumormarker"

CA 125 (Carbohydrat-Antigen 125)

Tumormarker

1 ml Serum

NW unter 35,0 U/ml

Bitte beachten: Werte <u>unter</u> 35,0 U/ml schließen eine maligne
Erkrankung <u>nicht</u> aus

♠ Ovarial-Ca.
Pankreas-Ca.
Andere gastrointestinale Ca.

Malignome	Prozentuale Häufigkeit erhöhter Werte ($\geqq$ 35 U/ml)	Hinweis auf Tumormarker der 1. Wahl
Ovarial-Ca., epithelial	85 % (77 % über 65 U/ml)	–
andere gyn. Ca.	20 % (16 % über 65 U/ml)	AFP, HCG, CEA, CA 15-3
Pankreas-Ca.	63 % (49 % über 65 U/ml)	CA 19-9
andere gastro-intestinale Ca.	29 % (19 % über 65 U/ml)	CEA, CA 19-9

Werte <u>über</u> 35,0 U/ml können auch bei nicht-malignen Erkrankungen
und bei Normalpersonen gefunden werden:

Nicht-maligne Erkrankungen	Prozentuale Häufigkeit erhöhter Werte ($\geqq$ 35 U/ml)
Leberzirrhose	70 % (57 % über 65 U/ml)
Schwangerschaft	27 % (10 % über 65 U/ml)
Nicht-maligne gyn. Erkrankungen	13 % (5 % über 65 U/ml)
Normalpersonen	2 % (0,1 % über 65 U/ml)

Anl. siehe Anlage 1 „Tumormarker"

Calcitonin

Tumormarker
Polypeptid, das in der Schilddrüse (und in der Nebenschilddrüse)
gebildet wird

Geronnenes Vollblut zentrifugieren, <u>2 ml Serum</u> abpipettieren, sofort
tieffrieren, im Kühlbehälter (bitte anfordern!) dem Abholdienst
mitgeben.
<u>Alternativ:</u> Patient zur Blutentnahme ins Labor schicken

NW unter 10,0 pmol/l

♠ Medulläres Schilddrüsen-Ca. (C-Zell-Ca.)

Anm.: Bei Patienten mit Verdacht auf medulläres Schilddrüsen-Ca. und bei Familienangehö-
rigen von Patienten mit nachgewiesenem Ca. (gehäuftes familiäres Auftreten) kann Stimula-
tionstest durchgeführt werden: Verweilkanüle anlegen, nüchtern 5 ml Blut abnehmen (für
Basalwert), Injektion von Pentagastrin (Gastrodiagnost) 6 μg/kg Körpergewicht, weitere
Blutentnahme nach 2,5 und 10 Min.
Beurteilung: im pos. Fall Anstieg auf das 2-10fache des Basalwertes.

Anl. siehe Anlage 1 „Tumormarker"

Calcium

1) im Serum

1 ml Serum

NW 2,25-2,75 mmol/l

⬆ Osteolyse bei Neoplasmen (multiples Myelom, Leukosen, Metastasen
   von z.B. Mamma-Ca., Bronchial-Ca., Pankreas-Ca.)
   Prim. Hyperparathyreoidismus
   Medikamentös (z.B. Vit.-D-Überdosierung, Vit.-A-Überdosierung, Östrogentherapie)
   Hyperthyreose
   M. Addison *)

⬇ Sek. Hyperparathyreoidismus
   Calcium-Absorptionsstörung (z.B. Sprue, Zöliakie, chron. Pankreatitis)
   Chron. Niereninsuffizienz
   Nephrosen
   Hypoparathyreoidismus
   Pseudohypoparathyreoidismus
   Leberzirrhose
   Osteoblastische Metastasen
   Akute Pankreatitis
   NNR-Hyperplasie
   Antiepileptika-Medikation

2) im Urin

24-Std.-Urin sammeln (Sammelgefäß mit 10 ml 20%iger Salzsäure).
Sammelvorschrift auf Flaschenetikett sorgfältig beachten! Gesamturinmenge angeben. 20 ml vom Sammelurin einsenden.

NW 0,10-0,40 g/die

⬆ Osteolyse bei Neoplasmen (multiples Myelom, Leukosen, Metastasen
   von z.B. Mamma-Ca., Bronchial-Ca., Pankreas-Ca.)
   Prim. Hyperparathyreoidismus
   Medikamentös (z.B. Vit.-D-Überdosierung, Vit.-A-Überdosierung, Östrogentherpaie)
   NNR-Hyperplasie

⬇ Sek. Hyperparathyreoidismus
   Calcium-Absorptionsstörung (z.B. Sprue, Zöliakie, chron. Pankreatitis)
   Chron. Niereninsuffizienz
   Nephrosen
   Hypoparathyreoidismus
   Pseudohypoparathyreoidismus
   Leberzirrhose
   Osteoblastische Metastasen
   Akute Pankreatitis
   M. Addison *)
   Antiepileptika-Medikation

*) M. Addison: Muskelschwäche, Abmagerung, bräunliche Pigmentierung der Haut und
Schleimhäute, Anämie, Hypoglykämie; Na erniedrigt, K erhöht

Anl. siehe Anlage 13 „Nebenschilddrüse"

cAMP (Adenosinmonophosphat, zyklisch)

Die Höhe des cAMP-Spiegels ist abhängig vom Parathormonspiegel (PTH stimuliert die Bildung von cAMP)

1) im Blut

8 ml Blut abnehmen, sofort in 2 EDTA-Röhrchen geben, mischen, zentrifugieren, <u>2 ml Plasma</u> abpipettieren, sofort tieffrieren.
<u>Alternativ:</u> Patient zur Blutentnahme ins Labor schicken

NW 5,00-25,0 nmol/l

2) im Urin

24-Std.-Urin sammeln. Während der Sammelperiode den Urin kühl stellen (bei ca. 4 Grad), Gesamturinmenge angeben. 10 ml vom Sammelurin tieffrieren.

NW M   200-500 μmol/Mol Kreatinin

Zyklisches AMP im Urin entstammt zu über 50 % dem Plasma (glomerulär filtriert), die restliche Menge entstammt der Niere.

1) Beim prim. Hyperparathyreoidismus ist cAMP im Plasma nicht vermehrt, im Urin ist cAMP vermehrt.
2) Beim Hypoparathyreoidismus ist cAMP im Urin vermindert.
3) Beim Pseudohypoparathyreoidismus Typ I ist cAMP nach Injektion von Parathormon im Urin nicht vermehrt.
4) Beim Pseudohypoparathyreoidismus Typ II ist cAMP nach Injektion von Parathormon im Urin vermehrt.

Anl.   siehe Anlage 13 „Nebenschilddrüse"

Campylobacter fetus (ssp. jejuni und ssp. intestinalis)

1) im Stuhl

Erregernachweis

Material: im Einsendegefäß befindliches Löffelchen mit Stuhl füllen und einsenden.

Wäßrige, manchmal blutige Stühle, häufig starke Tenesmen, Fieber. Abklingen der Symptome meist nach einigen Tagen
Inkubationszeit: 2-7 Tage
Infektionen gehen häufig von Geflügel aus; auch Fleisch von Schweinen, Rindern und Schafen sowie Rohmilch und verunreinigtes Trinkwasser kommen in Frage
Ausscheidung von Erregern einige Wochen möglich
Meldepflichtige Erkrankung nach dem Bundesseuchengesetz
Kontrolluntersuchungen nach Abklingen der klin. Symptome, bis 3 negative Stühle in Folge erreicht sind

Anl.   siehe Anlage 3 „Enteropathogene Erreger" ·
und Anlage 8 „Hinweise zur Behandlung bakteriologisch-mikrobiologischer Untersuchungsmaterialien"

2) im Blut

Antikörpernachweis

1 ml Serum

Anm.: Antikörper treten in der Regel 1-3 Wochen nach Beginn der klin. Symptomatik (Durchfälle) auf

Campylobacter pyloridis

1) im Gewebe

Erregernachweis

Gewebe aus Magenschleimhautbiopsie
Versand in anaerobem Transportmedium

2) im Blut

Antikörpernachweis

1 ml Serum

Indikation: Patienten mit chron. Gastritis, Ulcus duodeni

Candida-Antikörper

1 ml Serum

Die Befundinterpretation erfolgt in der Regel durch das den Test
ausführende Labor.

♠ Invasive Form eines Schleimhautsoors
Candida-Mykose innerer Organe

Carbamazepin

Antikonvulsivum
Präparate: Sirtal, Tegretal, Timonil

2 ml Serum

Ther. Bereich 4,00-10,0 μg/ml

Zeitpunkt der Blutentnahme:
für maximalen Spiegel: 6-18 Std. nach der letzten Dosis
für minimalen Spiegel: unmittelbar vor der nächsten Dosis
Voraussetzung: Das Fließgleichgewicht (steady state) muß erreicht
sein (2-6 Tage nach Behandlungsbeginn)

Anm.: Toxische Dosen können einen Anfall auslösen

Anl. siehe Anlage 20 „Medikamentenspiegel"

CEA (carcinoembryonales Antigen)

Tumormarker

1 ml Serum

NW unter 3,0 ng/ml

Bitte beachten: Werte <u>unter</u> 3,0 ng/ml schließen eine maligne Erkrankung <u>nicht</u> aus (siehe Tab. 2, Spalte 1)

Tab. 1 Prozentuale Häufigkeit erhöhter Werte ($\geqq$ 3 ng/ml)

bei Malignomen		bei Gesunden und nicht-malignen Erkrankungen	
Colon-Rektum-Ca.	77 %	Gesunde – Raucher	22 %
Pankreas-Ca.	75 %	Gesunde – Nichtraucher	3 %
Magen-Ca.	71 %	Leberzirrhose	71 %
Lungen-Ca.	60 %	Lungenemphysem	54 %
Mamma-Ca.	45 %	Colitis ulcerosa	28 %
Uterus-Cervix-Ca.	40 %	Divertikulitis	25 %
Ovarial-Ca.	36 %	Rektum-Polypen	24 %
Andere Ca.	52 %	And. nicht-maligne Erkrankg.	30 %

Tab. 2 Maligne Erkrankungen

	0-3,0 ng/ml	3,1-5,0 ng/ml	5,1-10 ng/ml	>10,0 ng/ml	and. wichtige Tumormarker
Colon-Rektum-Ca.	23 %	5 %	16 %	56 %	CA 19-9; CA 50
Pankreas-Ca.	25 %	19 %	0 %	56 %	CA 19-9; CA 50
Magen-Ca.	29 %	24 %	12 %	35 %	CA 19-9; CA 72-4
Lungen-Ca.	40 %	15 %	15 %	30 %	SCC; NSE
Mamma-Ca.	55 %	6 %	13 %	26 %	TPA; CA 15-3; CA 50
Uterus-Cervix-Ca.	60 %	0 %	20 %	20 %	SCC; TPA
Ovarial-Ca.	64 %	11 %	4 %	21 %	CA 125; AFP; CA 19-9; HCG; CA 72-4
Andere Ca.	48 %	8 %	8 %	36 %	

Interpretation:
Werte von   0- 3 ng/ml kein signifikanter Hinweis auf ein Malignom
Werte von 3,1- 5 ng/ml ein Ca. kann vorliegen
Werte von 5,1-10 ng/ml ein Ca. ist wahrscheinlich
Werte über   10 ng/ml dringender Ca.-Verdacht, evtl. Metastasen

Werte <u>über</u> 3,0 ng/ml können auch bei nicht-malignen Erkrankungen und bei Normalpersonen gefunden werden (siehe Tab. 3)

Tab. 3 Gesunde und nicht-maligne Erkrankungen

	0-3,0 ng/ml	3,1-5,0 ng/ml	5,1-10 ng/ml	>10,0 ng/ml
Gesunde – Raucher	78 %	18 %	4 %	0 %
Gesunde – Nichtraucher	97 %	3 %	0 %	0 %
Leberzirrhose	29 %	26 %	35 %	10 %
Lungenemphysem	46 %	25 %	27 %	2 %
Colitis ulcerosa	72 %	11 %	9 %	8 %
Divertikulitis	75 %	20 %	5 %	0 %
Rektum-Polypen	76 %	19 %	4 %	1 %
And. nicht-maligne Erkrankungen	70 %	16 %	10 %	4 %

Anl. siehe Anlage 1 „Tumormarker"

Chlamydien-Antikörper gegen C. psittaci

Chlamydia psittaci: Erreger der Ornithose (Papageienkrankheit)

1 ml Serum

Die Befundinterpretation erfolgt in der Regel durch das den Test ausführende Labor.

Ornithose:
Betroffen sind Personen, die Kontakt mit Papageien, Tauben, Truthähnen oder ähnlichen Vögeln haben
Klinik: grippale Verlaufsform (subfebrile Temperatur, Luftwegskatarrh)
pulmonale Verlaufsform (plötzlicher Beginn mit hohem Fieber, Bronchopneumonie)
Erreger: Chlamydia psittaci
Inkubationszeit: 10 Tage

Chlamydien-Erreger, C. trachomatis (Serotyp D-K)

Nachweis mittels Enzymimmunoassay

1) Urogenitale Erkrankungen:
beim Mann Urethritis,
bei der Frau Zervizitis, Salpingitis
2) Neugeborenen-Konjunktivitis (Einschlußblenorrhöe)

Inkubationszeit 2-25 Tage

Für Nachweis bei urogenitaler Erkrankung:
Spezial-Probeentnahme- und Transportbesteck anfordern!
(angeben, ob Mann oder Frau); Entnahmevorschriften genau
beachten, um falsch-negative Ergebnisse zu vermeiden.

Wenn gleichzeitig Untersuchung auf Go gewünscht wird, 2 Probentupfer getrennt
verwenden!

Chloramphenicol

2 ml Serum

Therap. Bereich: 10,0-25,0 μg/ml

C

Zeitpunkt der Blutentnahme:
1) bei i.v. Applikation:
   ca. 10 Min. nach Injektion
2) bei oraler Applikation:
   1 ½ - 3 Std. nach der letzten Dosis

Anm.: Vor der nächsten Applikation sollte der Spiegel unter 5 μg/ml absinken, um eine Kumulation zu vermeiden.

Anl. siehe Anlage 20 „Medikamentenspiegel"

Chlorid

1 ml Serum

NW 97,0-109 mmol/l

⬆ Durchfälle (kompensatorischer Chloridanstieg)
Nephropathie
etc.

⬇ Erbrechen
Diuretika
Hyperaldosteronismus
etc.

Cholesterin ges.

1 ml Serum

NW unter 200 mg/dl

Folgende Laboruntersuchungen zur Erkennung einer Fettstoff-
wechselstörung können durchgeführt werden:
Cholesterin gesamt, HDL-Cholesterin, LDL-Cholesterin, Triglyceride,
Apolipoprotein A-I, Apolipoprotein B, Lipid-Elektrophorese

Indikationen zur Durchführung der vorgenannten Parameter:
1) Früherkennung eines Arteriosklerose-Risikos
2) Risikoabschätzung bei Patienten, bei denen Gefäßerkrankungen
   in der Verwandtschaft vorliegen
3) Risikoabschätzung bei Patienten mit koronarer Verschlußkrankheit, zerebraler oder peripherer Durchblutungsstörung
4) Patienten mit Xanthomen, Xanthelasmen, Arcus lipoides corneae
5) Patienten mit Nierenerkrankungen, Diabetes mellitus, Hyperurikäme, Hypertonie, Adipositas, starke Raucher
6) Kontrolle bei Therapie mit lipidsenkenden Medikamenten
   und/oder entsprechender Diät
7) Patienten, bei denen eine Langzeitbehandlung mit hormonellen
   Antikonzeptiva, Corticosteroiden, Diuretika und β-Blockern
   durchgeführt wird

NW

	kein Risiko mg/dl	Risiko fragl. mg/dl	Risiko ja mg/dl
Cholesterin ges.	unter 200	200-300	über 300
Triglyceride	unter 150	150-200	über 200
HDL-Cholesterin	über 55	55-35	unter 35
Apolipoprotein A-I	über 95	–	bis 95
LDL-Cholesterin	unter 150	150-190	über 190
Apolipoprotein B	bis 111	–	über 111

Anl.   siehe Anlage 18 „Fettstoffwechselstörung"

Cholinesterase (CHE)

Enzym, das in der Leber gebildet wird
(Die im Serum meßbare CHE-Aktivität besteht fast ausschließlich aus
Pseudocholinesterase)

1 ml Serum

NW 3,0-8,0 kU/l

↑ Fettleber
Nephrotisches Syndrom
Hyperlipoproteinämie
Diabetes mellitus

↓ Leberzirrhose, chron. aggressive Hepatitis, akute Hepatitis
Intoxikation mit Cholinesterasehemmern (z.B. E 605)
Malignome
Progressive Muskeldystrophie
Ovulationshemmer (in ca. 20%)

Anm.: Zur Leberdiagnostik sollte die CHE nur in Verbindung mit anderen Leberenzymen
(GPT, Gamma-GT) eingesetzt werden.

Chymotrypsin im Stuhl

Exkretorisches Pankreasenzym

Ein mindestens erbsengroßes Stück Stuhl einsenden

Pankreasenzym-Medikamente mindestens 3 Tage vorher absetzen,
sonst falsch-normale Werte

NW über 3,0 U/g Stuhl

↓ Exkretorische Pankreasinsuffizienz

Anm.: Falsch-niedrige Werte bei normaler Pankreasfunktion werden gefunden bei:
Zustand nach Billroth-II-Operation
Einheimischer Sprue
Eiweißarmer Ernährung
Stuhlausscheidungen über 300 g/24 Std.

CK (Creatin-Kinase)

*Das Gesamt-CK besteht aus Isoenzymen, die vor allem im Skelett-
muskel und im Herzmuskel lokalisiert sind.*

1 ml Serum

NW

M	unter	80	U/l
F	unter	70	U/l
Kleinki. ab 1 J.	unter	94	U/l
Sgl.	unter	136	U/l

↑ Herzmuskelerkrankungen (Myokardinfarkt, Myokarditis)
Skelettmuskelerkrankungen

Anl. siehe Anlage 17 „Myokardinfarkt-Diagnostik"

CK-MB (Creatin-Kinase MB)

Isoenzym der CK, das vor allem im Herzmuskel lokalisiert ist.

1 ml Serum

NW unter 10,0 U/l

↑ Myokardinfarkt
Nahezu beweisend für einen Herzinfarkt ist, wenn der CK-MB-Anteil an der CK
über 6 % beträgt.

Anl. siehe Anlage 17 „Myokardinfarkt-Diagnostik"

Clonazepam

Antikonvulsivum

Präparat: Rivotril

2 ml Serum

Therap. Bereich: 5,0-50,0 ng/ml

Zeitpunkt der Blutentnahme für maximalen Spiegel: 1-3 Std. nach
der letzten oralen Dosis

Anl. siehe Anlage 20 „Medikamentenspiegel"

CMFT = Cardiolipin-Mikroflockungstest (VDRL-Test)

1 ml Serum

Der CMFT wird quantitativ durchgeführt und dient zur Therapiekontrolle bei einer durch den TPHA und den FTA-ABS diagnostizierten Lues.
Abfall des Titers um mindestens 3 Titerstufen spricht für Sanierung.
Ergänzung und abschließende Bestätigung des Therapieerfolges durch FTA-ABS-IgM 8-12 Monate nach Behandlungsbeginn

Anl. siehe Anlage 4 „Lues-Diagnostik"

C

Coeruloplasmin

Transportprotein für Kupfer

1 ml Serum

NW 18,0-45,0 mg/dl

⬆ Akute und chronische Entzündungen
Malignome
Antikonzeptiva
Gravidität
Cholostase

⬇ M. Wilson *) (gelegentlich auch normale oder erhöhte Werte!)
Anm.: Serum-Kupfer erniedrigt, Urin-Kupfer erhöht
Menkes-Syndrom **)

*) M. Wilson: Extrapyramidale Symptome (Tremor, Rigor, Ataxie, Kontrakturen, Salbengesicht), Kayser-Fleischer Kornealring, Leberzirrhose; graubraune Hautpigmentierung.

**) Menkes-Syndrom: Degenerative Veränderungen im ZNS, krauses Haar mit stählerner Verfärbung

Coombs-Test direkt

5 ml Vollblut

pos. M. haemolyticus neonatorum
Autoimmun-hämolytische Anämien

Coombs-Test indirekt

2 ml Serum

Indikation:
Autoimmun-hämolytische Anämien
Medikamentös induzierte hämolytische Anämie
Transfusionsreaktionen
Antikörpersuchtest im Rahmen der Mutterschaftsvorsorge

Anl. siehe Anlage 9 „Mutterschaftsvorsorge"

Cortisol

im Blut

1) Einzelwert

2 ml Serum

NW morgens 5,00-25,0 μg/dl
abends   2,50-12,5 μg/dl

♠ Cushing-Syndrom *) Ein Cortisolwert im Normalbereich schließt einen M. Cushing nicht aus. Deshalb Cortisoltagesprofil oder Dexamethasonhemmtest durchführen!
Akute Psychosen
Starke Streßeinwirkung (Op; schwere Allgemeinerkrankung)

♦ Prim. NNR-Insuffizienz: Tb, Tumor, NN-Apoplexie,
Autoimmunprozeß, Blutung, M. Addison **)
Sek. NNR-Insuffizienz: Hypophysenvorderlappeninsuffizienz
Langdauernde Cortisontherapie

2) Tagesprofil

jeweils 2 ml Serum

Blutentnahmen um:
9 Uhr, 12 Uhr, 16 Uhr, spät abends
Röhrchen genau beschriften!

Cushing-Syndrom: aufgehobener Tagesrhythmus

3) Dexamethasonhemmtest

jeweils 2 ml Serum

8 Uhr Blutentnahme für Basalwert
23 Uhr 2 mg Dexamethason oral
8 Uhr nächster Tag: 2. Blutentnahme
Röhrchen genau beschriften!

NW Der 2. Wert soll im Normalfall kleiner als 5,0 μg/dl sein, bzw. 50% des Basalwertes

M. Cushing: keine Suppression

4) Cortisol nach ACTH-Stimulation (ACTH-Test)

Kurztest:
Blutentnahme für Basalwert
Injektion von 25 IE ACTH (Synacthen) i.v.
Blutentnahmen 30 Min. und 60 Min. nach Injektion
Je 1 ml Serum einsenden (Röhrchen genau beschriften)

Langzeittest:
8 Uhr Blutentnahme für Basalwert
Infusion von 50 IE ACTH (Synacthen) in 500 ml physiologischer NaCl-Lösung während 8 Std.
Weitere Blutentnahmen 4 Std., 6 Std., 8 Std. nach Infusionsbeginn
Je 1 ml Serum einsenden (Röhrchen genau beschriften)

Fortsetzung siehe nächste Seite!

Beurteilung:
Wenn Cortisol <u>über</u> 25 μg/dl ansteigt ist eine Nebennierenrinden-Insuffizienz unwahrscheinlich
– Überschießender Anstieg bei Cushing-Syndrom mit beidseitiger Nebennierenrindenhyperplasie
– Kein oder normaler bis mäßiger Anstieg beim Cushing-Syndrom auf der Grundlage eines autonomen Nebennierentumors

Bei mehrtägiger Wiederholung des ACTH-Testes:
– Stimulierbarkeit nimmt zu: sekundäre NNR-Insuffizienz als Folge einer Hypophysenvorderlappen-Insuffizienz
– Stimulierbarkeit nimmt nicht zu: primäre NNR-Insuffizienz (M. Addison)

im Urin

24-Std.-Urin sammeln (Sammelgefäß ohne Salzsäure). Gesamturin-menge angeben. 20 ml vom Sammelurin einsenden.

NW   35,0 - 134 μg/die

⬆   Cushing-Syndrom *)
Akute Psychosen
Starke Streßeinwirkung (Op; schwere Allgemeinerkrankung)

⬇   Prim. NNR-Insuffizienz: Tb, Tumor, NN-Apoplexie, Autoimmunprozeß, Blutung, M. Addison **)
Sek. NNR-Insuffizienz: Hypophysenvorderlappeninsuffizienz
Langdauernde Cortisontherapie

*) *Cushing-Syndrom: Vollmondgesicht, Stammfettsucht, Plethora, Striae, Hypertonie*

**) *M. Addison: Muskelschwäche, Abmagerung, bräunliche Pigmentierung der Haut und Schleimhäute, Anämie, Hypoglykämie; Na erniedrigt, K erhöht*

Coxsackie-A-Virus-Antikörper

Picornaviren-AK

2 ml Serum

Die Befundinterpretation erfolgt in der Regel durch das den Test
ausführende Labor.

*Klinik: Herpangina (Pharingitis; Bläschen an den Gaumenbögen), Sommergrippe,
herpetiformes Exanthem, Paresen*
Inkubationszeit: 1-2 Wochen

Anm.: Embryopathie bei Infektion in der Schwangerschaft ist nicht gesichert.
Bei Kontakt in der Schwangerschaft evtl. Blut entnehmen zur Feststellung der
Immunitätslage.

Coxsackie-B-Virus-Antikörper

Picornaviren-AK

2 ml Serum

Die Befundinterpretation erfolgt in der Regel durch das den Test
ausführende Labor.

Klinik: Myo-, Pericarditis; Meningitis, Pleurodynie, Enteritis
Inkubationszeit: 1-2 Wochen

Anm.: Embryopathie bei Infektion in der Schwangerschaft ist nicht gesichert.
Bei Kontakt in der Schwangerschaft evtl. Blut entnehmen zur Feststellung der
Immunitätslage.

Coxsackie-ECHO-Polio-Virus-Antikörper

Picornaviren-AK

2 ml Serum

Antikörpernachweis mit Picorna-Pool

siehe Coxsackie-AK	siehe oben
siehe ECHO-AK	S. 63
siehe Polio-AK	S. 144

C-Peptid (connecting peptide)

Das C-Peptid wird bei der Bildung des Insulins durch Proteolyse aus dem Proinsulin freigesetzt.

Geronnenes Vollblut zentrifugieren, <u>2 ml Serum</u> abpipettieren, sofort tieffrieren.
<u>Alternativ:</u> Patient zur Blutentnahme ins Labor schicken

NW 0,27 - 1,32 nmol/l

↑ Insulinom
Hypoglycaemia factitia *)
Eingeschränkte Nierenfunktion

↓ M. Addison
Hungerzustand

<small>Hinweis: Die diagnostische Aussagekraft der C-Peptidbestimmung ohne Stimulation ist begrenzt.</small>

Folgende Belastungsteste sind zu empfehlen:

1) Belastung mit Frühstück:

– Blutentnahme nüchtern für Basalwert
– Frühstück
– Blutentnahme 1 und 3 Std. nach Frühstück

NW Nach 1 Std. Anstieg auf das 3fache; nach 3 Std. wieder Ausgangswert

↑ Beim Insulinom und bei Hypoglycaemia factitia *) überhöhter Anstieg!

2) Oraler Glukosebelastungstest:

– Blutentnahme nüchtern für Basalwert
– 100 g Glukose oral
– Blutentnahme nach 1, 2 und 3 Std.

NW Anstieg des C-Peptidwertes auf das 3fache des Ausgangswertes

↑ Beim Insulinom und bei Hypoglycaemia factitia *) überhöhter Anstieg!

3) Provokationstest (Hungerversuch):

– Blutentnahme nüchtern für Basalwert (C-Peptid, Insulin, Glukose)
– Dann Nahrungskarenz 24-72 Std. bei zuckerfreier Flüssigkeits-zufuhr; evtl. zwischenzeitlich körperliche Belastung
– Weitere Blutentnahmen in 6stündigem Abstand

	Veränderung <u>ohne</u> körperl. Belastung			Veränderung <u>nach</u> körperl. Belastung		
	Glukose	Insulin	C-Pept.	Glukose	Insulin	C-Pept.
Gesunde	⟷	⟷	⟷	über 50 mg/dl	⟷	⟷
Insulinom	<u>unter</u> 40 mg/dl	⟷	⟷	↓↓	↑↑	↑↑

<small>Anm.: siehe auch Blutzucker S. 32 und Insulin S. 103</small>

<small>*) Hypoglycaemia factitia = exogen ausgelöste Hypoglykämie durch Insulin oder Sulfonamid-derivate</small>

1) im Serum

2 ml Serum

NW				M	0,84-1,36 mg/dl
	Sgl. unter 1 J.	0,30-1,10 mg/dl		F	0,66-1,17 mg/dl
	Ki. 1- 6 J.	0,20-0,50 mg/dl			
	Ki. 7-14 J.	0,30-0,80 mg/dl			
	Ki. 15-16 J.	0,50-1,10 mg/dl			

↑ Niereninsuffizienz
Akuter Muskelzerfall, z.B. Quetschungen
Potentiell nephrotoxische Pharmaka

↓ Schwangerschaft

Anl. siehe Anlage 12 „Präoperative Laboruntersuchungen"

2) im Urin

24-Std.-Urin sammeln (bitte Sammelgefäß ohne Salzsäure anfordern), Sammelvorschrift auf Flaschenetikett sorgfältig beachten! Gesamturinmenge angeben. 20 ml vom Sammelurin einsenden.

NW 1,0-2,0 g/die

3) Creatinin-Clearance

Zur Berechnung der Creatinin-Clearance sind erforderlich:

– 2 ml Serum
– 20 ml vom 24-Std.-Sammelurin (Gesamtmenge angeben)
– Körpergröße in cm und Gewicht in kg (zur Berechnung der Körperoberfläche in m^2)

Anm.: Wird Größe und Gewicht nicht angegeben, erfolgt die Berechnung für eine angenommene Körperoberfläche von 1,73 m^2 (entspricht z.B. einer Körpergröße von 170 cm und einem Gewicht von 61 kg)

NW

	ml/min		ml/min
Ki. 1- 2 Mo.	54- 76		
3-12 Mo.	64-108		
1-16 J.	120-145		

		ml/min		ml/min
16-29 J.	M	94-140	F	72-110
30-39 J.		85-137		71-121
40-49 J.		76-120		50-102
50-59 J.		67-109		50- 98
60-69 J.		54- 98		45- 75
70-79 J.		49- 79		37- 61
80-89 J.		30- 60		27- 55
90-99 J.		26- 44		26- 42

↓ Nierenerkrankungen

CRP (C-reaktives Protein)

Akute-Phase-Protein, das in der Leber gebildet wird

1 ml Serum

NW unter 0,80 mg/dl
Ngb. unter 1,50 mg/dl

↑ Akute Entzündungen
Rheumatische Erkrankungen
Malignom

Anm.: CRP ist entzündungsspezifischer als BKS und Leukozytenzahl.
CRP steigt bei bakteriellen Entzündungen innerhalb von wenigen Stunden an und fällt bei erfolgreicher antibiotischer Therapie rasch wieder ab.
Virusinfektionen bewirken keine oder nur geringe CRP-Erhöhung.
Normale CRP-Werte sprechen nicht gegen das Vorliegen eines Malignoms.

Cytomegalie-Virus-Antikörper

1 ml Serum

Fakultative Untersuchung des mütterlichen Blutes im Rahmen der Mutterschaftsvorsorge bei Verdacht auf Infektion:
Krankheitsverlauf oft uncharakteristisch (leichte Hepatitis, Lymphadenitis, Fieberschübe, Myokarditis, Polyradikulitis, interstitielle Pneumonie)

Untersuchung des Neugeborenenblutes bei entsprechender Symptomatik:
Hepatomegalie, hämolytische Anämie, Ikterus, zerebrale Erkrankungen

Infektionen bei resistenzgeminderten oder immunsupprimierten Patienten

ELISA		Erwachsene	Neugeborene
IgG	IgM		
∅	∅	Kein Hinweis auf eine frische oder abgelaufene Infektion	Kein Hinweis auf prä- oder perinatale Infektion
∅	±	Frische Infektion? Kontrolle in 1-2 Wochen	Verdacht auf prä- oder perinatale Infektion. Kontrolle in 1-2 Wochen
∅ od. ± od. +	+	Frische Infektion	Hinweis auf prä- oder perinatale Infektion
±	∅	Bei Verdacht auf frische Infektion Kontrolle in 1-2 Wochen Abgelaufene Infektion?	Kein Anhalt auf eine prä- oder perinatale Infektion. Nachgewiesene Antikörper wahrscheinlich passiv von der Mutter übertragen
+	∅	Abgelaufene Infektion	

∅ = Antikörper nicht nachgewiesen
+ = Antikörper nachgewiesen
± = grenzwertiger Befund

Anl. siehe Anlage 9 „Mutterschaftsvorsorge"

Delta-Aminolävulinsäure

Vorstufe des Porphobilinogens in der Porphyrin- und Hämsynthese

24-Std.-Urin sammeln (Sammelgefäß ohne Salzsäure). Gesamturin-menge angeben. 20 ml vom Sammelurin einsenden.

NW   unter 6,0 mg/l (bis 12,0 mg/l tolerierbar)

↑   Porphyria acuta intermittens (hohe Werte)
Porphyria variegata
Bleivergiftung (akute Vergiftung: sehr hohe Werte)
Alkoholabusus, Chemikalien, Medikamente (erhöhte Werte möglich)

Anl.   siehe Anlage 16 „Porphyrie"

Delta-Virus-Infektion

1 ml Serum

Eine Delta-Hepatitis-Virus-Infektion ist nur in Verbindung mit einer Hepatitis-B-Virus-Infektion möglich:
1) Entweder gleichzeitig
2) Oder nachträglich als Superinfektion eines gesunden bzw. kranken HBsAg-Trägers

Antikörpernachweis frühestens 2 Wochen nach Infektionsbeginn möglich

Indikationen zur Untersuchung auf Anti-Delta:
1) Akuter Schub einer chronischen Hepatitis B
2) Fulminant verlaufende akute Hepatitis B
3) Hepatitis bei Drogenabhängigen, Hämophilie- und Dialyse-patienten

Anl.   siehe Anlage 2 „Hepatitis-Diagnostik"

**ACE-Hemmung
bei essentieller Hypertonie
von Anfang an...**

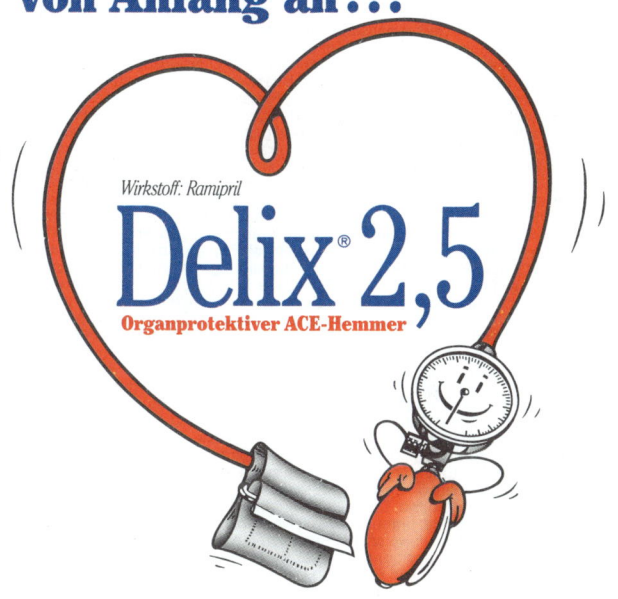

Wirkstoff: Ramipril

Delix® 2,5

Organprotektiver ACE-Hemmer

Delix 1,25/2,5/5

Zusammensetzung: 1 Kapsel Delix 1,25 enthält 1,25 mg Ramipril – 1 Kapsel Delix 2,5 enthält 2,5 mg Ramipril – 1 Kapsel Delix 5 enthält 5 mg Ramipril. *Anwendungsgebiet:* essentielle Hypertonie. *Gegenanzeigen:* Überempfindlichkeit gegen Ramipril. Anamnestisch bekanntes angioneurotisches Ödem; beidseitige Nierenarterienstenose oder Nierenarterienstenose bei Einzelniere; Zustand nach Nierentransplantation; hämodynamisch relevante Aorten- oder Mitralklappenstenose bzw. hypertrophe Kardiomyopathie; primärer Hyperaldosteronismus; Schwangerschaft; Stillzeit; schwere Nierenfunktionsstörungen (Kreatinin-Clearance kleiner als 30 ml/min), Dialyse; primäre Lebererkrankung oder Leberinsuffizienz; unbehandelte, dekompensierte Herzinsuffizienz; Kinder. Sorgfältige Nutzen-Risikoabwägung bei klinisch-relevanten Elektrolytstörungen, klinisch-relevanter Proteinurie, gestörter Immunreaktion, bei gleichzeitiger Gabe von immunsuppressiven Medikamenten. Hinweise: Zu Therapiebeginn intensive Überwachung des Blutdrucks und der Laborparameter bei Patienten mit Salz- und/oder Flüssigkeitsmangel, mit eingeschränkter Nierenfunktion, schwerer Hypertonie und gleichzeitig vorhandener Herzinsuffizienz sowie bei älteren Patienten (über 65 Jahre). *Nebenwirkungen:* Hypotonie, Orthostase mit Schwindel, Schwächegefühl, Sehstörungen und kurzfristigem Bewußtseinsverlust (selten) zu Therapiebeginn, bei Salz- und/oder Flüssigkeitsmangel, Herzinsuffizienz, schwerer Hypertonie, aber auch bei Erhöhung einer Diuretika-Dosierung oder Erhöhung der Dosierung von Delix. Einzelfallberichte für ACE-Hemmer bei Blutdruckabfall: Tachykardie, Palpitationen, Arrhythmusstörungen, Angina pectoris, Herzinfarkt, TIA, zerebraler Insult. Auftreten von Nierenfunktionsstörung bis zum akuten Nierenversagen. Proteinurie. Husten, Bronchitis, selten Atemnot, Sinusitis, Rhinitis, vereinzelt Bronchospasmus, Glossitis und Mundtrockenheit. Angioneurotische Ödeme mit Beteiligung von Kehlkopf, Rachen und/oder Zunge. Gastrointestinale Störungen sowie Einzelfälle von cholestatischem Ikterus, Leberinsuffizienz, Hepatitis, Pankreatitis und Ileus. Allergische Hautreaktionen wie Exanthem, selten Urtikaria, Erythema multiforme oder angioneurotisches Ödem; in Einzelfällen mit Fieber, Myalgien, Arthralgien, Vaskulitiden, Eosinophilie und/oder erhöhten ANA-Titern. Vereinzelte psoriasiforme Hautveränderungen, Photosensibilität, Alopezie, Onycholyse, Verstärkung der Raynaud-Symptomatik. Kopfschmerzen, Müdigkeit, selten Benommenheit, Depressionen, Schlafstörungen, Impotenz, Parästhesien, Gleichgewichtsstörungen, Verwirrtheit, Ohrensausen, verschwommenes Sehen. Geschmacksstörungen. Abfall von Hämoglobin, Hämatokrit und Natrium. Bei bestimmten Patienten Anämie, Thrombozytopenie, Leukopenie, Eosinophilie, vereinzelt Agranulozytose oder Panzytopenie. Anstieg bei Nierenfunktionsstörungen von Harnstoff, Kreatinin und Kalium; Erhöhung der Leberenzyme und Bilirubinkonzentrationen. Die Fähigkeit zur aktiven Teilnahme am Straßenverkehr oder zum Bedienen von Maschinen kann beeinträchtigt werden. *Wechselwirkungen mit anderen Mitteln:* Antihypertensiva, Diuretika, kaliumretinierende Substanzen, nichtsteroidale Antiphlogistika, Narkotika, Immunsuppressiva, Zytostatika, Kortikoide, Allopurinol, Lithium, Alkohol. *Dosierung:* Hinweise: bei Patienten mit Salz- und/oder Flüssigkeitsmangel, zusätzlicher Herzinsuffizienz oder schwerer Hypertonie mit 1,25 mg Delix beginnen. Diese Patienten sind bei der ersten Gabe von Delix, aber auch bei Erhöhung der Diuretika-Dosierung und/oder Erhöhung der Delix-Dosierung mindestens 8 Stunden ärztlich zu überwachen. Üblicherweise beträgt die Anfangsdosis 2,5 mg Delix; evtl. Dosiserhöhung nach 3 Wochen auf 5 mg Delix. Maximaldosis/die 10 mg Delix. Bei eingeschränkter Nierenfunktion (Clearance 30 bis 60 ml/min bzw. Serum-Kreatinin $> 1,2 < 1,8$ mg/dl), Patienten über 65 Jahre, Diabetes mellitus: Anfangsdosis 1,25 mg Delix, Dosiserhöhung nach 3 Wochen auf 2,5 mg Delix möglich, Maximaldosis 5 mg. *Handelsformen und Preise: Delix 1,25* N1: 20 Kapseln DM 26,–; N2: 50 Kapseln DM 55,85; N3: 100 Kapseln DM 99,20; *Delix 2,5* N1: 20 Kapseln DM 37,–; N2: 50 Kapseln DM 81,05; N3: 100 Kapseln DM 149,80; *Delix 5* N1: 20 Kapseln DM 39,05; N2: 50 Kapseln DM 86,65; N3: 100 Kapseln DM 158,90. Stand bei Drucklegung.

Cassella-Riedel Pharma GmbH
6000 Frankfurt (Main) 60

DHEA-S (Dehydroepiandrosteron-Sulfat)

Nebennierenrindenhormon (Androgen)

2 ml Serum

NW

	Alter in Jahren	Wert in ng/ml		Alter in Jahren	Wert in ng/ml
M	1- 7	unter 600	F	1- 7	unter 500
	8- 9	100-1500		8- 9	100-1000
	10-11	250-2000		10-11	250-1600
	12-13	500-2500		12-13	500-1600
	14-15	750-2500		14-15	1250-2250
	16-17	1400-3500		16-17	1000-2500
	18-19	2250-5000		18-19	750-3250
	20-29	2800-6400		20-29	650-3800
	30-39	1500-5300		30-39	450-2900
	40-49	1000-4300		40-49	300-2200
	50-59	650-3400		50-59	200-1700
	60-69	400-2700		60-69	150-1250
	70-79	250-2000		70-79	100- 900

⬆ NNR-Tumor, Androgene produzierend
NNR-Hyperplasie, beidseitig (bei hypothalamo- hypophysärem Cushing-Syndrom)
Adrenogenitales Syndrom *)
Hirsutismus **) und Virilismus ***), adrenal bedingt
(Bei ovarial bedingtem Hirsutismus ist DHEA-S nicht erhöht, jedoch Testosteron erhöht!)

⬇ NNR-Insuffizienz

*) Adrenogenitales Syndrom: Vermännlichung des Genitales und des Gesamtkörperbaus durch Hormone der NNR

**) Hirsutismus: Vermehrte Behaarung vom männlichen Verteilungstyp bei der Frau

***) Virilismus: Hirsutismus und männliche Organveränderungen (Klitoris, tiefe Stimme, Stirnglatze)

Differentialblutbild

2 luftgetrocknete Blutausstriche aus Kapillarblut unfixiert einsenden

NW

	Erwachsene	Kinder	Säuglinge
Jugendliche	0 %	0 %	0 %
Stabkernige	bis 5 %	bis 6 %	bis 8 %
Segmentkernige	40-70 %	25-60 %	17-60 %
Eosinophile	bis 4 %	1- 5 %	1- 5 %
Basophile	bis 1 %	bis 1 %	bis 1 %
Lymphozyten	25-45 %	25-50 %	20-70 %
Monozyten	bis 7 %	1- 6 %	1- 6 %

Anm.: Bitte Leukozytenzahl angeben!

Digitoxin

Handelsnamen: z.B. Digimerck, Tardigal

2 ml Serum

Therap. Bereich: 9,00-30,0 ng/ml

Zeitpunkt der Blutentnahme: 6-12 Std. nach der letzten Medikation. Bei oraler Langzeitbehandlung wird das Fließgleichgewicht (steady state) in ca. 4 Wochen erreicht (bei normaler Nierenfunktion)

Hinweis: Nierenfunktion sorgfältig kontrollieren!
Toxische Wirkung trotz therapeutischem Digitoxinspiegel möglich, wenn Hypokaliämie (Diuretika!) und/oder Hypercalciämie und/oder Hypomagnesiämie besteht.

Anm.: ca. 10 % des verabreichten Digitoxin werden in der Leber zu Digoxin metabolisiert.

Anl.   siehe Anlage 20 „Medikamentenspiegel"

Digoxin

Handelsnamen: z.B. Novodigal, Lanitop, Lanicor

2 ml Serum

Therap. Bereich: 0,50-2,00 ng/ml

Zeitpunkt der Blutentnahme 6-12 Std. nach der letzten Medikation. Bei oraler Langzeitbehandlung wird das Fließgleichgewicht (steady state) nach 5-7 Tagen erreicht (bei normaler Nierenfunktion)

Hinweis: Nierenfunktion sorgfältig kontrollieren!
Toxische Wirkung trotz therapeutischem Digoxinspiegel möglich, wenn Hypokaliämie (Diuretika!) und/oder Hypercalciämie und/oder Hypomagnesiämie besteht.

Anm.: Digoxin tritt auch bei Digitoxinbehandlung als Metabolit auf.

Anl.   siehe Anlage 20 „Medikamentenspiegel"

Diphenylhydantoin = Phenytoin

Antikonvulsivum

Handelsnamen: z.B. Phenhydan, Epanutin, Zentropil

2 ml Serum

Therap. Bereich: Ki. unter 3 Mo.   6,0-14,0 μg/ml
Ki. 3 Mo.-16 J.   5,0-20,0 μg/ml
Erw.   5,0-20,0 μg/ml

Zeitpunkt der Blutentnahme: Während des Dosierungsintervalls (jedoch sollte bei Wiederholungsuntersuchungen immer der gleiche Zeitpunkt in bezug auf die Medikamenteneinnahme gewählt werden). Voraussetzung: Das Fließgleichgewicht (steady state) muß erreicht sein (bei Phenytoin sehr unterschiedlich: zwischen 8 und 50 Tagen nach Medikationsbeginn)

Anm.: Toxische Serumkonzentrationen können einen Anfall auslösen.

Anl.   siehe Anlage 20 „Medikamentenspiegel"

Direkter Coombs-Test

5 ml Vollblut

pos. M. haemolyticus neonatorum
Autoimmun-hämolytische Anämien

DNS-Doppelstrang-AK (ds-DNS-AK)

1 ml Serum

NW unter 5,00 U/ml

♠

	Häufigkeit erhöhter Werte in %
Lupus erythematodes (aktive Form)	80
Lupus erythematodes (inaktive Form)	60
Lupus erythematodes discoides	25
Sklerodermie	25
Sjögren-Syndrom	25
Sharp-Syndrom	20
Polymyositis = Dermatomyositis	20
Thyreotoxikose	20
Myasthenia gravis	10
ANA-negative Kollagenosen	5
Rheumatoide Arthritis	5
Medikamentös induzierter LE	5
Gesunde	3

Anl. siehe Anlage 5 „Kollagenosen"

DNS-Einzelstrang-AK (ss-DNS-AK)

1 ml Serum

NW unter 20,0 IU/ml
20,0-30,0 IU/ml grenzwertig

♠

	Häufigkeit erhöhter Werte in %
Akute myeloische Leukämie	90
Akute lymphatische Leukämie	80
Lupus erythematodes (aktive Form)	80
Chron. myeloische Leukämie	60
Chron. aggressive Hepatitis	60
Medikamentös induzierter LE	50
Lupus erythematodes (inaktive Form)	40
Rheumatoide Arthritis	40
Infektiöse Mononukleose	40
ANA-negative Kollagenosen	30
Lupus erythematodes discoides	20
Gesunde	4

Anl. siehe Anlage 5 „Kollagenosen"

Dopamin

Dopamin ist eine Vorstufe von Adrenalin und zählt zu den Katecholaminen

1) im Plasma

Bitte beachten: Vor der Blutentnahme soll die Aufnahme folgender Stoffe vermieden werden:
1) Kaffee, schwarzer Tee, Bananen, Käse (2 Tage)
2) Medikamente: Phenothiazine, Theophyllin, Tetrazykline, Ampicillin, Erythromycin, chininhaltige Präparate (8 Tage, wenn klinisch möglich)

10 ml Blut abnehmen, sofort in Heparinröhrchen geben, mischen, zentrifugieren, <u>2 ml Plasma</u> abpipettieren, sofort tieffrieren.
<u>Alternativ:</u> Patient zur Blutentnahme ins Labor schicken

Hinweis: Die Katecholaminwerte im Plasma zeigen starke Schwankungen. Deshalb sollte die Blutentnahme am liegenden Patienten vorgenommen werden (vorher 30 Min. Bettruhe!).

NW   unter 30,0 pg/ml

↑   Neuroblastom
Phäochromozytom

2) im Urin

24-Std.-Urin sammeln (Sammelgefäß mit 10 ml 25%iger Salzsäure). Gesamturinmenge angeben. 20 ml vom Sammelurin einsenden.
Bitte beachten: Vor und während der Urinsammlung soll die Aufnahme folgender Stoffe vermieden werden:
1) Kaffee, schwarzer Tee, Bananen, Käse (2 Tage)
2) Medikamente: Phenothiazine, Theophyllin, Tetrazykline, Ampicillin, Erythromycin, chininhaltige Präparate (8 Tage, wenn klinisch möglich)

NW   Ki. unter 1 J.   unter 85 μg/die
            1- 2 J.   unter 140 μg/die
            3- 4 J.   unter 260 μg/die
            5-16 J.   unter 450 μg/die
        Erw.   unter 450 μg/die

↑   Neuroblastom
Phäochromozytom

Anl.   siehe Anlage 15 „Katecholamine"

Doppelstrang-DNS-AK (ds-DNS-AK)

1 ml Serum

NW unter 5,00 U/ml

Siehe auch DNS-Doppelstrang-AK S. 59

D

D-Xylose-Belastung

Durchführung des Testes:
1) Patient muß nüchtern sein
2) Blase entleeren
3) Blutentnahme (5ml) für Basalwert
4) 400 ml Tee mit 25 g D-Xylose trinken
5) Urinsammlung beginnen, Dauer 5 Std.
6) Blutentnahme (5ml) 1 Std. nach Testbeginn
7) 200 ml Wasser (ohne Xylose) nachtrinken
8) Blutentnahme (5 ml) 2 Std. nach Testbeginn
9) 200 ml Wasser (ohne Xylose) nachtrinken
10) 5-Std.-Urinmenge messen und davon 10 ml einsenden

Kinder: 0,5 g D-Xylose/kg Körpergewicht in 10 ml Wasser/kg
Körpergewicht auflösen; Nachtrinkmenge entsprechend!

Probenmengen:
1 ml Serum für Basalwert
1 ml Serum für 1-Std.-Wert
1 ml Serum für 2-Std.-Wert
10 ml Urin vom 5-Std.-Sammelurin

NW Erw.
im Serum: nach 1 und 2 Std. über 30,0 mg/dl
im Urin: 22-33% der verabreichten Menge D-Xylose

Ki. unter 16 J.
im Serum: nach 1 Std. über 20,0 mg/dl
im Urin: 15-37 % der verabreichten Menge D-Xylose

⬇ Malabsorptionssyndrom
Zöliakie
Sprue

Anm.: normale Xyloseausscheidung bei chron. Pankreatitis und M. Crohn *)

*) M. Crohn (Enteritis regionalis): v.a. bei jüngeren Erwachsenen vorkommende Erkrankung
des Dünn- und/oder Dickdarms.
Symptome: krampfartige oder andauernde Bauchschmerzen, die bei der Stuhlentleerung
sich häufig verstärken. Durchfälle meist mit dünnbreiigem Stuhl.

Dyspepsie-Coli = Enteropathogene E. coli (EPEC)

Betroffen sind vor allem Säuglinge;
wäßrig-schleimige Stühle, mäßiges Fieber

Untersucht wird auf folgende Serotypen: O 26, O 44, O 55, O 86, O 111, O 114, O 119, O 125, O 126, O 127, O 128, O 142, O 158

Weitere Coli-Stämme, die eine Enteritis verursachen können:

– Enteroinvasive E. coli (EIEC)
Betroffen sind Kinder und Erwachsene
Ruhrartige Durchfälle (blutig-wäßrige Stühle)

Untersucht wird auf folgende Serotypen: O 28, O 29, O 112, O 124, O 136, O 143, O 144, O 152, O 164, O 167

– E. coli O 157: H 7 *verursacht hämorrhagische Colitis und hämolytisch-urämisches Syndrom*

– Enterotoxinbildende E. coli (ETEC)
Erreger der Reisediarrhöen (bei Reisen in unterentwickelte Länder)

Nachweis routinemäßig leider nicht möglich, da entsprechende Antiseren z.Zt. nicht zur Verfügung stehen.

Anl. siehe Anlage 3 „Enteropathogene Erreger"

EBK (Eisenbindungskapazität – total)

EBK = die gesamte Eisenmenge, die an Transferrin gebunden ist
Transferrin = Transportprotein für Eisen

Der EBK-Wert kann aus dem Transferrinwert errechnet werden.

1 ml Serum

NW 310-528 μg/dl

⬆ Eisenmangel
Schwangerschaft
Blutungen

⬇ Entzündungen
Neoplasma
Nephrotisches Syndrom
Hepatopathie
Hämochromatose
Thalassämie
Hyperchrome Anämie

Anm.: Ergänzende Untersuchungen: Eisen siehe S. 64, Ferritin siehe S. 70

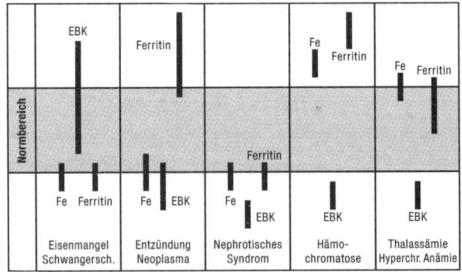

EBV (Epstein-Barr-Virus)-Antikörper

2 ml Serum

Durch Epstein-Barr-Virus verursachte Erkrankungen:
- Infektiöse Mononukleose (Pfeifffersches Drüsenfieber, Monozyten-angina)
- Nasopharyngeal-Ca.
- Burkitt-Lymphom *)

Die Befundinterpretation erfolgt in der Regel durch das den Test ausführende Labor.

*) Burkitt-Lymphom: lymphoblastisches Sarkom (Kiefer, Nieren, Nebennieren, Ovar, Speicheldrüsen, Leber, Knochen); überwiegend in Afrika

Anm.: siehe Mononukleose-Antikörper S. 129

E

Echinokokken-Antikörper

2 ml Serum

Die Befundinterpretation erfolgt in der Regel durch das den Test ausführende Labor.

1) Echinococcus granulosus = Hundebandwurm
   Hauptwirt: Hund
   Zwischenwirt: Mensch, Schaf, Rind
   Finnen in Lunge, Hirn, Leber, Milz

2) Echinococcus multilocularis = Fuchsbandwurm
   Hauptwirt: Fuchs, übertragbar auf Hund und Katze
   Zwischenwirt: Mensch, Wildtiere
   Finnen hauptsächlich in der Leber

ECHO-Viren-Antikörper

ECHO-Virus = Enteric Cytopathogenic Human Orphan Virus

2 ml Serum

Die Befundinterpretation erfolgt in der Regel durch das den Test ausführende Labor.

Erkrankungen bzw. Symptome, die durch ECHO-Viren verursacht werden:
   Fieberhafte Erkrankung der oberen Luftwege
   Gastroenteritis
   Aseptische Meningitits
   Konjunktivitis
   Makulo-papulöses Exanthem
Übertragung durch Tröpfchen- oder Schmierinfektion
Inkubationszeit 6-14 Tage

Einzelstrang-DNS-AK (ss-DNS-AK)

1 ml Serum

NW   unter 20,0 IU/ml
     20,0-30,0 IU/ml grenzwertig

Siehe auch DNS-Einzelstrang-AK S. 59

Eisen

2 ml Serum

NW

		µg/dl				µg/dl
Sgl. unter	2 Wo.	63,0-201	Ki.	1-12 J.		22,0-135
Sgl. 2. Wo.-6 Mo.		28,0-135	M	über 12 J.		59,0-158
Sgl.	7-12 Mo.	35,0-155	F	über 12 J.		37,0-145

⬆ Hämochromatose
Hyperchrome Anämie
Hämolytische Anämie; Thalassämie
Hepatopathie

⬇ Eisenmangel
Entzündungen
Neoplasma
Nephrotisches Syndrom
Schwangerschaft
Blutungen

Anm.: Ergänzende Untersuchungen: EBK siehe unten, Ferritin siehe S. 70

Eisenbindungskapazität total (EBK)

EBK = die gesamte Eisenmenge, die an Transferrin gebunden ist
Transferrin = Transportprotein für Eisen

Der EBK-Wert kann aus dem Transferrinwert errechnet werden.

1 ml Serum

NW 310-528 µg/dl

⬆ Eisenmangel
Schwangerschaft
Blutungen

⬇ Entzündungen
Neoplasma
Nephrotisches Syndrom
Hepatopathie
Hämochromatose
Hyperchrome Anämie
Thalassämie

Anm.: Ergänzende Untersuchungen: Eisen siehe oben, Ferritin siehe S. 70

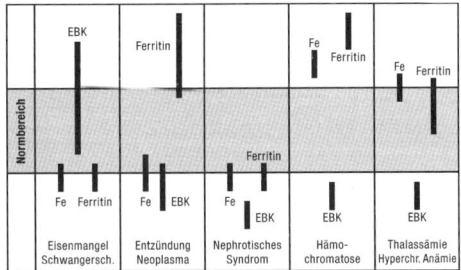

Eiweiß (gesamt)

1) im Serum

1 ml Serum

NW
Sgl. unter	1 Mo.	4,60-6,80 g/dl
Sgl.	1 Mo.-12 Mo.	4,80-7,60 g/dl
Ki.	1-16 J.	6,00-8,00 g/dl
Erw.		6,60-8,70 g/dl

↑ Plasmozytom
Chron. entzündliche Erkrankungen

↓ Eiweißmangelernährung
Chron. Durchfall
Nephrose
Verbrennungen, bullöse Dermatosen
Schwangerschaft
Postoperativ
Blutungen
Malignom

Anl. siehe Anlage 12 „Präoperative Laboruntersuchungen"

2) im Liquor

1 ml Liquor

NW 15,0-45,0 mg/dl

↑
Bakterielle Meningitis	bis 2000 mg/dl
Tbc-Meningitis	bis 500 mg/dl
Virusmeningitis	bis 100 mg/dl
Enzephalitis	bis 400 mg/dl
Kompressionssyndrom	bis 4000 mg/dl
Polyradikulitis	bis 2000 mg/dl

3) im Urin

24-Std.-Urin sammeln (Sammelgefäß ohne Salzsäure). Gesamturin-menge angeben. 20 ml vom Sammelurin einsenden.

NW bis 0,10 g/die

↑ Glomerulonephritis
Nephrose
Akute Pyelonephritis
Multiples Myelom

E

1) Serumeiweiß-Elektrophorese

1 ml Serum

	Erw.		Ki. 1-16 J.	Sgl. 1-12 Mo.	Sgl. <1 Mo.
Albumin	57-68	%	57-75 %	58-82 %	57-79 %
Alpha-1-Glob.	2- 4,5	%	2- 4 %	2- 4 %	2- 4 %
Alpha-2-Glob.	5- 9	%	6-12 %	6-17 %	5-10 %
Beta-Glob.	9-13	%	6-11 %	6-11 %	5- 9 %
Gamma-Glob.	10-20	%	8-20 %	5-18 %	7-19 %

NW (applies to the table above, left margin)

Indikationen:

Akute und chron. Entzündungen Nephrose
Lebererkrankungen Fettstoffwechselstörung
Malignom Antikörpermangel
Paraproteinämie

Konstellationstypen (Beispiele):

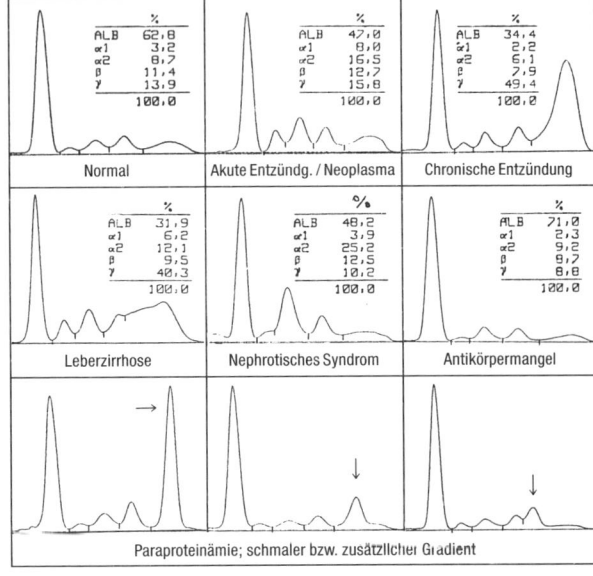

Normal	Akute Entzündg. / Neoplasma	Chronische Entzündung
ALB 62,8 α1 3,2 α2 8,7 β 11,4 γ 13,9 100,0	ALB 47,0 α1 8,0 α2 16,5 β 12,7 γ 15,8 100,0	ALB 34,4 α1 2,2 α2 6,1 β 7,9 γ 49,4 100,0
Leberzirrhose	Nephrotisches Syndrom	Antikörpermangel
ALB 31,9 α1 6,2 α2 12,1 β 9,5 γ 40,3 100,0	ALB 48,2 α1 3,9 α2 25,2 β 12,5 γ 10,2 100,0	ALB 71,0 α1 2,3 α2 9,2 β 8,7 γ 8,8 100,0

Paraproteinämie; schmaler bzw. zusätzlicher Gradient

Fortsetzung siehe nächste Seite!

2) Urinelektrophorese

20 ml Urin

Nachweis von monoklonalen Antikörpern (Bence-Jones Proteinen); ggf. Urin-Immunelektrophorese zur Typisierung

3) Immunelektrophorese: siehe S. 101

4) Lipidelektrophorese: siehe S. 118

E

5) Hb-Elektrophorese: siehe S. 86

6) Liquor-Elektrophorese: siehe S. 121

ENA-Antikörper

ENA = extrahierbare nukleäre Antigene

2 ml Serum

Autoantikörper gegen folgende in der ENA-Gruppe definierte Antigene treten in Verbindung mit folgenden Krankheiten auf:

Antikörper gegen	Krankheit	pos. in % der Fälle
U-1-n RNP	Sharp-Syndrom Lupus eryth.	über 50 30-50
Sm	Lupus eryth.	30-50
SSA	Lupus eryth. Sjögren-Syndrom	30-50 über 50
SSB	Sjögren-Syndrom	über 50
Scl-70	Sklerodermie	5-10
PM1	Polymyositis	über 50

Anl. siehe Anlage 5 „Kollagenosen"

Enteritis-Erreger

Material: im Einsendegefäß befindliches Löffelchen mit Stuhl füllen und einsenden.

I Wichtige Durchfallerreger:
   1) Salmonellen
   2) Campylobacter fetus (jejuni)
   3) Yersinien
       a) Yersinia enterocolitica
       b) Yersinia pseudotuberculosis
   4) Shigellen
   5) Staphylokokken
   6) Pathogene Colibakterien
       a) Enteropathogene Coli (EPEC),
           frühere Bezeichnung: Dyspepsie-Coli
       b) Enteroinvasive Coli (EIEC)
       c) E. coli O 157 : H 7
       d) Enterotoxinbildende Coli (ETEC)
   7) Rotaviren (hauptsächlich Kinder betroffen)
   8) Clostridium difficile
   9) Außerdem Vibrionen, Entamoeba histolytica, Lamblia
       intestinalis

II Fakultative Durchfallerreger:
   1) Citrobacter
   2) Klebsiella
   3) Enterobacter
   4) Proteus
   5) Edwardsiella
   6) Pseudomonas aeroginosa (Pyocyaneus)
   7) Aeromonas hydrophila
   8) Hafnia
   9) Candida

Anl.   siehe Anlage 3 „Enteropathogene Erreger"

Enteroinvasive E. coli (EIEC)

Betroffen sind Kinder und Erwachsene
Ruhrartige Durchfälle (blutig-wäßrige Stühle)

Untersucht wird auf folgende Serotypen: O 28, O 29, O 112, O 124, O 136, O 143, O 144, O 152, O 164, O 167

Weitere Coli-Stämme, die eine Enteritis verursachen können:

– Enteropathogene E. coli (EPEC)
   Betroffen sind vor allem Säuglinge;
   wäßrig-schleimige Stühle, mäßiges Fieber

   Untersucht wird auf folgende Serotypen: O 26, O 44, O 55, O 86, O 111, O 114, O 119, O 125, O 126, O 127, O 128, O 142, O 158

– E. coli O 157 : H 7 verursacht hämorrhagische Colitis und hämolytisch-urämisches Syndrom

– Enterotoxinbildende E. coli (ETEC)
   Erreger der Reisediarrhöen (bei Reisen in unterentwickelte Länder)

   Nachweis routinemäßig leider nicht möglich, da entsprechende Antiseren z.Zt. nicht zur Verfügung stehen.

Anl.   siehe Anlage 3 „Enteropathogene Erreger"

Enteropathogene E. coli (EPEC) = Dyspepsiecoli

Betroffen sind vor allem Säuglinge;
Wäßrig-schleimige Stühle, mäßiges Fieber

Untersucht wird auf folgende Serotypen: O 26, O 44, O 55, O 86, O 111, O 114, O 119, O 125, O 126, O 127, O 128, O 142, O 158

Weitere Coli-Stämme, die eine Enteritis verursachen können:

– Enteroinvasive E. coli (EIEC)
  Betroffen sind Kinder und Erwachsene
  Ruhrartige Durchfälle (blutig-wäßrige Stühle)

  Untersucht wird auf folgende Serotypen: O 28, O 29, O 112, O 124, O 136, O 143, O 144, O 152, O 164, O 167

– E. coli O 157 : H 7 *verursacht hämorrhagische Colitis und hämolytisch-urämisches Syndrom*

– Enterotoxinbildende E. coli (ETEC)
  Erreger der Reisediarrhöen (bei Reisen in unterentwickelte Länder)

  Nachweis routinemäßig leider nicht möglich, da entsprechende Antiseren z.Zt. nicht zur Verfügung stehen.

Anl. siehe Anlage 3 „Enteropathogene Erreger"

E

Epidermale Basalmembran-Antikörper

Pemphigoidantikörper

1 ml Serum

🔺 Bullöses Pemphigoid
Landkartenförmiges Erythem mit einzelnen oder gruppiert stehenden Bläschen an Haut oder – seltener – Schleimhaut
Herpes gestationis
Schwangerschaftsherpes; ein dem bullösen Pemphigoid ähnliches Krankheitsbild

Erythrozytenzahl

4 ml Blut abnehmen, sofort in EDTA-Röhrchen geben, mischen (nicht schütteln!), ohne weitere Behandlung einsenden.

NW					
	M	4,5-5,9 Mill/μl	Sgl. unter 1 Mo.	3,5-5,9 Mill/μl	
	F	4,0-5,2 Mill/μl	Sgl. 1-12 Mo.	3,7-5,3 Mill/μl	
			Ki. 1-16 J.	3,9-5,1 Mill/μl	

🔺 Polyglobulie, Polyzythämie

🔻 Anämien

Anl. siehe Anlage 11 „Blutbild"

Ethosuximid

Antikonvulsivum
Handelsnamen: Petnidan, Suxinutin, Pyknolepsinum

2 ml Serum

Therap. Bereich: 40,0-100 μg/ml

Zeitpunkt der Blutentnahme: Während des Dosierungsintervalls (bei Wiederholungsuntersuchungen sollte immer der gleiche Zeitpunkt in bezug auf die Medikamenteneinnahme gewählt werden). Voraussetzung: Das Fließgleichgewicht (steady state) muß erreicht sein (1-2 Wochen nach Behandlungsbeginn).

Anl.   siehe Anlage 20 „Medikamentenspiegel"

Ferritin

1 ml Serum

NW M   30-310 ng/ml
    F   22-180 ng/ml
    Ngb. bis 600 ng/ml

⬆ Entzündungen
    Neoplasma
    Thalassämie
    Sideroblastische Anämien
    Hämochromatose
    Hämodialysepatienten (Eisenüberladung)
    Hepatopathie

⬇ Eisenmangel
    Nephrotisches Syndrom
    Malabsorptionssyndrom
    Schwangerschaft
    Hämodialysepatienten (Eisenverlust)

Anm.: Ergänzende Untersuchungen: Eisen siehe S. 64 und EBK siehe S. 62

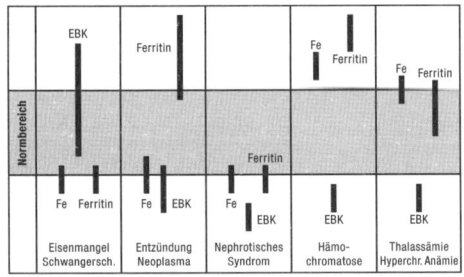

Fetoprotein (Alpha-Fetoprotein, AFP)

Glykoproteid, das beim Feten im Dottersack, in der Leber und im Magen-Darm-Trakt, beim prim. Leberkarzinom in den Hepatozyten bzw. persistierenden Hepatoblasten und bei Keimzelltumoren im Dottersackepithel gebildet wird.

1 ml Serum

NW   Erw. unter 7,0 U/ml
Ngb. 33 000-100 000 U/ml
Sgl. bis 6 Wochen: allmählicher Rückgang auf Erwachsenenwerte

F

↑   Primäres Leber-Ca. (in 95 % erhöht)
Keimzelltumoren (ausgenommen Seminome und Dysgerminome)
Seltener: Magen-, Colon-, Gallenwegs- und Pankreas-Ca., meist mit
   Lebermetastasen
Leberzirrhose und Hepatitis (leichte Erhöhung)

Bei Vorliegen einer Schwangerschaft:

NW				
4.- 8. SSW	unter 7,0 U/ml		22.-28. SSW	50,0-270 U/ml
9.-14. SSW	unter 30,0 U/ml		29.-37. SSW	65,0-350 U/ml
15.-21. SSW	siehe Grafik		38.-41. SSW	35,0-250 U/ml
			42. SSW	32,5-105 U/ml

Untersuchung bei Verdacht auf Fehlbildungen:
Blutentnahme bei der Mutter in der 16.-20. SSW

↑   Anenzephalie, Spina bifida, Bauchwanddefekte
Anm.: Liegen AFP-Werte wiederholt über dem 2,5fachen des entsprechenden Median-
wertes, muß eine Fehlbildung durch weitere diagnostische Maßnahmen ausgeschlossen
werden.
Mehrlingsgravidität
Intrauterine Mangelernährung
Andere Ursachen: z.B. Diabetes mellitus, EPH-Gestose, Oligo-
   hydramnion

↓   Down-Syndrom (Trisomie 21, Mongolismus)
Anm.: Irreversibel gestörte Schwangerschaften und Schwangerschaften mit fetaler Chromo-
somenaberration zeigen eine Tendenz zu niedrigeren AFP-Werten, die unter dem 0,5fachen
des entsprechenden Medianwertes liegen können.

Bitte beachten: Unrichtige Einschätzung des Schwangerschafts-
alters kann zu Fehlinterpretation führen!

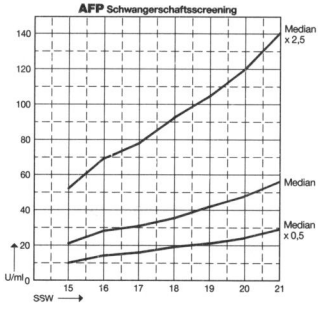

Fibrinogen

Faktor I der Blutgerinnung

2 ml Zitratblut: 0,2 ml Zitrat (3,8%ig) in der Spritze aufziehen, dann 1,8 ml Venenblut bis auf das Gesamtvolumen 2 ml aufziehen, gut mischen, in ein Versandröhrchen umfüllen, möglichst umgehend ins Labor einsenden.

NW 150-450 mg/dl

↑ Akut entzündliche Erkrankung
Gravidität

↓ Verbrauchskoagulopathie (z.B. Malignome, septischer Abort, Schockzustand, akute Leukämie, Leberzirrhose)
Thrombolytische Therapie (Streptokinase, Urokinase)
Dys-, Hypo- und Afibrinogenämie
Asparaginasetherapie (Crasnitin)

Anl. siehe Anlage 10 „Blutgerinnung"

Folsäure

Essentieller Nahrungsbestandteil (enthalten z.B. in Blattgemüse, Milch, Hefe); wird auch von Darmbakterien gebildet

1 ml Serum

Vitaminpräparate vor der Blutentnahme absetzen!
Serum vor Lichteinwirkung schützen

NW 3,60-15,0 ng/ml

↓ Megaloblastische Anämie (Perniziosa)
Malabsorption (Zöliakie, Sprue, chron. Alkoholismus)
Schwangerschaft, Laktation
Langzeitmedikation mit Antiepileptika
Langzeithämodialyse
Psoriasis

Anm.: Gleichzeitige Bestimmung von Vitamin B_{12} (siehe S. 187) ist angezeigt, da ein Vitamin B_{12}-Mangel bei alleiniger Folsäuremedikation verstärkt wird (mögliche Folge: funikuläre Spinalerkrankung; megaloblastische Anämie)

Unter Methotrexattherapie liefert die Folsäurebestimmung kein diagnostisch verwertbares Ergebnis.

Freie Leichtketten (Bence-Jones-Proteine)

20 ml Urin und/oder 1 ml Serum

Urinelektrophorese: M-Gradient im Globulinbereich, der höher ist als die Albuminfraktion

Serumelektrophorese: meist kein M-Gradient nachweisbar

Immunelektrophorese im Serum oder/und Urin: Nachweis mit speziellen Antiseren gegen freie Leichtketten

Anl. siehe Anlage 7 „Immunglobuline" unter II/3b und III/1a

Freies T3

Freies T3 ist Trijodthyronin, welches nicht an Trägerproteine gebunden ist. Es ist die hormonell wirksame Fraktion des Gesamt-trijodthyronins, unabhängig von Veränderungen der Trägerproteine.

Trägerproteine (Thyroxinbindendes Globulin-TBG, Präalbumin, Albumin) sind vermehrt, z.B. in der Schwangerschaft, bei Östrogenmedikation (Pille!); sie sind vermindert, z.B. bei konsumierenden Krankheiten, Leberzirrhose, nephrotischem Syndrom.

1 ml Serum

NW 2,14-5,34 pg/ml

↑ Hyperthyreose
T3-Hyperthyreose (T3 erhöht, T4 normal)
Frühstadium einer Hyperthyreose
Autonomes Adenom der Schilddrüse
Latente Hyperthyreose mit noch normalem Gesamt-T3
Thyroxin-Medikation: Überdosierung

↓ Hypothyreose
„Niedrig-T3-Syndrom" bei
– Neugeborenen
– Hunger, Fasten
– Kachektischen Zuständen (z.B. Malignom)
– Schock, Sepsis
– Älteren Menschen

F

Freies T4

Freies T4 ist Thyroxin, welches nicht an Trägerproteine gebunden ist. Es ist die hormonell wirksame Fraktion des Gesamtthyroxins, unab-hängig von Veränderungen der Trägerproteine.

Trägerpoteine (Thyroxinbindendes Globulin-TBG, Präalbumin, Albumin) sind vermehrt, z.B. in der Schwangerschaft, bei Östrogenmedikation (Pille!); sie sind vermindert, z.B. bei konsumierenden Krankheiten, Leberzirrhose, nephrotischem Syndrom.

1 ml Serum

NW 0,73-1,94 ng/dl

↑ Hyperthyreose
M. Basedow
Frühstadium der Thyreoiditis
Thyroxinmedikation (cave: Fehldeutung möglich, die zu einer ungerechtfertigten Dosisreduzierung Veranlassung geben könnte. Überdosierung wird besser an einer Erhöhung des freien T3 erkannt!)

↓ Hypothyreose
Chron. Thyreoiditis

Fructosamine

Fructosamine sind glykosylierte (glykierte) Plasmaproteine. Ihre nachweisbare Menge ist abhängig von der Konzentration von Protein und Glucose und ihrer Reaktionsdauer miteinander.

Durch Bestimmung der Fructosamine erhält man die Information, ob ein Diabetiker in den <u>zurückliegenden 1-3 Wochen</u> richtig eingestellt war. Aus einem erhöhten Fructosamin-Wert folgt, daß innerhalb der letzten Wochen der Blutzuckerspiegel erhöht war.

1 ml Serum

Bewertung für Diabetiker:
280-320 mmol/l   befriedigend eingestellt
321-370 mmol/l   mäßig eingestellt
über 370 mmol/l   schlecht eingestellt

Nicht-Diabetiker:
unter 280 mmol/l

Hinweis: Eine Information über die Therapieeinstellung der zurückliegenden 6-8 Wochen gibt die Bestimmung des HBA_{1c} (siehe S. 88).

Fructose im Ejakulat

Fructose wird in den Samenblasen gebildet

Ca. 0,5 ml frisch gewonnenes Sperma in Fluoridröhrchen abfüllen.

NW   über 1,20 g/l

◆   Fertilitätsstörung (Fructose ist der Energielieferant für die Spermatozoen)

Anm.: siehe auch Spermiogramm S. 164

FSH (Follikelstimulierendes Hormon)
LH (Luteinisierendes Hormon)

Hypophysenhormone

1 ml Serum

I Männer	FSH mU/ml	LH mU/ml
NW vor der Geschlechtsreife nach der Geschlechtsreife	0,3- 3,9 1,0-14,0	unter 0,9 1,5 - 9,2

⬆ Hypogonadismus, testikulär bedingt
(Testosteronwert niedrig)

⬇ Hypogonadismus, hypophysär bzw. hypothalamisch
(Testosteronwert niedrig)

Anm.: Erhöhtes FSH bei Azoospermie spricht für eine primäre Störung der Spermiogenese. FSH im Normbereich bei Azoospermie spricht für einen Verschluß der ableitenden Samenwege.

II Frauen	FSH mU/ml	LH mU/ml
NW vor der Geschlechtsreife	0,3- 3,9	unter 0,9
nach der Geschlechtsreife		
Follikelphase	3,0- 12,0	1,8-13,4
Ovulation	8,0- 22,0	15,6-78,9
Lutealphase	2,0- 12,0	0,7-19,4
Menopause	35,0-150	10,8-61,4

⬆ Prim. Ovarialinsuffizienz
Turner-Syndrom *(prim. Amenorrhöe, Kleinwuchs, infantiles Genitale)*
Gonadendysgenesie mit Gefahr der malignen Entartung
Climacterium praecox
Zustand nach Zytostatikatherapie bzw. Radiatio

⬇ Sek. Ovarialinsuffizienz
Hypophysen-Hypothalamus-Schädigung durch Tumor oder Trauma
Anorexia nervosa

Anm.: siehe auch Östradiol S. 136 und Progesteron S. 146

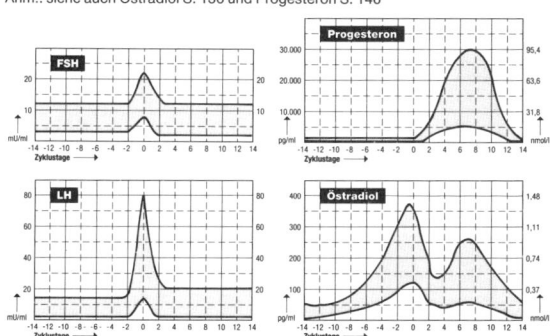

Memorix

FSME-Antikörper

FSME = Frühsommer-Meningoenzephalitis

1 ml Serum
1 ml Liquor (bei ZNS-Symptomen)

ELISA		Beurteilung
IgG	IgM	
∅	∅	Kein Hinweis auf eine frische oder abgelaufene Infektion
∅	±	Frische Infektion? Kontrolle in 1-2 Wochen
∅ od. ± od. +	+	Frische Infektion
±	∅	Bei Verdacht auf frische Infektion Kontrolle in 1-2 Wochen Abgelaufene Infektion? Ggf. auch Impftiter
+	∅	Abgelaufene Infektion

∅ = Antikörper nicht nachgewiesen
+ = Antikörper nachgewiesen
± = grenzwertiger Befund

1) Erreger: FSME-Virus
2) Überträger: Zecken (Ixodes ricinus)
3) Gefährdung hauptsächlich:
   a) zeitlich: April - Juli
   b) landschaftsbezogen: Buschwerk, Wald, Auen
   c) geographisch: Süddeutschland, Österreich, Ungarn, Tschechoslowakei, Nordjugoslawien, Nordschweiz, Elsaß
4) Inkubationszeit 3-14 Tage
5) Klinik:
   a) ca. 1 Woche lang unspezifische Symptome (Abgeschlagenheit, Fieber, Kopfschmerzen)
   b) dann ca. 1 Woche symptomfreies Intervall
   c) dann leichte bis schwere ZNS-Symptome
6) Serologische Diagnostik: ca. 8 Tage nach Infektion Untersuchung auf IgM- und IgG-AK
7) Therapie: symptomatisch
8) Prophylaxe:
   a) passive Immunisierung (mit kritischer Indikationsstellung!): maximal bis 4 Tage nach Exposition.
   b) aktive Immunisierung

FT4-Index und T4/TBG-Quotient

1 ml Serum

T3 und T4 sind im Blut zum größten Teil an Proteine gebunden (TBG, Albumin, Präalbumin); nur die nicht gebundenen Hormone (freies T3 und freies T4) sind biologisch wirksam.
Die Bestimmung des Gesamt-T4 und Gesamt-T3 zeigt jedoch in der Regel die thyreoidale Funktionslage richtig an, sofern keine Eiweißbindungsstörung vorliegt (z.B. Schwangerschaft, Nephrose).
In diesem Fall ist die Bestimmung des FT4-Index oder des T4/TBG-Quotienten angezeigt (als Alternative zur Bestimmung des freien T3 und freien T4).

F

NW FT4-Index   1,40-3,80

NW T4/TBG-Quotient   3,10-5,50

siehe auch T4   S. 168   Freies T4   S. 169
              T3   S. 166   Freies T3   S. 167

FTA-ABS-Test

Fluoreszenz-Treponemen-Antikörper-Absorptions-Test

1 ml Serum, ggf. auch 1 ml Liquor

pos. ca. 2-3 Wo. nach Infektion mit Treponema pallidum

Anm.: Bestätigungstest bei pos. TPHA-Test

Ergänzende Untersuchungen: TPHA-Test s. S. 158, ggf. TPHA-Titer, CMFT s. S. 45
Zur Beurteilung der Behandlungsbedürftigkeit zusätzlich: IgM-FTA-ABS-Test s. S. 71

Anl. siehe Anlage 4 „Lues-Diagnostik"

FTA-ABS-IgM (19s)-Test

1 ml Serum, ggf. auch 1 ml Liquor

Test zur Beurteilung der Behandlungsbedürftigkeit einer Lues (Folgeuntersuchung bei pos. FTA-ABS-Test)

Anl. siehe Anlage 4 „Lues-Diagnostik"

Gamma-GT (Gamma-Glutamyl-Transferase)

1 ml Serum

NW M   unter 28,0 U/l   Ki. unter 1 Mo.   unter 163 U/l
F   unter 18,0 U/l   1 - 12 Mo.   unter 91 U/l
1 - 16 J.   unter 17 U/l

↑ Akute Hepatitis (mäßiger Anstieg bis ca. 100 U/l)
Chron. Hepatitis (ca. in Höhe von GOT und GPT)
Leberzirrhose posthepatitisch (bis ca. 50 U/l)
Leberzirrhose alkoholbedingt (50-350 U/l)
Fettleber (leicht bis mäßig erhöht)
Lebertumoren, Lebermetastasen
Cholestase (sensitiver als alk. Phosphatase und LAP)
Hormonelle Kontrazeptiva (alk. Phosphatase und LAP erhöht, Gamma-GT kann auch normal sein)
Pharmaka (Antikonvulsiva, Thyreostatika, anabole Steroide, Thiazid-Diuretika, Meprobamat, Phenothiazine, Tuberkulostatika, Antirheumatika, Zytostatika u.a.)
Pankreatitis, Pankreas-Ca.
Herzinfarkt (in ca. 50 % der Fälle leichte Erhöhung)

Anl. siehe Anlage 12 „Präoperative Laboruntersuchung"

Gastrin

Polypeptidhormon, das im Antrum, Duodenum und im proximalen Jejunum gebildet wird

Geronnenes Vollblut zentrifugieren, <u>2 ml Serum</u> abpipettieren, sofort tieffrieren, im Kühlbehälter (bitte anfordern!) dem Abholdienst mitgeben.
<u>Alternativ:</u> Patient zur Blutentnahme ins Labor schicken

NW unter 90,0 pg/ml

↑ Zollinger-Ellison-Syndrom *)
Ulcera peptica jejuni nach Billroth II
Ulcus duodeni
Chron. atrophische Gastritis (mit und ohne Perniziosa)

*) Zollinger-Ellison-Syndrom (Gastrinom):
Gastrinbildende Tumoren des Pankreas, Duodenums oder Magens
Folge: massive Salzsäureproduktion des Magens, Auftreten von peptischen Ulcera
(Magen, Duodenum, Jejunum, Speiseröhre), Durchfälle*

Sekretin-Provokationstest:
1 E Sekretin/kg Körpergewicht i.v.
Blutentnahme: vor Injektion; 2, 5, 15, 30 Min. nach Injektion
Beurteilung: Beim Gastrinom steigt der Serumgastrinwert nach
2-10 Min. um mehr als 100 % an

Gentamicin

Aminoglykosid

Handelsnamen: Refobacin, Sulmycin

2 ml Serum

Therap. Bereich: Maximum: 5,0-10,0 μg/ml
Minimum: unter 2,00 μg/ml

Zeitpunkt der Blutentnahme:
Maximum: 30 Min. nach dem Ende einer Infusion bzw. 60 Min.
nach einer i.m. Dosis
Minimum: unmittelbar vor der nächsten Dosis

Anm.: Die erforderliche Serumkonzentration im therap. Bereich ist abhängig von:
– der Art des Erregers
– Lokalisation des Infekts
– der Schwere der Infektion
– der Immunitätslage des Patienten

Anl. siehe Anlage 20 „Medikamentenspiegel"

G

Gerinnungsstatus

Test	Material	siehe
Quick	Zitratblut	S. 153
PTT	Zitratblut	S. 150
PTZ	Zitratblut	S. 151
Fibrinogen	Zitratblut	S. 72
Thrombozyten	EDTA-Blut	S. 172

2 ml Zitratblut: 0,2 ml Zitrat (3,8%ig) in der Spritze aufziehen, dann
1,8 ml Venenblut bis auf das Gesamtvolumen 2 ml aufziehen, gut
mischen, in ein Versandröhrchen umfüllen, möglichst umgehend ins
Labor einsenden.

EDTA-Blut: 4 ml Blut abnehmen, sofort in EDTA-Röhrchen geben,
mischen (nicht schütteln), ohne weitere Behandlung einsenden.

Anl. siehe Anlage 10 „Blutgerinnung"

Gesamteiweiß

1) im Serum

1 ml Serum

NW
Sgl. unter   1 Mo.   4,60-6,80 g/dl
Sgl. 1 Mo.-12 Mo.   4,80-7,60 g/dl
Ki.   1-16 J.   6,00-8,00 g/dl
Erw.   6,60-8,70 g/dl

↑ Plasmozytom
Chron. entzündliche Erkrankungen

↓ Eiweißmangelernährung
Chron. Durchfall
Nephrose
Verbrennungen, bullöse Dermatosen
Schwangerschaft
Postoperativ
Blutungen
Malignome

Anl. siehe Anlage 12 „Präoperative Laboruntersuchungen"

2) im Liquor

1 ml Liquor

NW 15,0-45,0 mg/dl

↑
Bakterielle Meningitis   bis 2000 mg/dl
Tbc-Meningitis   bis   500 mg/dl
Virusmeningitis   bis   100 mg/dl
Enzephalitis   bis   400 mg/dl
Kompressionssyndrom   bis 4000 mg/dl
Polyradikulitis   bis 2000 mg/dl

3) im Urin

24-Std.-Urin sammeln (Sammelgefäß ohne Salzsäure). Gesamturin-menge angeben. 20 ml vom Sammelurin einsenden.

NW bis 0,10 g/die

↑ Glomerulonephritis
Nephrose
Akute Pyelonephritis

Glatte Muskulatur-Antikörper (GMA-AK)

Autoantikörper gegen glatte Muskulatur

1 ml Serum

♠ Chron. aggressive Hepatitis

GLDH (Glutamat-Dehydrogenase)

Mitochondriales Enzym; Indikator für die Schwere eines Leberzellschadens

1 ml Serum

NW	M	unter 4,00 U/l	Ki. unter 1 Mo.	unter 6,60 U/l
	F	unter 3,00 U/l	1- 6 Mo.	unter 4,30 U/l
			7-12 Mo.	unter 3,50 U/l
			1-16 J.	unter 3,20 U/l

♠ Chron. aktive Hepatitis
Verschlußikterus (vorübergehender Anstieg; Gamma-GT, alk. Phosph. bleiben hoch)
Leber-Ca.
Akute Intoxikation, z.B. Pilzgifte (Werte um 1000 U/l und höher)
Akute Behinderung der Leberdurchblutung bei Lebervenenthrombose, Verschluß der A. hepatica, akute Rechtsinsuffizienz
(Werte um 1000 U/l und höher)

Glomerulus Basalmembran-Antikörper (GBMA)

1 ml Serum

♠ Rapid-progressive Glomerulonephritis
Goodpasture-Syndrom (hämorrhagische Lungeninfiltrate mit rasch fortschreitender Glomerulonephritis; verläuft meist letal)

Glukose-Belastung (oraler Standardtest)

Jeweils 1 Std., 2 Std. und 3 Std. nach Belastung 3 ml Blut abnehmen, sofort in Fluoridröhrchen geben, mischen (nicht schütteln!) ohne weitere Behandlung einsenden. Röhrchenetikett genau beschriften!

Indikation: Verdacht auf latenten Diabetes mellitus

NW	normal mg/dl	Grenzbereich mg/dl
nüchtern	70,0-100	101-130
1 Std. nach 100 g Glukose	70,0-160	161-220
2 Std. nach 100 g Glukose	70,0-120	121-150
3 Std. nach 100 g Glukose	70,0-100	101-130

Glukose-6-Phosphat-Dehydrogenase

Sog. Zwischenferment des Pentosephosphatzyklus

5 ml Zitratblut: 1,0 ml Zitrat (3,8%ig) in der Spritze aufziehen, dann 4,0 ml Venenblut bis auf das Gesamtvolumen von 5 ml aufziehen, gut mischen, in ein Versandröhrchen umfüllen.

NW   120-240 mU/Mrd.Ery.

⬇   Favismus
Erbliche Enzymerythropathie
Klinik: Nach Genuß von rohen Saubohnen oder Einatmen des Blütenstaubes oder durch bestimmte Medikamente, z.B. Malariamittel, Sulfonamide, Phenacetin, kann es zum Auftreten von schweren Hämolysen kommen.
Symptome: Hämoglobinurie, Blutungen, Unwohlsein, Fieber, Erbrechen, Durchfälle

GMA-Antikörper

Autoantikörper gegen glatte Muskulatur

1 ml Serum

⬆   Chron. aggressive Hepatitis

Gonokokken

1) mikroskopisch (Gram-Färbung)
Zwei dünne Abstriche auf Objektträger, hitzefixiert, ungefärbt einsenden.

2) Kultur
Abstrichmaterial in Transportmedium

3) Gonozymtest (Enzymimmunoassay) *)
Spezial-Probeentnahme- und Transportbesteck anfordern! (angeben, ob Mann oder Frau), Entnahmevorschrift genau beachten!

*) Gonozymtest:
  a) Da bei diesem Test auch abgestorbene Gonokokken erfaßt werden, ist die Trefferquote höher als bei der kulturellen Untersuchung.
  b) Wenn gleichzeitig Untersuchung auf Chlamydien-Erreger gewünscht wird, 2 Proben-tupfer getrennt einsenden.

Gonokokken-Antikörper

1 ml Serum

Hinweis: Wenig aussagekräftig bei frischen Fällen: Erregernachweis wünschenswert

GOT (Glutamat-Oxalacetat-Transaminase)
GPT (Glutamat-Pyruvat-Transaminase)

1 ml Serum

NW

	GOT U/l	GPT U/l
Sgl. unter 1 Mo.	unter 38,0	unter 32,0
Sgl. 1-12 Mo.	unter 27,0	unter 36,0
Ki. 1-16 J.	unter 22,0	unter 21,0
Erw. M	unter 18,0	unter 22,0
Erw. F	unter 15,0	unter 17,0

↟ 1) **Akute Virushepatitis:**
GOT 150 bis über 1000 U/l
GPT 300 bis über 1000 U/l
Anm.: bei der cholestatischen Verlaufsform sind die Transaminasen länger erhöht, die alk.
Phosphatase, Gamma-GT, GLDH und Bilirubin stärker erhöht!

G

2) **Andere infektiös bedingte Hepatitiden:**
(Transaminasenwerte bis ca. 200 U/l)
Mononukleose
Poliomyelitis
Herpes zoster
Malaria
Leptospirose

3) **Chron. Hepatitis:**
Wenn ca. 6 Monate nach Erkrankungsbeginn noch erhöhte Werte gefunden werden,
muß eine chron. Hepatitis in Erwägung gezogen werden.

4) **Leberzirrhose:**
a) **alkoholbedingt**
Gamma-GT stärker erhöht als Transaminasen
b) **posthepatitisch**
GOT und GPT bis ca. 100 U/l
c) **biliär**
alk. Phosph. und Gamma-GT relativ höher als GOT und GPT; IgM erhöht, AMA positiv

5) **Lebertumoren, Lebermetastasen**

6) **Fettleber**
Gamma-GT ist deutlich erhöht

7) **Verschlußikterus**
GPT selten über 500 U/l

8) **Toxische Leberschäden**
Tetrachlorkohlenstoff; Pilzgifte, Pharmaka (z.B. Acetylsalicylsäure, Methotrexat,
Tetrazykline)

9) **Herzinfarkt**
GOT höher als GPT, CK und LDH erhöht

10) **Lungenembolie**
CK nicht erhöht!

Anl. Anlage 2 „Hepatitis-Diagnostik"
Anlage 12 „Präoperative Laboruntersuchungen"
Anlage 17 „Myokardinfarkt-Diagnostik"

Gruber-Widal

Antikörpernachweis mittels Agglutinationsreaktion

1 ml Serum

1) Typhus-Paratyphus-Enteritis-Ruhr
   a) Typhus und Paratyphus
      - Ca. 1 Woche nach Krankheitsbeginn erhöhte Titer
      - Ein Titer von 1:50 und 1:100 kann als verdächtig gelten, anfangs kann die O-Agglutination, später die H-Agglutination überwiegen
      - Bei niedrigen Titern ist an die Möglichkeit einer Kreuzreaktion zu denken (Antigengemeinschaft mit anderen Salmonellen)
      - Bei Geimpften ist ein H-Titer mit besonderer Vorsicht zu bewerten
   b) Enteritis-Salmonellen und Ruhr-Shigellen
      - Häufig keine nachweisbare AK-Bildung, da in der Regel kein septischer Verlauf

2) Yersinien
   a) Yersinia enterocolitica
      - Ca. 1 Woche nach Krankheitsbeginn erhöhte Titer (selten!)
      - Titer ab 1:160 verdächtig
      - Kreuzreaktion mit Brucellen möglich
   b) Yersinia pseudotuberculosis
      - Titer nur bei schwerem und längerfristigem Krankheitsverlauf

3) Brucellen (B. abortus; B. melitensis)
   - Erhöhte Titer in den ersten Krankheitswochen, bleiben z.T. über Jahre erhöht
   - Titer ab 1:160 verdächtig
   - Kreuzreaktion mit Y. enterocolitica 09

4) Listeriose
   - O-Titer ab 1:400 verdächtig; OH-Titer ab 1:200 verdächtig
   - Kreuzreaktion mit Antikörpern gegen grampositive Kokken möglich

5) Tularämie
   - Antikörper treten in der 2. Krankheitswoche auf
   - Titer ab 1:160 verdächtig

Wichtige Hinweise:
- Die Widalreaktion kann in der Regel nur im Zusammenhang mit anderen labordiagnostischen Daten, dem klinischen Befund und der Anamnese beurteilt werden
- Wichtig für die Beurteilung der Widalreaktion ist der Titerverlauf. Anstiege um zwei oder mehr Titerstufen sprechen für eine frische Infektion
- Bei klinischem Verdacht auf eine akute Infektion ist der Erregernachweis vorrangig

HAH (Rötelntest)

Hämagglutinationshemmtest
zum Nachweis von Röteln-Antikörpern

1 ml Serum

Bei einem HAH-Titer von 1:32 und höher ist Immunität anzunehmen.
Bei niedrigen HAH-Titern (1:4, 1:8 und 1:16) wird ergänzend der Röteln-ELISA-IgG-Test zur Beurteilung der Immunitätslage durchgeführt.
Bei allen Patienten – unabhängig von der Höhe des HAH-Titers – wird zum Ausschluß einer frischen Rötelnerkrankung der Röteln-ELISA-IgM-Test durchgeführt.

Beurteilung siehe Tabelle (nächste Seite)

HAH-Titer	4	8							*Bis jetzt kein Hinweis auf eine frische Infektion*
IgG	–	–							*Schutz vor Rötelninfektion ist nicht anzunehmen*
IgM	–	–							*Eine Rötelninfektion im Inkubationsstadium kann nur durch eine Kontrolluntersuchung in ca. 3 Wochen ausgeschlossen werden*
HAH-Titer		8	16						*Bis jetzt kein Hinweis auf eine frische Infektion*
IgG		+	–						*Schutz vor Rötelninfektion ist unsicher*
IgM		–	–						*Eine Rötelninfektion im Inkubationsstadium kann nur durch eine Kontrolluntersuchung in ca. 10 Tagen ausgeschlossen werden*
HAH-Titer	4	8	16	32	64	128	256	512	*Der Befund spricht für eine akute Infektion*
IgG	–	+ od. –	+ od. –	IgG-Bestimmung nicht erforderlich					*Auch ein Impftiter nach Rötelnschutzimpfung ist möglich*
IgM	+	+	+	+	+	+	+	+	
HAH-Titer			16	32	64	128	256	512	*Der Befund spricht für eine abgelaufene Infektion*
IgG			+	IgG-Bestimmung nicht erforderlich					*Schutz vor Rötelninfektion ist anzunehmen*
IgM			–	–	–	–	–	–	*Wichtiger Hinweis f. Schwangere: Der Röteln-IgM-Index kann bereits 6 Wo. nach Rötelninfektion negativ sein. Liegt der Schwangerschaftsbeginn länger zurück, so ist eine Rötelnembryopathie nicht sicher ausschließbar*

H

1) Untersuchung bei Erkrankung

Erreger: Rötelnviren
Betroffener Personenkreis: vor allem Kinder und Jugendliche
Inkubationszeit: 2-3 Wochen
Klinik:
a) Prodromalstadium 1-2 Tage mit katarrhalischen Symptomen
b) Exanthem, begleitet von schmerzhafter Lymphadenitis im Nacken und hinter den Ohren, evtl. Gelenkschmerzen
c) Komplikation: Rötelnenzephalitis
d) Anm.: 1/3 der Erkrankungen subklinischer Verlauf
Immunität: lebenslang

Der infizierte Patient ist bereits einige Tage vor Ausbruch des Exanthems infektiös.

2) Untersuchung vor Rötelnschutzimpfung

Die Notwendigkeit einer aktiven Immunisierung sollte durch Bestimmung des Immunstatus geprüft werden.

3) Untersuchung im Rahmen der Schwangerenvorsorge

Anl. siehe Anlage 9 „Mutterschaftsvorsorge"

Hämatokrit

%-Anteil des Erythrozytenvolumens am Vollblut-Gesamtvolumen

4 ml Blut abnehmen, sofort in EDTA-Röhrchen geben, mischen (nicht schütteln), ohne weitere Behandlung einsenden.

NW

Sgl.	i. d. ersten Tagen bis 65 %		Ki.	1- 6 J.	32-41 %
Sgl.	unter 2 Mo.	28-42 %	Ki.	7-16 J.	78-45 %
Sgl.	2-12 Mo.	30-40 %	Erw. M		42-52 %
			Erw. F		37-47 %

⬆ Polyzythämie, Polyglobulie

⬇ Anämie

Anl. siehe Anlage 11 „Blutbild" und Anlage 12 „Präoperative Laboruntersuchungen"

Hämoglobin (Hb)

4 ml Blut abnehmen, sofort in EDTA-Röhrchen geben, mischen (nicht schütteln), ohne weitere Behandlung einsenden.

NW

Sgl. unter	1 Mo.	14,5-20,0 g/dl	Ki.	1-16 J.	11,5-14,5 g/dl
Sgl.	1- 3 Mo.	13,5-17,0 g/dl	Erw. M		14,0-18,0 g/dl
Sgl.	4-12 Mo.	10,0-14,0 g/dl	Erw. F		12,0-16,0 g/dl

Anm.: Aus Hämoglobin, Erythrozytenzahl und Hämatokrit lassen sich die Erythrozyten-indizes MCH, MCV und MCHC errechnen

Anl. siehe Anlage 11 „Blutbild" und Anlage 12 „Präoperative Laboruntersuchungen"

Hämoglobin-Elektrophorese

4 ml Blut abnehmen, sofort in EDTA-Röhrchen geben, mischen (nicht schütteln), ohne weitere Behandlung einsenden.

Vermehrung physiologischer Hämoglobine wie HbA_2 oder HbF, die normal nur in geringer Menge oder nur vorübergehend vorhanden sind, z.B. bei Thalassämie
Bildung abnormer Hämoglobine wie HbS bei Sichelzellanämie
Bildung instabiler Hämoglobine

Haptoglobin

Akute-Phase-Protein und Transportprotein

1 ml Serum

NW 13,0-163 mg/dl

⬆ Akute Entzündung, Tumoren, Nephrose

⬇ Intravaskuläre Hämolyse, z.B.
   a) immunhämolytisch (Wärmeautoantikörper, Kälteautoantikörper)
   b) mechanisch, z.B. Herzklappenersatz
   c) medikamentös, z.B. Pyrazolonderivate oder Sulfonamide (bei bestehendem Glukose-6-Phosphat-Dehydrogenase-Mangel)
   d) infektiös (z.B. bei Malaria)
   Leberparenchymschaden
   Malabsorptionssyndrom

Harnsäure

1) im Serum

1 ml Serum

NW M unter 7,00 mg/dl
F unter 5,70 mg/dl

⬆ Gicht, im akuten Anfall häufig über 8,00 mg/dl
Nierenkrankheiten mit verminderter renaler Harnsäureausscheidung
Nierensteine
Gesteigerter Zellabbau bei Malignomen, Leukosen und Poly-
zythämie
Hungerzustände
Medikamente (wie Thiaziddiuretika, Tuberkulostatika, Zytostatika)

⬇ Verminderte Harnsäuresynthese
Allopurinol-Medikation
Medikamente (wie Salicylate in hoher Dosierung, Cumarine, Corticoide)

2) im Urin

24-Std.-Urin sammeln (Sammelgefäß ohne Salzsäure). Gesamturin-
menge angeben. 20 ml vom Sammelurin einsenden.

NW 0,25-0,75 g/die

⬆ Gicht *)
Nierensteine
Gesteigerter Zellabbau

⬇ Gicht *)
Nierenkrankheiten

*) Bei einem Teil der Gichtkranken kommt es zu einer erhöhten Harnsäureausscheidung,
bei einem anderen Teil zu einer verminderten Harnsäureausscheidung.

3) im Punktat

1 ml Punktat

NW unter 7,00 mg/dl

⬆ Gicht charakteristischer Befund!
Anm.:
– Harnsäure im Serum kann normal sein!
– Ein erhöhter Harnsäurewert im Serum kann andere Ursachen haben als Gicht!
– Harnsäurekristalle im Punktat sprechen für Gicht; sie können aber auch fehlen.

Harnsäurekristalle im Punktat

1 ml Punktat

Nachweis von Harnsäurekristallen spricht für einen akuten
Gichtanfall.

Harnstatus

10 ml Spontanurin

Eiweiß siehe S. 65
Zucker siehe S. 194
Urobilinogen
Sediment

Harnstoff/Harnstoff-N

1 ml Serum

NW   Harnstoff   10,0-50,0 mg/dl
        Harnstoff-N 4,70-23,3 mg/dl

↑   Niereninsuffizienz
    Exsikkose (leichter Anstieg)
    Eiweißreiche Kost in großer Menge

↓   Schwere Lebererkrankung
    Eiweißarme Kost
    Kinder; Schwangere

HbA$_{1c}$

HbA$_{1c}$ ist ein glykosyliertes Hämoglobin; es entsteht durch Anlagerung von Glukose an das Hämoglobinmolekül.
Durch Bestimmung von HbA$_{1c}$ erhält man die Information, ob ein Diabetiker in den zurückliegenden 6-8 Wochen richtig eingestellt war. Aus einem erhöhten HbA$_{1c}$-Wert folgt, daß innerhalb der letzten Wochen der mittlere Blutzuckerspiegel längere Zeit erhöht war.

4 ml Blut abnehmen, sofort in EDTA-Röhrchen geben, mischen (nicht schütteln), ohne weitere Behandlung einsenden.

Bewertung für Diabetiker:
unter	6 %	sehr gut eingestellt
	6- 8 %	gut eingestellt
	8- 9 %	befriedigend eingestellt
	9-12 %	schlecht eingestellt
über	12 %	sehr schlecht eingestellt

Nicht-Diabetiker:
unter 6 %

Hinweis: Eine Information über die Therapieeinstellung der zurückliegenden 1-3 Wochen gibt die Bestimmung der Fructosamine (siehe S. 74)

Anm.: HbA$_{1c}$-Bestimmung sollte in 1-3 mtl. Abständen durchgeführt werden.

               Memorix

HBDH (Hydroxybutyrat-dehydrogenase)

Myokardspezifische Isoenzymfraktion der LDH

1 ml Serum (Hämolyse unbedingt vermeiden!)

NW Ki. unter 1 Mo.   unter 515 U/l
           1- 6 Mo.   unter 310 U/l
           7-12 Mo.   unter 276 U/l
           1- 2 J.   unter 222 U/l
           3-16 J.   unter 175 U/l
    Erw.   unter 140 U/l

Quotient LDH/HBDH 1,38-1,64

♠ Herzinfarkt (Quotient LDH/HBDH unter 1,30)
Hämolytische Anämie (Quotient LDH/HBDH unter 1,30)
Lungenembolie (Quotient LDH/HBDH im Normbereich)
Leberparenchymschaden (Quotient LDH/HBDH über 1,64)

Anl. siehe Anlage 17 „Myokardinfarkt-Diagnostik"

H

HBeAg (Hepatitis B-envelope-antigen)

HBeAg ist ein Abbauprodukt von HBcAg (Hepatitis-B-core-antigen)

1 ml Serum

pos. Akute Hepatitis B (in ca. 15% der Fälle bei Erkrankungsbeginn neg.!)
Chron. aggressive Hepatitis B

Patient ist infektiös!

Anl. siehe Anlage 2 „Hepatitis-Diagnostik"

HBsAg (Hepatitis B-surface-antigen)

1 ml Serum

pos. Akute Hepatitis B (in ca. 5% der Fälle neg.!)
Chron. Hepatitis B
Gesunder HBsAg-Träger (5-10 % aller Hepatitiserkrankten)

Patient ist wahrscheinlich infektiös

Anl. siehe Anlage 2 „Hepatitis-Diagnostik"
Untersuchung im Rahmen der Mutterschaftsvorsorge siehe Anlage 9 „Mutterschafts-vorsorge"

HCG (Beta-) Humanchoriongonadotropin

Plazenta-Hormon; wird auch von Tumoren, die Trophoblastgewebe enthalten, gebildet.

2 ml Serum

NW 1) Männer und nichtschwangere Frauen: unter 10,0 mU/ml

♠ Hodentumoren (Seminom, Teratom, embryonales Karzinom)
Ovarialkarzinom
Plazentatumoren (Blasenmole, Chorionepitheliom)
Extragonadale Tumoren (Pankreas, Mamma etc.)

Anm.: Die Beta-HCG-Bestimmung eignet sich (ebenso wie andere Tumormarker) nicht als Screening-Test für maligne Tumoren. Negativer Ausfall schließt eine Tumorerkrankung nicht aus!

2) ungestörte Schwangerschaft:

10-12 Tage nach der Ovulation ca. 20 mU/ml
ca. alle 2,5 Tage Verdopplung der Werte
Maximum zwischen der 9. - 11. SSW (bis 280000 mU/ml)
Genaue Angaben siehe Grafik

♦ Extrauteringravidität: In bezug auf die errechnete SSW in ca. 80 % der Fälle zu niedrige Werte
Abortus imminens: In bezug auf die errechnete SSW zu niedrige Werte

Wichtig ist Verlaufskontrolle

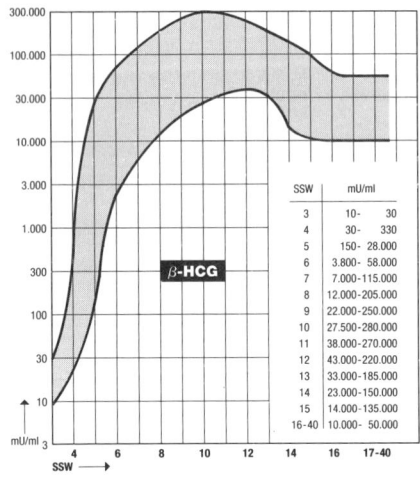

SSW	mU/ml
3	10- 30
4	30- 330
5	150- 28.000
6	3.800- 58.000
7	7.000-115.000
8	12.000-205.000
9	22.000-250.000
10	27.500-280.000
11	38.000-270.000
12	43.000-220.000
13	33.000-185.000
14	23.000-150.000
15	14.000-135.000
16-40	10.000- 50.000

HDL-Cholesterin (High density lipoprotein)

HDL-Cholesterin hat eine Schutzfunktion (anti-atherogen)

1 ml Serum

NW über 55,0 mg/dl

Folgende Laboruntersuchungen zur Erkennung einer Fettstoff-wechselstörung können durchgeführt werden:
Cholesterin gesamt, HDL-Cholesterin, LDL-Cholesterin, Triglyceride, Apolipoprotein A-I, Apolipoprotein B, Lipid-Elektrophorese

Indikationen zur Durchführung der vorgenannten Parameter:
1) Früherkennung eines Arteriosklerose-Risikos
2) Risikoabschätzung bei Patienten, bei denen Gefäßerkrankungen in der Verwandtschaft vorliegen
3) Risikoabschätzung bei Patienten mit koronarer Verschlußkrank-heit, zerebraler oder peripherer Durchblutungsstörung
4) Patienten mit Xanthomen, Xanthelasmen, Arcus lipoides corneae
5) Patienten mit Nierenerkrankungen, Diabetes mellitus, Hyper-urikämie, Hypertonie, Adipositas, starke Raucher
6) Kontrolle bei Therapie mit lipidsenkenden Medikamenten und/oder entsprechender Diät
7) Patienten, bei denen eine Langzeitbehandlung mit hormonellen Antikonzeptiva, Corticosteroiden, Diuretika und β-Blockern durch-geführt wird

NW	kein Risiko mg/dl	Risiko fragl. mg/dl	Risiko ja mg/dl
Cholesterin ges.	unter 200	200-300	über 300
Triglyceride	unter 150	150-200	über 200
HDL-Cholesterin	über 55	55-35	unter 35
Apolipoprotein A-I	über 95	–	bis 95
LDL-Cholesterin	unter 150	150-190	über 190
Apolipoprotein B	bis 111	–	über 111

Anl. siehe Anlage 18 „Fettstoffwechselstörung"

Hepatitis-Suchprogramm (serologisch)

3 ml Serum

- ● HBsAg . . . . .S. 89
- ● Anti-HBs . . . . .S. 20
- ● Anti-HBc . . . . .S. 20
- Anti-HBc (IgM) . . . . .S. 20
- HBeAg . . . . .S. 89
- Anti-HBe . . . . .S. 20
- ● Anti-HAV . . . . .S. 19
- Anti-HAV (IgM) . . . . .S. 19
- Anti-HCV . . . . .S. 21

● = Basisuntersuchung

Anm.: Als Suchtest für Hepatitis B ist Anti-HBc ausreichend. Aus praktischen Gründen (Zeitfaktor) ist es jedoch sinnvoll, zeitgleich aus derselben Probe HBsAg und Anti-HBs zu bestimmen.

Anl. siehe Anlage 2 „Hepatitis-Diagnostik"

Herpes-simplex-Antikörper

1 ml Serum, ggf. 1 ml Liquor

Erreger: Herpes-simplex-Viren (2 Serotypen)
Serotyp I:
  Aphten, Ulcera an der Mundschleimhaut
  Herpes labialis
  Keratokonjunktivitis
  Meningitis
Serotyp II:
  Herpes genitalis
  Herpes neonatalis: Bläschen über die ganze Haut

Beurteilung: Siehe Tabelle Herpes-zoster-Antikörper

Anm.: Embryopathie bei Infektion in der Schwangerschaft ist nicht auszuschließen.
Bei Kontakt in der Schwangerschaft sofort Blut einsenden zur Feststellung der
Immunitätslage.

Anl. siehe Anlage 9 „Mutterschaftsvorsorge"

Herpes-zoster-Antikörper

2 ml Serum

Erreger: Varicella-Zoster-Viren = Erreger der Windpocken. Beim Herpes zoster kommt es zur
Reaktivierung einer früheren Infektion mit Varizella-Zoster-Viren.
Betroffen: Erwachsene
Klinik: Herpes zoster = Gürtelrose, segmental, bläschenförmiger Ausschlag durch Befall
des betreffenden Spinalganglions; schmerzhaft
Komplikationen: Zoster-Enzephalitis

Beurteilung für Herpes simplex und Herpes zoster

| ELISA | | Erwachsene | Neugeborene |
IgG	IgM		
∅	∅	Kein Hinweis auf eine frische oder abgelaufene Infektion	Kein Hinweis auf prä- oder perinatale Infektion
∅	±	Frische Infektion? Kontrolle in 1-2 Wochen	Verdacht auf prä- oder perinatale Infektion. Kontrolle in 1-2 Wochen
∅ od. ± od. +	+	Frische Infektion	Hinweis auf prä- oder perinatale Infektion
±	∅	Bei Verdacht auf frische Infektion Kontrolle in 1-2 Wochen Abgelaufene Infektion?	Kein Anhalt auf eine prä- oder perinatale Infektion Nachgewiesene Antikörper wahrscheinlich
+	∅	Abgelaufene Infektion	passiv von der Mutter übertragen

∅ = Antikörper nicht nachgewiesen
+ = Antikörper nachgewiesen
± = grenzwertiger Befund

Anm.: Embryopathie bei Infektion in der Schwangerschaft ist nicht auszuschließen.
Bei Kontakt in der Schwangerschaft sofort Blut einsenden zur Feststellung der
Immunitätslage.

Anl. siehe Anlage 9 „Mutterschaftsvorsorge"

Herzmuskel-Antikörper (HMA)

1 ml Serum

♠ Postkardiotomie-Syndrom, das 10-14 Tage nach Herzoperation auftritt

Perimyokarditis nach Coxsackie B-, Influenza- und Mumps-Virus-Infektion, bei Q-Fieber, Toxoplasmose und tuberkulöser Perikarditis

Rheumatische Karditis

HGH (human growth hormone) = STH (somatotropes Hormon)

H

Wachstumshormon; Hypophysenvorderlappenhormon

2 ml Serum

NW unter 7,0 ng/ml

♠ Ki.   Großwuchs
Erw. Akromegalie

♦ Ki.   Kleinwuchs

Anm.: Der HGH-Spiegel unterliegt tagesrhythmischen Schwankungen und ist abhängig von Streß und Nahrungsaufnahme. Einzelne Werte sind deshalb nicht aussagekräftig.
<u>Alternativ:</u> HGH-Funktionstest unter körperlicher Belastung

Funktionstest durch körperliche Belastung:
1. Blutentnahme am nüchternen Patienten (Basalwert)
   Anschließend 10 Min. Belastung (z.B. Treppensteigen)
2. Blutentnahme nach 20 Min. Ruhe

Beurteilung: Bei Kindern mit konstitutioneller Entwicklungsstörung findet man in ca. 30 % der Fälle nur einen geringen Anstieg des HGH-Wertes.

Anm.: Eine weitere Alternative ist die Bestimmung von Somatomedin C (keine Abhängigkeit von tagesrhythmischen Schwankungen und unabhängig von Streß), s. S. 163

HIV-Antikörper (AIDS-AK)

HIV = human immunodeficiency virus
AIDS = acquired immunodeficiency syndrome
Immundefekterkrankung, ausgelöst durch Infektion mit immuno-
deficiency virus; bisher 2 Typen serologisch nachweisbar (HIV 1
und HIV 2)

2 ml Serum

1) Routineuntersuchung bei Schwangeren; Kassenabrechnung im Rahmen der Mutterschaftsvorsorge auf Überweisungsschein für serologische Untersuchungen.
2) Abrechnung auf Krankenkassen-Überweisungsschein dann möglich, wenn aufgrund
   aufgetretener Beschwerden oder Symptome hinreichender Verdacht auf eine Infektion
   besteht.
3) In Bayern haben alle Erwachsenen die Möglichkeit, sich kostenlos und anonym auf HIV-
   Infektion untersuchen zu lassen.
   Diese anonyme Untersuchung kann von Allgemeinärzten, Internisten, Dermatologen,
   Gynäkologen sowie Urologen und Laborärzten durchgeführt werden. Die Kosten über-
   nimmt der Freistaat Bayern.
   In den übrigen Bundesländern erfolgt die kostenfreie Untersuchung über die Staatl.
   Gesundheitsämter.

Anm.: Es besteht keine namentliche Meldepflicht bei positivem Ausfall!

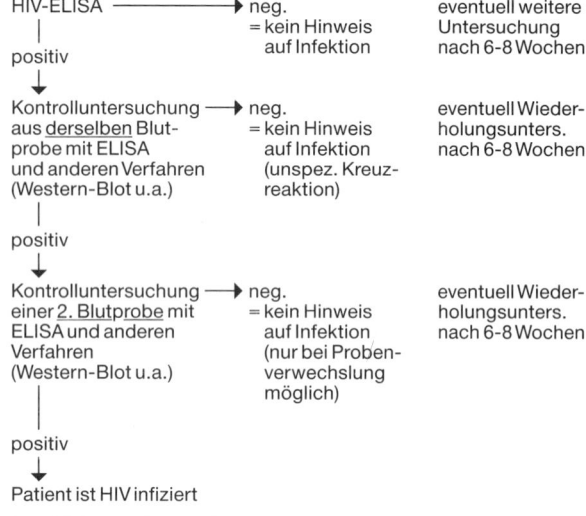

HIV-ELISA ⟶ neg. = kein Hinweis auf Infektion — eventuell weitere Untersuchung nach 6-8 Wochen
│
positiv
↓

Kontrolluntersuchung aus <u>derselben</u> Blutprobe mit ELISA und anderen Verfahren (Western-Blot u.a.) ⟶ neg. = kein Hinweis auf Infektion (unspez. Kreuzreaktion) — eventuell Wiederholungsunters. nach 6-8 Wochen
│
positiv
↓

Kontrolluntersuchung einer <u>2. Blutprobe</u> mit ELISA und anderen Verfahren (Western-Blot u.a.) ⟶ neg. = kein Hinweis auf Infektion (nur bei Probenverwechslung möglich) — eventuell Wiederholungsunters. nach 6-8 Wochen
│
positiv
↓

Patient ist HIV infiziert

Anm.: HIV-Teste werden in der Regel innerhalb von 8 Wochen nach Infektion positiv, in Aus-
nahmefällen jedoch später (bis 24 Wochen)
Ergänzende Untersuchungen bei nachgewiesener Infektion: T- u. B-Lymphozyten mit T4/T8
Untergruppen zur Beurteilung der Abwehrlage

Fortsetzung siehe nächste Seite!

Arelix® – Moderne Diuretika-Strategie

STOFFWECHSELFREUNDLICH

K a l i u m

Ausgeglichene Kaliumbilanz (Kaliurese) über 24 Stunden[1]

Serumkalium praktisch unverändert über 3 Jahre[2] (n = 24, 1 x 6 mg Piretanid / die)

[mmol/l]

Kalium

±0,45 ±0,52 ±0,39 ±0,31

vorher 48 96 144 Wochen

[1] *Knauf, H. et al.:*
Publikation in Vorbereitung. (Eur. J. Pharmacol.)
[2] *Diehm, C. et al.:*
in: Piretanide – a new antihypertensive diuretic. K. E. Britton (Edit.), Excerpta Medica, 1985, 29–34

Arelix mite, Arelix, Arelix RR

Zusammensetzung: 1 Tablette Arelix mite enthält 3 mg Piretanid. 1 Tablette Arelix enthält 6 mg Piretanid. 1 Retardkapsel Arelix RR enthält 6 mg Piretanid. *Indikationen:* Bei Herzinsuffizienz zur Herzentlastung; kardiale, renale, hepatogene Ödeme. Leichte bis mittelschwere Hypertonie; bei schwerer Hypertonie in Kombination mit anderen nicht diuretisch wirkenden Antihypertonika. *Kontraindikationen:* Schweres Nierenversagen (Anurie); Hypokaliämie, Hyponatriämie, Hypovolämie, Hypotonie; hepatisches Koma oder Präkoma; Überempfindlichkeit gegen Piretanid bzw. Sulfonamide; 1. Trimenon der Schwangerschaft, Erfahrungen in späteren Phasen liegen nicht vor; Stillzeit; Kinder. *Nebenwirkungen:* Selten gastrointestinale Beschwerden. Nach langdauernder hochdosierter Therapie in Einzelfällen Störungen des Elektrolyt- und Flüssigkeitshaushaltes mit Kreislaufstörungen und erhöhter Gerinnungsneigung des Blutes möglich. Ein anderweitig bedingter Kaliummangel kann verstärkt werden, bei zu stark eingeschränkter Kochsalzzufuhr kann ein Natriummangel auftreten. Die Calciumausscheidung kann erhöht werden. In Einzelfällen Verschlechterung einer diabetischen Stoffwechsellage oder einer bestehenden metabolischen Alkalose sowie Anstieg von Kreatinin, Harnstoff, Harnsäure im Serum. Selten allergische Reaktionen wie Hautausschläge oder Lichtüberempfindlichkeit, in Einzelfällen wurde eine Thrombocytopenie beobachtet. Bei gestörter Blasenentleerung oder Prostatahypertrophie Symptomverstärkung möglich. Die Fähigkeit zur aktiven Teilnahme am Straßenverkehr oder zum Bedienen von Maschinen kann beeinträchtigt werden. *Wechselwirkungen:* Die nierenschädigende Wirkung von nephrotoxischen Antibiotika sowie die gehörschädigende Wirkung von ototoxischen Antibiotika kann eventuell verstärkt werden. Bei Gabe von herzwirksamen Glykosiden ist zu beachten, daß Kaliummangel die Empfindlichkeit des Herzmuskels gegenüber Digitalis erhöht. Die Wirkung blutdrucksenkender Mittel kann verstärkt, die Wirkung harnsäuresenkender sowie blutzuckersenkender Medikamente vermindert werden. Die Wirkung von Arelix mite/Arelix kann durch nichtsteroidale Antiphlogistika (z. B. Indometacin) abgeschwächt werden. Bezüglich weiterer Wechselwirkungen siehe Fachinformation. *Dosierung und Anwendungsweise:* Ödeme: In der Anfangsphase erhalten Erwachsene im allgemeinen 1 x täglich 1 – 2 Arelix mite oder 1 Tablette Arelix. Die weitere Dosierung richtet sich nach dem Ansprechen des Patienten und liegt meist bei 1 Tablette Arelix mite oder 1 Tablette Arelix pro Tag. Für die Dauerbehandlung älterer und empfindlicher Patienten reicht oft 1 Tablette Arelix mite pro Tag aus. Hypertonie: Bei leichter bis mittelschwerer Hypertonie empfiehlt es sich, die Behandlung mit täglich 2 x 1 Tablette Arelix oder 2 x 2 Tabletten Arelix mite einzuleiten. Nach 2 – 4 Wochen sollte die Dosierung, je nach Ansprechen des Patienten, auf die Erhaltungsdosis, meist 1 Tablette Arelix oder 2 Tabletten Arelix mite pro Tag reduziert werden. *Weitere Informationen* enthält die Fachinformation. *Handelsformen und Preise:* Arelix mite 20 Tabletten (N1) DM 9,99; 50 Tabletten (N2) DM 21,75; 100 Tabletten (N3) DM 39,11; Krankenhauspackung. *Arelix* 20 Tabletten (N1) DM 19,10; 50 Tabletten (N2) DM 41,50; 100 Tabletten (N3) DM 74,68; Krankenhauspackung. *Arelix RR* 20 Retardkapseln (N1) DM 19,10; 50 Retardkapseln (N2) DM 41,50; 100 Retardkapseln (N3) DM 74,68; Krankenhauspackung. Stand bei Drucklegung.

 Cassella-Riedel Pharma GmbH
6000 Frankfurt (Main) 60

Verlauf einer HIV-Infektion:
1) *3-12 Wochen nach der Infektion mit HIV-Virus:*
   - *Fieber, Kopf- u. Gelenkschmerzen*
   - *Exanthem*
   - *Tonsillitis, Polylymphadenopathie, Splenomegalie*
2) *Monate bis Jahre: symptomfreie Latenzzeit*
3) *danach Lymphadenopathie-Syndrom:*
   - *Appetitlosigkeit, Gewichtsverlust, Fieber, Nachtschweiß*
   - *Lymphadenopathie*
   - *Diarrhöen*
   - *Haut- und Schleimhauterkrankungen*
4) *Manifestes AIDS:*
   - *Infektionen der Haut, Schleimhäute u. inneren Organe durch Keime, die im unge-
     schwächten Organismus in der Regel keine Infektionen hervorrufen, z. B. Pneumo-
     cystis carinii, Candida, Pseudomonas aeroginosa, Cytomegalie-Viren etc.*
   - *Kaposi-Sarkom: kleine rosa-bläuliche Flecken der Haut; violett-rötliche, verhärtete
     Plaques; dunkelrot-bräunliche oder bläuliche Tu-Knoten, Fieber, Durchfall, Unwohlsein,
     Müdigkeit*
   - *Retinopathie*
   - *Enzephalopathie*

H

HLA-B27 (human lymphocytic antigen)

*HLA-Antigene werden durch Erbfaktoren kontrolliert und sind wie
Blutgruppenmerkmale lebenslang unverändert nachweisbar. Sie
befinden sich auf der Oberfläche kernhaltiger Zellen, insbesondere
auch auf Lymphozyten.*

Der aufwendige Test kann nur mit gut erhaltenen, lebenden Lymphozyten aus Heparinblut durchgeführt werden.
Deshalb:
- 10 ml Blut entnehmen
- Blut unbedingt in HLA-Spezialröhrchen geben, mischen (nicht
  schütteln!)
- das abgenommene Blut bei Zimmertemperatur lagern
- die Blutentnahme erst am Versandtag durchführen

Bei einer Reihe von Krankheiten läßt sich eine Beziehung zu
bestimmten HLA-Merkmalen nachweisen, z.B. HLA-B27 bei Erkrankungen des rheumatischen Formenkreises.
Das relative Erkrankungsrisiko *) von Menschen mit dem Merkmal
HLA-B27 beträgt:

a) M. Bechterew (ankylosierende Spondylitis)	87,4
b) M. Reiter (urethro-okulo-artikuläres Syndrom)	37,0
c) Yersinia-Arthritis	17,6

Trotz des höheren Erkrankungsrisikos entwickeln ca. 80 % aller
HLA-B27-positiven Personen keinen M. Bechterew.

*) Das relative Risiko gibt an, um wie viele Male die Krankheit bei einem HLA-B27 pos.
Menschen häufiger vorkommt, als bei einem HLA-B27 neg. Menschen.

HPL (Human-Plazenta-Laktogen)

Hormon des Plazentasynzytiums

2 ml Serum
Schwangerschaftswoche angeben

NW	SSW	µg/ml	SSW	µg/ml	SSW	µg/ml	SSW	µg/ml
	16	0,6-2,3	23	1,2-4,8	30	2,5- 8,7	37	4,0-11,8
	17	0,7-2,7	24	1,3-5,3	31	2,7- 9,2	38	4,2-12,1
	18	0,8-3,0	25	1,4-5,8	32	3,0- 9,9	39	4,4-11,8
	19	0,9-3,3	26	1,6-6,2	33	3,2-10,4	40	4,5-11,5
	20	0,9-3,6	27	1,8-6,9	34	3,4-11,4	41	4,5-11,3
	21	1,0-4,0	28	2,0-7,5	35	3,5-11,2	42	4,5-11,0
	22	1,1-4,4	29	2,3-8,2	36	3,7-11,5	43	4,5-10,5

⬆ Zwillingsschwangerschaft
Gravide mit Diabetes mellitus

⬇ Plazentainsuffizienz

Anm.: Ergänzende Untersuchung: freies Östriol, siehe S. 137

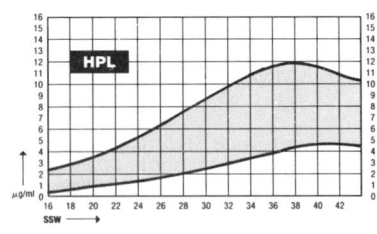

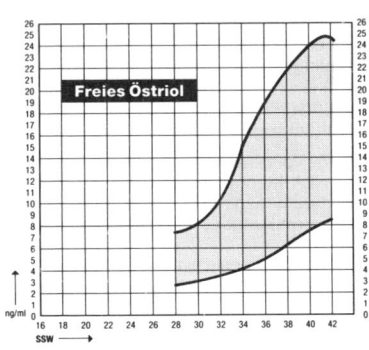

17-Hydroxycortico(stero)ide

Parameter zur Beurteilung der adrenalen Glucocorticoid-Produktion (Cortisol)

24-Std.-Urin sammeln (Sammelgefäß mit 10 ml 25%iger Salzsäure). Gesamturinmenge angeben. 20 ml vom Sammelurin einsenden.

NW

	M mg/die	F mg/die
Ki. unter 12 Mo.	unter 1,2	unter 1,1
1 - 10 J.	1,0- 4,9	1,0-4,5
11 - 16 J.	2,0- 8,0	2,0-5,0
Erw.	3,0-10,0	2,0-8,0

🔺 Cushing-Syndrom *)
Starke Streßeinwirkung (Op., schwere Allgemeinerkrankung)

🔻 Prim. NNR-Insuffizienz: Tb, Tumor, NN-Apoplexie, Autoimmunprozeß, Blutung, M. Addison **)
Sek. NNR-Insuffizienz: Hypophysenvorderlappeninsuffizienz, langdauernde Cortisontherapie

*) Cushing-Syndrom: Vollmondgesicht, Stammfettsucht, Plethora, Striae, Hypertonie

**) M. Addison: Muskelschwäche, Abmagerung, bräunliche Pigmentierung der Haut und Schleimhäute, Anämie, Hypoglykämie; Na erniedrigt, K erhöht

H

5-Hydroxyindolessigsäure (HIES)

Metabolit von Serotonin; Serotonin ist ein Gewebshormon, das bei Tumoren von enterochromaffinen Zellen (u.a. beim Dünndarm-karzinoid) vermehrt gebildet wird.

24-Std.-Urin sammeln (Sammelgefäß mit 10 ml 25%iger Salzsäure). Gesamturinmenge angeben. 20 ml vom Sammelurin einsenden.
Bitte beachten: 2 Tage vor und während der Urinsammlung soll die Aufnahme folgender Stoffe vermieden werden:
1) Bananen, Walnüsse, Tomaten, Ananas, Johannisbeeren, Zwetschgen, Stachelbeeren, Mirabellen, Melonen, Avocados, Auberginen
2) Medikamente: Methocarbamol (Traumacut), Mephenesin (Reoxyl)

NW unter 9,0 mg/die

🔺 Karzinoid
Symptome: Flushreaktion, Bauchkoliken und Diarrhöe; paroxysmale Atemnotanfälle; chron. intermittierende Ileuszustände; peptische Ulcera

siehe auch Serotonin S. 162

Hydroxyprolin

Aminosäure, Bestandteil des Kollagens

24-Std.-Urin sammeln (Sammelgefäß ohne Salzsäure). Gesamturin-menge angeben. 20 ml vom Sammelurin einsenden.
Bitte beachten: 2 Tage vor und während der Urinsammlung sollen folgende Nahrungsmittel vermieden werden: Fleisch, Geflügel, Fisch, Wurst, gelatinehaltige Speisen, Pudding, Joghurt, Süßwaren.

NW

Ki. unter 2 J.	23- 53 mg/die	13-14 J.	70-199 mg/die
2- 8 J.	40- 88 mg/die	15-16 J.	60-160 mg/die
9-10 J.	71-113 mg/die	Erw.	10- 50 mg/die
11-12 J.	83-180 mg/die		

♠ Hyperparathyreoidismus (ergänzende Untersuchungen: Parathormon, Ca, P)
Renale Osteopathie
M. Paget (Ostitis deformans) *)
Osteomalazie
Knochenmetastasen
Akromegalie

*) M. Paget: chron. progrediente Knochendystrophie (u.a. Becken, Schädel),
auch Spontanfrakturen

IgA (Immunglobulin A) im Speichel

Das Sekret-IgA hat eine wichtige Schutzfunktion im Bereich der Schleimhäute, den wesentlichen Eintrittspforten für Mikro-organismen
0,5 ml Speichel

NW 20-200 mg/l

♦ Selektiver IgA-Mangel

Anl. siehe Anlage 7 „Immunglobuline"

IgA, IgG, IgM (Immunglobuline A, G, M) im Liquor

1 ml Liquor

NW
IgA unter 0,6 mg/dl
IgG unter 4,0 mg/dl
IgM unter 0,1 mg/dl

Veränderungen der Immunglobuline im Liquor:

	IgA	IgG	IgM
Polyneuritis akute bakt. Meningitis	↑	↑	↑
multiple Sklerose ZNS-Tumoren Enzephalitis	↑	↑	–
abakterielle Meningitis Zustand nach Meningitis	–	↑	–

Anl. siehe Anlage 7 „Immunglobuline"

IgA, IgG, IgM (Immunglobuline A, G, M) im Serum

1 ml Serum

NW

	IgA mg/dl	IgG mg/dl	IgM mg/dl
unter 1 Mo.	0- 2	700-1480	5- 30
1- 6 Mo.	3- 82	300-1000	15-109
7-24 Mo.	14-108	500-1200	43-239
3- 6 J.	23-190	500-1300	50-199
7-12 J.	29-270	700-1650	50-260
13-16 J.	81-232	700-1550	45-240
über 16 J.	69-382	723-1685	63-277

Veränderungen der Immunglobuline im Serum:

	IgA	IgG	IgM
Akute Hepatitis A	←→-↑ *)	1. Wo. ←→ 2. Wo. ↑-↑↑ ab 8. Wo. ←→	1. Wo. ↑↑ 2. Wo. ↑ ab 4. Wo. ←→
Akute Hepatitis B	←→ *)	zuerst ↑ ab 8. Wo. ←→	zuerst ↑ ab 4. Wo. ←→
Chron. persist. Hep. B	←→	←→-↑	←→-↑
Chron. aktive Hep. B	↑	↑↑	←→-↑↑
Zirrhose, posthepatitisch	↑	↑↑	↑
Zirrhose, biliär	←→	←→-↑	↑-↑↑
Zirrhose, alkoholisch	↑↑	←→-↑	←→-↑
Gallenwegsverschluß	↑	←→	←→
Akute Pyelonephritis	←→	←→	↑-↑↑
Chron. Pyelonephritis	↑	↑-↑↑	↑-↑↑
Nephrotisches Syndrom	↓	↓	←→-↓-↑
Akute Infektion	←→ *)	←→	↑-↑↑
Chron. Infektion	←→-↑	↑-↑↑	←→
Rheumatoide Arthritis	←→-↑↑	←→-↑↑	←→-↑
Lupus erythematodes	←→	↑	←→-↑
Sjögren-Syndrom	←→	←→	←→-↑
Malignom, Spätstadium	↓	↓	↓
Chron. lymphat. Leukämie	↓	←→-↓	↓
Iatrogen (z.B. Zytostatika)	↓	↓	↓
Antikörpermangel-syndrom, kongenital	fehlt	↓	fehlt
Selektiver IgA-Mangel	↓	←→	←→
Selektiver IgM-Mangel	←→	←→	↓
Paraproteinämie	Immunglobuline einer Klasse vermehrt, die anderen vermindert oder subnormal		

Modifiziert nach L. Thomas „Proteindiagnostik", herausgegeben von Behring Diagnostika.

*) Bei Hepatitis A, Hepatitis B, Zytomegalie, Herpes simplex, Varizellen, EBV, Röteln, Ringelröteln, Masern, Mumps, FSME, Lyme-Borreliose, Toxoplasmose, Syphilis, Pertussis und Mycoplasmen in über 90 % IgA in der akuten Phase vermehrt (G. Enders in L. Thomas „Labor und Diagnose" 3. Auflage)

Anl. siehe Anlage 7 „Immunglobuline"

IgG (allergenspezifisch)

1 ml Serum

pos. Alveolitis, z.B. Farmerlunge, Vogelzüchterlunge
Alveolitis durch Klimaanlagen etc.

IgE (Immunglobulin E)

1) IgE gesamt

1 ml Serum

NW

	ALLERGIE		
	unwahrsch.	mögl.	wahrsch.
	U/ml	U/ml	U/ml
Ngb. bis 28 T.	< 1	1- 1,3	> 1,3
Ki. unter 4 J.	<10	10-100	>100
Ki. über 4 J. u. Erw.	<25	25-100	>100

♠ Allergien

Anm.: Ein im Normbereich liegender IgE-Wert schließt eine Allergie nicht aus.
Zur Allergenidentifizierung ggf. RAST (allergenspezifisches IgE) anschließen.

2) IgE-RAST (Radio-Allergo-Sorbent-Test)

ca. 3 ml Serum

Mit RAST kann gezielt auf einzelne Allergene untersucht werden;
diese Allergene werden in der Allergenliste (siehe Anlage 21)
aufgeführt.

Bei unklarer Ursache können Suchteste mit Allergenmischungen
folgender Gruppen angesetzt werden:

Gräser	Schimmelpilze	Fleisch
Getreide	Aspergilli	Früchte
Kräuter	Nüsse	Käse
Bäume	Mehle	Geflügel
Tierallergene	Schalentiere, Fische	Gewürze
Bettfedern	Kindernahrung	Synthetische Stoffe
Hausmischung	Gemüse	Stoffe, Fasern (nat.)

Fällt der Gruppentest positiv aus, wird auf die darin enthaltenen
Einzelantigene untersucht.

3) Inhalativer Allergietest

1 ml Serum

Spezialtest auf Inhalationsallergene:
Bäume (Erle, Birke, Hasel)
Gräser (Lieschgras, Roggen)
Kräuter (Beifuß)
Katze
Hund
Cladosporium
D. pteronyssinus (Hausstaubmilbe)

Anl. siehe Anlage 21 „Allergenliste"

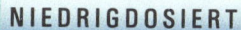

NIEDRIGDOSIERT

3 – 6 mg Piretanid / die
für eine effiziente Dauertherapie
zur Herzentlastung, Ödemaus-
schwemmung und Blutdrucksenkung [1, 2].

UND

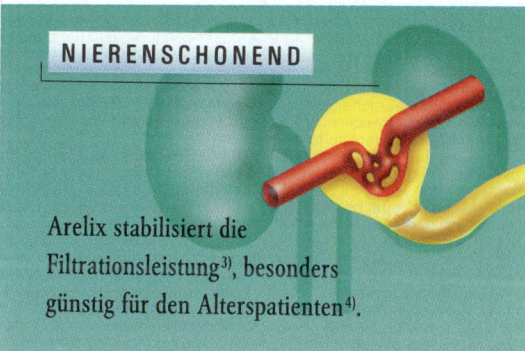

NIERENSCHONEND

Arelix stabilisiert die
Filtrationsleistung[3], besonders
günstig für den Alterspatienten[4].

[1] Drebinger, K. et al.:
Therapiewoche 39 (1989), 497–503
[2] Palma, J. L. et al.:
2nd Int. Conf. Diuretics, Cascais, Portugal, June 1986, Abstracts p. 55
[3] Teredesai, P. et al.:
Clin. Pharmacol. Ther. 25 (1979), 331–339
[4] Mühlberg, W. et al.:
Lancet – Deutsche Ausgabe 2 (1988), Nr. 11 (Suppl.), 32–35

Arelix mite, Arelix, Arelix RR

Zusammensetzung: 1 Tablette Arelix mite enthält 3 mg Piretanid. 1 Tablette Arelix enthält 6 mg Piretanid. 1 Retardkapsel Arelix RR enthält 6 mg Piretanid. *Indikationen:* Bei Herzinsuffizienz zur Herzentlastung; kardiale, renale, hepatogene Ödeme. Leichte bis mittelschwere Hypertonie; bei schwerer Hypertonie in Kombination mit anderen nicht diuretisch wirkenden Antihypertonika. *Kontraindikationen:* Schweres Nierenversagen (Anurie); Hypokaliämie, Hyponatriämie, Hypovolämie, Hypotonie; hepatisches Koma oder Präkoma; Überempfindlichkeit gegen Piretanid bzw. Sulfonamide; 1. Trimenon der Schwangerschaft, Erfahrungen in späteren Phasen liegen nicht vor; Stillzeit; Kinder. *Nebenwirkungen:* Selten gastrointestinale Beschwerden. Nach langdauernder hochdosierter Therapie in Einzelfällen Störungen des Elektrolyt- und Flüssigkeitshaushaltes mit Kreislaufstörungen und erhöhter Gerinnungsneigung des Blutes möglich. Ein anderweitig bedingter Kaliummangel kann verstärkt werden, bei zu stark eingeschränkter Kochsalzzufuhr kann ein Natriummangel auftreten. Die Calciumausscheidung kann erhöht werden. In Einzelfällen Verschlechterung einer diabetischen Stoffwechsellage oder einer bestehenden metabolischen Alkalose sowie Anstieg von Kreatinin, Harnstoff, Harnsäure im Serum. Selten allergische Reaktionen wie Hautausschläge oder Lichtüberempfindlichkeit, in Einzelfällen wurde eine Thrombocytopenie beobachtet. Bei gestörter Blasenentleerung oder Prostatahypertrophie Symptomverstärkung möglich. Die Fähigkeit zur aktiven Teilnahme am Straßenverkehr oder zum Bedienen von Maschinen kann beeinträchtigt werden. *Wechselwirkungen:* Die nierenschädigende Wirkung von nephrotoxischen Antibiotika sowie die gehörschädigende Wirkung von ototoxischen Antibiotika kann eventuell verstärkt werden. Bei Gabe von herzwirksamen Glykosiden ist zu beachten, daß Kaliummangel die Empfindlichkeit des Herzmuskels gegenüber Digitalis erhöht. Die Wirkung blutdrucksenkender Mittel kann verstärkt, die Wirkung harnsäuresenkender sowie blutzuckersenkender Medikamente vermindert werden. Die Wirkung von Arelix mite/Arelix kann durch nichtsteroidale Antiphlogistika (z. B. Indometacin) abgeschwächt werden. Bezüglich weiterer Wechselwirkungen siehe Fachinformation. *Dosierung und Anwendungsweise:* Ödeme: In der Anfangsphase erhalten Erwachsene im allgemeinen 1 x täglich 1 – 2 Arelix mite oder 1 Tablette Arelix. Die weitere Dosierung richtet sich nach dem Ansprechen des Patienten und liegt meist bei 1 Tablette Arelix mite oder 1 Tablette Arelix pro Tag. Für die Dauerbehandlung älterer und empfindlicher Patienten reicht oft 1 Tablette Arelix mite pro Tag aus. Hypertonie: Bei leichter bis mittelschwerer Hypertonie empfiehlt es sich, die Behandlung mit täglich 2 x 1 Tablette Arelix oder 2 x 2 Tabletten Arelix mite einzuleiten. Nach 2 – 4 Wochen sollte die Dosierung, je nach Ansprechen des Patienten, auf die Erhaltungsdosis, meist 1 Tablette Arelix oder 2 Tabletten Arelix mite pro Tag reduziert werden. *Weitere Informationen* enthält die Fachinformation. *Handelsformen und Preise: Arelix mite* 20 Tabletten (N1) DM 9,99; 50 Tabletten (N2) DM 21,75; 100 Tabletten (N3) DM 39,11; Krankenhauspackung. *Arelix* 20 Tabletten (N1) DM 19,10; 50 Tabletten (N2) DM 41,50; 100 Tabletten (N3) DM 74,68; Krankenhauspackung. *Arelix RR* 20 Retardkapseln (N1) DM 19,10; 50 Retardkapseln (N2) DM 41,50; 100 Retardkapseln (N3) DM 74,68; Krankenhauspackung. Stand bei Drucklegung.

 Cassella-Riedel Pharma GmbH
6000 Frankfurt (Main) 60

1 ml Serum, ggf. 20 ml Urin, ggf. 5 ml Liquor

Monoklonale Immunglobulinvermehrung:
Plasmozytom (multiples Myelom)
M. Waldenström
Bence-Jones-Proteinurie
Schwerkettenkrankheit

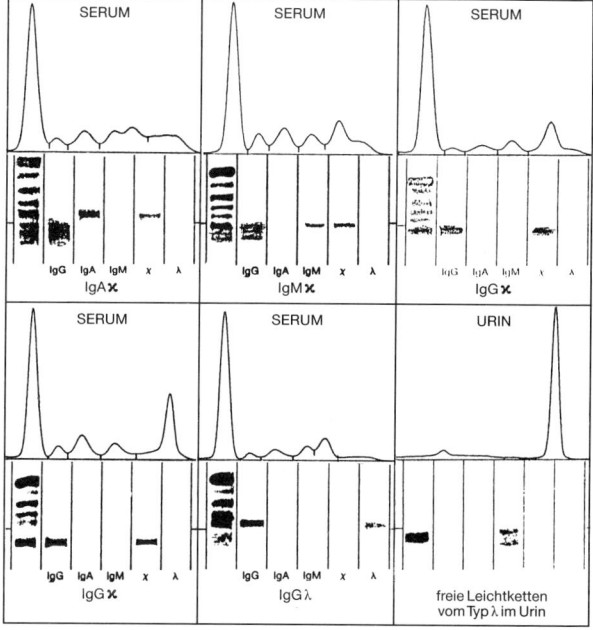

Darstellung von monoklonaler Ig-Vermehrung mittels Immunfixations-Elektrophorese mit jeweils zugehörender Serum- bzw. Urineiweißelektrophorese.

Hinweise auf eine der angeführten Erkrankungen sind:
schmale Zacke in der Eiweißelektrophorese (M-Gradient) bzw. zusätzlicher Gradient
stark erhöhte Senkung
Proteinurie
Rheuma-Beschwerden
häufige Infektionen wie Bronchitis, Sinusitis
Müdigkeit, Gewichtsverlust
Neurologische Symptome, wie Parästhesien

Anl.   siehe Anlage 7 „Immunglobuline"

Immunglobuline

siehe IgA, IgG, IgM . . S. 99
und IgE . . . . S. 100

Indirekter Coombs-Test

2 ml Serum

Indikation:
Autoimmun-hämolytische Anämien
Medikamentös induzierte hämolytische Anämie
Transfusionsreaktionen
Antikörpersuchtest im Rahmen der Mutterschaftsvorsorge

Anl.   siehe Anlage 9 „Mutterschaftsvorsorge"

Influenza-Virus-Antikörper

2 ml Serum

Die Befundinterpretation erfolgt in der Regel durch das den Test
ausführende Labor.

Klinik: Fieber, Schüttelfrost, Kopf- und Gliederschmerzen
Katarrhalische Symptome
Komplikationen: Pneumonien, Meningitis
Inkubationszeit: 2-6 Tage

Insulin

Geronnenes Vollblut zentrifugieren, <u>2 ml Serum</u> abpipettieren, sofort tieffrieren.
<u>Alternativ:</u> Patient zur Blutentnahme ins Labor schicken

NW   unter 30,0 μU/ml

♠   Insulinom

Hinweis: Die diagnostische Aussagekraft der Insulinbestimmung ohne Stimulation ist begrenzt.
<u>Folgende Belastungsteste</u> sind zu empfehlen:

1) Oraler Glukosebelastungstest

– Blutentnahme nüchtern für Basalwert (Insulin und Glukose)
– 100 g Glukose oral
– Blutentnahme nach 1, 2 und 3 Stunden

Bewertung:
Beim Gesunden: Der Blutzucker steigt nicht über 160 mg/dl und bleibt nach 2-3 Std. unter 120 mg/dl. Der Insulinwert steigt auf das 2-10fache des Ausgangswertes und kehrt nach 3 Std. wieder zur Norm zurück.
Beim Insulinom: niedrige Blutzuckerwerte und überschießende Insulinwerte

2) Provokationstest (Hungerversuch)

– Blutentnahme nüchtern für Basalwert (Insulin, C-Peptid, Glukose)
– Dann Nahrungskarenz 24-72 Std. bei zuckerfreier Flüssigkeits-zufuhr; evtl. zwischenzeitlich körperliche Belastung
– Weitere Blutentnahmen in 6stündigem Abstand

	Veränderung <u>ohne</u> körperl. Belastung			Veränderung <u>nach</u> körperl. Belastung		
	Glukose	Insulin	C-Pept.	Glukose	Insulin	C-Pept.
Gesunde	$\longleftrightarrow$	$\longleftrightarrow$	$\longleftrightarrow$	<u>über</u> 50 mg/dl	$\longleftrightarrow$	$\longleftrightarrow$
Insulinom	<u>unter</u> 40 mg/dl	$\longleftrightarrow$	$\longleftrightarrow$	↓↓	↑↑	↑↑

Anm.: siehe auch Blutzucker S. 32 und C-Peptid S. 53

Insulin-Antikörper

1 ml Serum

NW   unter 10 % Bindung
10 % - 15 % Bindung grenzwertig

♠   Vermehrt vorhandene insulinbindende Antikörper heben die Wirkung des Insulins auf. Damit entsteht ein erhöhter Insulinbedarf.

Kalium

1) im Serum

1 ml Serum, unbedingt hämolysefrei, da sonst zu hohe Werte gefunden werden (hoher Kaliumgehalt der Erythrozyten!)

NW
Ki. unter 1 Mo.	3,60-6,00 mmol/l	
1-12 Mo.	3,70-5,70 mmol/l	
1-16 J.	3,20-5,40 mmol/l	
Erw.	3,60-5,40 mmol/l	

Anm.: K-Werte unter 1,50 mmol/l und über 11,0 mmol/l sind mit dem Leben nicht vereinbar.

⬆ Verminderte renale Ausscheidung durch chron. Niereninsuffizienz
Übergang von Kalium aus den Zellen in das Serum durch Zerstörung von Gewebe (Verbrennung, Unfall, Hämolyse, nach Operationen)
Diabetische Azidose
Massive parenterale Kaliumzufuhr
Prim. und sek. NNR-Insuffizienz

Anm.: Klin. Symptomatik der Hyperkaliämie: Kribbeln und Taubheitsgefühl, Extrasystolie, Tachykardie, Arrhythmie, EKG-Veränderungen

⬇ Enterale Kaliumverluste:
Akute oder chron. Diarrhöen
Chron. Laxanzienabusus
Erbrechen
Fisteldrainagen (Darm, Galle etc.)
Renale Kaliumverluste:
Diuretika
Hyperaldosteronismus (Bartter-Syndrom*), Conn-Syndrom**))
Tubuläre Azidose
Mangeldiät, Anorexie
Kaliumarme Infusionen

Anm.: Klin. Symptomatik der Hypokaliämie: Muskelschwäche, Adynamie, Obstipation, EKG-Veränderungen

Anl. siehe Anlage 12 „Präoperative Laboruntersuchungen"

2) im Urin

24-Std.-Urin sammeln (Sammelgefäß ohne Salzsäure). Gesamturinmenge angeben. 20 ml vom Sammelurin einsenden.

NW 2,00-4,00 g/die

⬆ Aldosteronismus
Polyurie bei Nierenerkrankung
Medikamentös (Diuretika, Antihypertonika)

*) Bartter-Syndrom:
Ursache: Hyperplasie des juxtaglomerulären Organes
Angeborene Angiotensinresistenz der Gefäße?
Prim. natriumverlierende Tubulopathie?
Symptome: schmerzhafte Muskelschwäche, Kreislaufstörungen mit normalem bis niedrigem Blutdruck, zeitweise Ödeme
**) Conn-Syndrom (prim. Aldosteronismus):
Ursache: NNR-Adenom (meist gutartig) in 70-80 %, NNR-Hyperplasie in 20-30 %, NNR-Karzinom (selten)
Symptome: Hypertonie, Muskelschwäche, Polyurie, Kopfschmerzen

Kälteagglutinine

Antierythrozytäre Autoantikörper

Kälteagglutinine sind Antikörper, die sich an die Erythrozyten binden
Anm.: Kryoglobuline sind im Gegensatz dazu Immunglobuline, die sich bei Temperaturen unter 37° reversibel aneinander binden und aggregieren.

10 ml Blut bei 37 Grad gerinnen lassen (Brutschrank oder Wasserbad), warm zentrifugieren, Serum abpipettieren.
Blutkuchen und Serum getrennt einsenden.

NW Titer ≦ 1:16

⬆ 1) Akute Kälteagglutinin-Krankheit (meist nur passager) bei:
Bronchopulmonalen Infektionen mit Mycoplasma pneumoniae, Virus-Infektionen wie Influenza, Viruspneumonien, infektiöse Mononukleose, Cytomegalie

2) Chron. Kälteagglutinin-Krankheit
   a) Idiopathisches Kälteagglutinin-Krankheit
      Höheres Alter und Männer bevorzugt; Blässe oder blau-livide Verfärbung der Akren bei kalter Umgebungstemperatur
   b) Sek. Kälteagglutinin-Syndrom bei:
      Lymphoproliferativen Erkrankungen
      Lymphatischer Leukämie
      Retikulumzellsarkome

K

Kalzium im Serum

1 ml Serum

NW 2,25-2,75 mmol/l

⬆ Osteolyse bei Neoplasmen (multiples Myelom, Leukosen, Metastasen von z.B. Mamma-Ca., Bronchial-Ca., Pankreas-Ca.)
Prim. Hyperparathyreoidismus
Medikamentös (z.B. Vit.-D-Überdosierung, Vit.-A-Überdosierung, Östrogentherapie)
Hyperthyreose
M. Addison

⬇ Sek. Hyperparathyreoidismus
Calcium-Absorptionsstörung (z.B. Sprue, Zöliakie, chron. Pankreatitis)
Chron. Niereninsuffizienz
Nephrosen
Hypoparathyreoidismus
Pseudohypoparathyreoidismus
Leberzirrhose
Osteoblastische Metastasen
Akute Pankreatitis
NNR-Hyperplasie
Antiepileptika-Medikation

Anl. siehe Anlage 13 „Nebenschilddrüse"

Kalzium im Urin

24-Std.-Urin sammeln (Sammelgefäß mit 10 ml 20%iger Salzsäure). Gesamturinmenge angeben. 20 ml vom Sammelurin einsenden.

NW 0,10-0,40 g/die

⬆ Osteolyse bei Neoplasmen (multiples Myelom, Leukosen, Metastasen von z.B. Mamma-Ca., Bronchial-Ca., Pankreas-Ca.)
Prim. Hyperparathyreoidismus
Medikamentös (z.B. Vit.-D-Überdosierung, Vit.-A-Überdosierung, Östrogentherpaie)
NNR-Hyperplasie

⬇ Sek. Hyperparathyreoidismus
Calcium-Absorptionsstörung (z.B. Sprue, Zöliakie, chron. Pankreatitis)
Chron. Niereninsuffizienz
Nephrosen
Hypoparathyreoidismus
Pseudohypoparathyreoidismus
Leberzirrhose
Osteoblastische Metastasen
Akute Pankreatitis
M. Addison
Antiepileptika-Medikation

Anl. siehe Anlage 13 „Nebenschilddrüse"

Katecholamine und deren Metaboliten im Plasma

Indikationen zur Bestimmung der Katecholamine:
Phäochromozytom
Neuroblastom oder Ganglioneurom
Arterielle Hypertonie

Adrenalin . . . . .S.   5
Noradrenalin . .S. 135
Dopamin . . . . .S. 60

Bitte beachten: Vor der Blutentnahme soll die Aufnahme folgender Stoffe vermieden werden:
1) Kaffee, schwarzer Tee, Bananen, Käse (2 Tage)
2) Medikamente: Phenothiazine, Theophyllin, Tetrazykline, Ampicilin, Erythromycin, chininhaltige Präparate (8 Tage, wenn klinisch möglich)

10 ml Blut abnehmen, sofort in Heparinröhrchen geben, mischen, zentrifugieren, 2 ml Plasma abpipettieren, sofort tieffrieren.
Alternativ: Patient zur Blutentnahme ins Labor schicken.

Bitte beachten: Die Katecholaminwerte im Plasma zeigen starke Schwankungen. Deshalb sollte die Blutentnahme am liegenden Patienten vorgenommen werden (vorher 30 Min. Bettruhe!)

NW Adrenalin   unter 110 pg/ml
      Noradrenalin   unter 522 pg/ml
      Dopamin   unter 30 pg/ml

Anl. siehe Anlage 15 „Katecholamine und deren Metaboliten"

24-Std.-Urin sammeln (Sammelgefäß mit 10 ml 25%iger Salzsäure). Gesamturinmenge angeben. 20 ml vom Sammelurin einsenden.

Bitte beachten: Vor und während der Urinsammlung soll die Aufnahme folgender Stoffe vermieden werden:
1) Kaffee, schwarzer Tee, Bananen, Käse (2 Tage)
2) Medikamente: Phenothiazine, Theophyllin, Tetrazykline, Ampicilin, Erythromycin, chininhaltige Präparate (8 Tage, wenn klinisch möglich)

Anm.: Als erster diagnostischer Schritt ist die Bestimmung der Vanillinmandelsäure zu empfehlen.

NW

Adrenalin	unter 2 J.	unter 3 μg/die	
	2- 8 J.	unter 6 μg/die	
	9-16 J.	unter 10 μg/die	
	über 16 J.	unter 20 μg/die	
Noradrenalin	unter 2 J.	unter 34 μg/die	
	2- 8 J.	unter 56 μg/die	
	9-16 J.	unter 72 μg/die	
	über 16 J.	unter 80 μg/die	
Dopamin	unter 1 J.	unter 85 μg/die	
	1-2 J.	unter 140 μg/die	
	3-4 J.	unter 260 μg/die	
	über 4 J.	unter 450 μg/die	

Metanephrine:
  Metanephrin   unter 297 μg/l
  Normetanephrin   unter 354 μg/l

Vanillinmandelsäure   unter 8,00 mg/die

Anl.   siehe Anlage 15 „Katecholamine und deren Metaboliten"

K

Kell (K/k)-Faktoren

10 ml Vollblut

Die Bestimmung der Kell-Faktoren kann im Rahmen der Blutgruppenbestimmung erforderlich sein, vor allem wenn Antikörper gegen Kell nachgewiesen wurden (Bluttransfusion; Mutterschaftsvorsorge)

17-Ketosteroide

17-Ketosteroide sind Abbauprodukte von Steroiden, die beim Mann zu 50% aus der Nebennierenrinde und zu 50% aus den Keimdrüsen stammen. Bei der Frau stammen über 90% aus der NNR und weniger als 10% aus den Keimdrüsen.

24-Std.-Urin sammeln (Sammelgefäß mit 10 ml 25%iger Salzsäure). Gesamturinmenge angeben. 20 ml vom Sammelurin einsenden.

NW	Ki. unter 1 J.	unter 1,0 mg/die		M	5,0-23,0 mg/die
	1- 6 J.	unter 2,0 mg/die		F	6,0-16,0 mg/die
	7-10 J.	1,0- 4,0 mg/die			
	11-15 J.	3,0-10,0 mg/die			

♠ NNR-Tumoren
  Adrenogenitales Syndrom

Komplement C1q

Teil des Komplementsystems

1 ml Serum

NW 13-32 mg/dl

⬇ Lymphoproliferative Erkrankungen
  Abwehrschwäche
  Urticaria-Vaskulitis

Anl. siehe Anlage 6 „Komplement"

Komplement C3

Fördert die Phagozytose und erhöht die Gefäßpermeabilität

1 ml Serum

NW 85,0 - 193 mg/dl

↑ Bakterielle Infektionen

↓ Abwehrschwäche
Glomerulonephritis
Leberzellschaden
Lupus erythematodes (LE)
Polyarthritis rheumatica

Anl. siehe Anlage 6 „Komplement"

K

Komplement C4

Fördert die Phagozytose

1 ml Serum

NW 12 - 36 mg/dl

↑ Bakterielle Infektionen

↓ Hereditäres angioneurotisches Ödem (HANE) = Quincke-Ödem
(C1-Esterase-Inhibitor ebenfalls niedrig)
Hereditärer C4-Mangel (gehäuft mit LE verbunden!)
Glomerulonephritis
Lupus erythematodes (LE)
Alpha-1-Antitrypsinmangel
Vaskulitis
Leberzellschaden
Polyarthritis rheumatica

Anl. siehe Anlage 6 „Komplement"

Kreatinin

1) im Serum

2 ml Serum

NW					
	Sgl. unter 1 J.	0,30-1,10 mg/dl		M	0,84-1,36 mg/dl
	Ki. 1- 6 J.	0,20-0,50 mg/dl		F	0,66-1,17 mg/dl
	Ki. 7-14 J.	0,30-0,80 mg/dl			
	Ki. 15-16 J.	0,50-1,10 mg/dl			

♠ Niereninsuffizienz
Akuter Muskelzerfall, z.B. Quetschungen
Potentiell nephrotoxische Pharmaka

♦ Schwangerschaft

Anl. siehe Anlage 12 „Präoperative Laboruntersuchungen"

2) im Urin

24-Std.-Urin sammeln (Sammelgefäß ohne Salzsäure). Gesamturin-menge angeben. 20 ml vom Sammelurin einsenden.

NW 1,0-2,0 g/die

3) Kreatinin-Clearance

Zur Berechnung der Kreatinin-Clearance sind erforderlich:
- 2 ml Serum
- 20 ml vom 24-Std.-Sammelurin (Gesamtmenge angeben)
- Körpergröße in cm und Gewicht in kg (zur Berechnung der Körperoberfläche in m^2)

Anm.: Wird Größe und Gewicht nicht angegeben, erfolgt die Berechnung für eine angenommene Körperoberfläche von 1,73 m^2 (entspricht z.B. einer Körpergröße von 170 cm und einem Gewicht von 61 kg)

NW

		ml/min		
Ki. 1- 2 Mo.		54- 76		
3-12 Mo.		64-108		
1-16 J.		120-145		

		ml/min		ml/min
16-29 J.	M	94-140	F	72-110
30-39 J.		85-137		71-121
40-49 J.		76-120		50-102
50-59 J.		67-109		50- 98
60-69 J.		54- 98		45- 75
70-79 J.		49- 79		37- 61
80-89 J.		30- 60		27- 55
90-99 J.		26- 44		26- 42

♦ Nierenerkrankungen

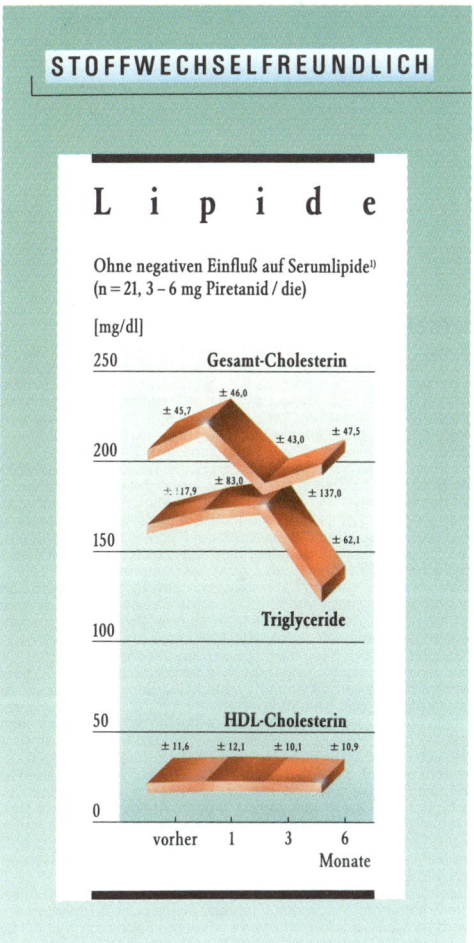

STOFFWECHSELFREUNDLICH

L i p i d e

Ohne negativen Einfluß auf Serumlipide[1]
(n = 21, 3 – 6 mg Piretanid / die)

[mg/dl]

Gesamt-Cholesterin

Triglyceride

HDL-Cholesterin

vorher   1   3   6
Monate

[1] *Tartagni, F. et al.:*
Curr. Ther. Res. 39 (1986), 1004–1010

Arelix mite, Arelix, Arelix RR

Zusammensetzung: 1 Tablette Arelix mite enthält 3 mg Piretanid. 1 Tablette Arelix enthält 6 mg Piretanid. 1 Retardkapsel Arelix RR enthält 6 mg Piretanid. *Indikationen:* Bei Herzinsuffizienz zur Herzentlastung; kardiale, renale, hepatogene Ödeme. Leichte bis mittelschwere Hypertonie; bei schwerer Hypertonie in Kombination mit anderen nicht diuretisch wirkenden Antihypertonika. *Kontraindikationen:* Schweres Nierenversagen (Anurie); Hypokaliämie, Hyponatriämie, Hypovolämie, Hypotonie; hepatisches Koma oder Präkoma; Überempfindlichkeit gegen Piretanid bzw. Sulfonamide; 1. Trimenon der Schwangerschaft, Erfahrungen in späteren Phasen liegen nicht vor; Stillzeit; Kinder. *Nebenwirkungen:* Selten gastrointestinale Beschwerden. Nach langdauernder hochdosierter Therapie in Einzelfällen Störungen des Elektrolyt- und Flüssigkeitshaushaltes mit Kreislaufstörungen und erhöhter Gerinnungsneigung des Blutes möglich. Ein anderweitig bedingter Kaliummangel kann verstärkt werden, bei zu stark eingeschränkter Kochsalzzufuhr kann ein Natriummangel auftreten. Die Calciumausscheidung kann erhöht werden. In Einzelfällen Verschlechterung einer diabetischen Stoffwechsellage oder einer bestehenden metabolischen Alkalose sowie Anstieg von Kreatinin, Harnstoff, Harnsäure im Serum. Selten allergische Reaktionen wie Hautausschläge oder Lichtüberempfindlichkeit, in Einzelfällen wurde eine Thrombocytopenie beobachtet. Bei gestörter Blasenentleerung oder Prostatahypertrophie Symptomverstärkung möglich. Die Fähigkeit zur aktiven Teilnahme am Straßenverkehr oder zum Bedienen von Maschinen kann beeinträchtigt werden. *Wechselwirkungen:* Die nierenschädigende Wirkung von nephrotoxischen Antibiotika sowie die gehörschädigende Wirkung von ototoxischen Antibiotika kann eventuell verstärkt werden. Bei Gabe von herzwirksamen Glykosiden ist zu beachten, daß Kaliummangel die Empfindlichkeit des Herzmuskels gegenüber Digitalis erhöht. Die Wirkung blutdrucksenkender Mittel kann verstärkt, die Wirkung harnsäuresenkender sowie blutzuckersenkender Medikamente vermindert werden. Die Wirkung von Arelix mite/Arelix kann durch nichtsteroidale Antiphlogistika (z. B. Indometacin) abgeschwächt werden. Bezüglich weiterer Wechselwirkungen siehe Fachinformation. *Dosierung und Anwendungsweise:* Ödeme: In der Anfangsphase erhalten Erwachsene im allgemeinen 1 x täglich 1 – 2 Arelix mite oder 1 Tablette Arelix. Die weitere Dosierung richtet sich nach dem Ansprechen des Patienten und liegt meist bei 1 Tablette Arelix mite oder 1 Tablette Arelix pro Tag. Für die Dauerbehandlung älterer und empfindlicher Patienten reicht oft 1 Tablette Arelix mite pro Tag aus. Hypertonie: Bei leichter bis mittelschwerer Hypertonie empfiehlt es sich, die Behandlung mit täglich 2 x 1 Tablette Arelix oder 2 x 2 Tabletten Arelix mite einzuleiten. Nach 2 – 4 Wochen sollte die Dosierung, je nach Ansprechen des Patienten, auf die Erhaltungsdosis, meist 1 Tablette Arelix oder 2 Tabletten Arelix mite pro Tag reduziert werden. *Weitere Informationen* enthält die Fachinformation. *Handelsformen und Preise: Arelix mite* 20 Tabletten (N1) DM 9,99; 50 Tabletten (N2) DM 21,75; 100 Tabletten (N3) DM 39,11; Krankenhauspackung. *Arelix* 20 Tabletten (N1) DM 19,10; 50 Tabletten (N2) DM 41,50; 100 Tabletten (N3) DM 74,68; Krankenhauspackung. *Arelix RR* 20 Retardkapseln (N1) DM 19,10; 50 Retardkapseln (N2) DM 41,50; 100 Retardkapseln (N3) DM 74,68; Krankenhauspackung. Stand bei Drucklegung.

Cassella-Riedel Pharma GmbH
6000 Frankfurt (Main) 60

Kreuzprobe

Serologische Verträglichkeitsprobe

Die Kreuzprobe ist die unerläßlich notwendige letzte Sicherung der Verträglichkeit vor jeder Bluttransfusion.

5 ml Empfänger-Vollblut
5 ml Spender-Vollblut

Wenn möglich, sollte die Kreuzprobe mit einer zweiten, unabhängig von der zur Blutgruppenbestimmung gewonnenen Patientenblutprobe durchgeführt werden.

Anm.: Die Identität der zu untersuchenden Patientenblutprobe ist zu sichern: das Probengefäß muß vor Abfüllung des Blutes mit Patientennamen, Vornamen und Geburtsdatum beschriftet sein.
Begleitpapiere müssen vom einsendenden Arzt unterschrieben sein, der damit die Identität der Blutprobe bestätigt.

Kryoglobuline

Kryoglobuline sind Immunglobuline, die sich bei Temperaturen unter 37 Grad reversibel aneinander binden und aggregieren.
Anm.: Kälteagglutinine sind im Gegensatz dazu Antikörper, die sich an die Erythrozyten binden.

10 ml Blut bei 37 Grad gerinnen lassen (Brutschrank oder Wasserbad), warm zentrifugieren, Serum abpipettieren, Blutkuchen und Serum getrennt einsenden.

NW unter 1 %

♦ Kryoglobuline werden gefunden bei:
Glomerulonephritis (in 12% der Fälle)
LE (in ca. 50% der Fälle)
Plasmozytom
Mononukleose, Zytomegalie

Bei Kälteexposition folgende Symptome:
Zyanose, Gliederstarre, Raynaud-Phänomen, Hautblutungen, Nekrosen, Gangrän

Kupfer

1) im Serum

2 ml Serum

NW 65,0-165 μg/dl

↑ Akute und chron. Entzündungen
Malignome
Antikonzeptiva
Gravidität
Cholostase

↓ M. Wilson *)
Menkes-Syndrom **)
Familiäre benigne Hypocuprämie (sehr selten)

2) im Urin

24-Std.-Urin sammeln (Sammelgefäß mit 10 ml 25 %iger Salzsäure). Gesamturinmenge angeben. 20 ml vom Sammelurin einsenden.

NW 10,0-60,0 μg/die

↑ M. Wilson *)

) *M. Wilson: Extrapyramidale Symptome (Tremor, Rigor, Ataxie, Kontrakturen, Salbengesicht), Kayser-Fleischer Kornealring, Leberzirrhose, graubraune Hautpigmentierung*

**) *Menkes-Syndrom: Degenerative Veränderungen im ZNS, krauses Haar mit stählerner Verfärbung*

Lactat

2 ml Blut aus ungestauter Vene abnehmen und in EDTA-Fluoridröhrchen geben, mischen, sofort zentrifugieren, Plasma abpipettieren und einsenden; vermerken, daß das eingesandte Material Fluorid und EDTA enthält.

NW 0,63-2,44 mmol/l

↑ Diabetes mellitus unter Biguanidbehandlung *(plötzlich auftretende gastrointestinale Beschwerden und Somnolenz, Werte bis 15-20 mmol/l, Letalitätsrate ca. 50 %!)*
Verminderte Gewebsdurchblutung, z.B. bei Herz-Kreislauf-Versagen, Schock, starker Anämie
Hyperventilation, z.B. bei Intensivpatienten oder ZNS-Erkrankungen
Körperliche Aktivität, z.B. bei Hochleistungssportlern (Werte bis 10-23 mmol/l)
Stoffwechselanomalien (Enzymdefekte)

Lamblia intestinalis (Giardia intestinalis)

Material: im Einsendegefäß befindliches Löffelchen mit Stuhl füllen und einsenden

Symptome: Übelkeit, wäßrige Durchfälle
Infektion erfolgt durch peroral aufgenommene Zysten in kontaminierten Lebensmitteln.

LAP (Leucin-Arylamidase; Leucin-Amidopeptidase)

1 ml Serum

NW 11,0-35,0 U/l

♠ Verschlußikterus (alk. Phosphatase ebenfalls erhöht)
Cholangitis (alk. Phosphatase ebenfalls erhöht)
Akute Virushepatitis (Transaminasen stark erhöht)
Alkoholische Fettleber (Gamma-GT deutlich, alk. Phosphatase mäßig erhöht)

Anm.: Bei Knochenerkrankung LAP meist normal, alk. Phosphatase deutlich erhöht

L

LDH (Lactat-Dehydrogenase)

1 ml Serum

Anm.: Hämolyse verursacht höhere Werte! (LDH-Konzentration in den Erythrozyten 360-fach höher als im Plasma!)

NW	Ki. unter 1 Mo.	150-785 U/l
	1- 6 Mo.	160-437 U/l
	7-12 Mo.	145-365 U/l
	1- 2 J.	86-305 U/l
	3-16 J.	100-290 U/l
	Erw.	120-240 U/l

LDH/HBDH-Quotient 1,38-1,64

♠ Herzinfarkt (Quotient LDH/HBDH unter 1,30)
Hämolytische Anämie (Quotient LDH/HBDH unter 1,30)
Lungenembolie (Quotient LDH/HBDH im Normbereich)
Leberparenchymschaden (Quotient LDH/HBDH über 1,64)
Malignome (kein Suchtest!, für Verlaufskontrolle geeignet)

LDL-Cholesterin

1 ml Serum

NW unter 150 mg/dl

Folgende Laboruntersuchungen zur Erkennung einer Fettstoff-
wechselstörung können durchgeführt werden:
Cholesterin gesamt, HDL-Cholesterin, LDL-Cholesterin, Triglyceride,
Apolipoprotein A-I, Apolipoprotein B, Lipid-Elektrophorese

Indikationen zur Durchführung der vorgenannten Parameter:
1) Früherkennung eines Arteriosklerose-Risikos
2) Risikoabschätzung bei Patienten, bei denen Gefäßerkrankungen
   in der Verwandtschaft vorliegen
3) Risikoabschätzung bei Patienten mit koronarer Verschlußkrankheit, zerebraler oder peripherer Durchblutungsstörung
4) Patienten mit Xanthomen, Xanthelasmen, Arcus lipoides corneae
5) Patienten mit Nierenerkrankungen, Diabetes mellitus, Hyperurikämie, Hypertonie, Adipositas, starke Raucher
6) Kontrolle bei Therapie mit lipidsenkenden Medikamenten
   und/oder entsprechender Diät
7) Patienten, bei denen eine Langzeitbehandlung mit hormonellen
   Antikonzeptiva, Corticosteroiden, Diuretika und β-Blockern
   durchgeführt wird

	kein Risiko mg/dl	Risiko fragl. mg/dl	Risiko ja mg/dl
Cholesterin ges.	unter 200	200-300	über 300
Triglyceride	unter 150	150-200	über 200
HDL-Cholesterin	über 55	55-35	unter 35
Apolipoprotein A-I	über 95	–	bis 95
LDL-Cholesterin	unter 150	150-190	über 190
Apolipoprotein B	bis 111	–	über 111

Anl. siehe Anlage 18 „Fettstoffwechselstörung"

Legionella-Antikörper

2 ml Serum

Die Befundinterpretation erfolgt in der Regel durch das den Test
ausführende Labor.

Legionärskrankheit
Klinik: Grippeähnliche Symptome, Pneumonie, evtl. ZNS-Symptome
Erreger: Legionellen, meist L. pneumophila (14 Serotypen), weniger häufig andere
Legionellen (L. micdadei, L. bozemanii, L. dumoffii, L. gormanii, L. jordanis, L. longbeachae,
L. hackeliae)
Infektion aerogen: Klimaanlagen, Warmwasserspeicher; feuchte Böden
Inkubationszeit 2-10 Tage

Leptospirose-Antikörper

2 ml Serum

Die Befundinterpretation erfolgt in der Regel durch das den Test
ausführende Labor.

L

Humanmedizinisch bedeutsame Leptospiren:

Erreger	Wirt	Krankheit
L. icterohaemorrhagiae	Ratte	M. Weil
L. grippotyphosa	Maus	Feldfieber
L. canicola	Hund	Canicola-Fieber
L. bataviae	Zwergmaus	Reisfeldfieber
L. pomona	Schwein	Schweinehüterkrankheit

Zweiphasiger Krankheitsverlauf:
1. Phase: hohes Fieber, Muskelschmerzen (3-6 Tage)
2. Phase: nach Fieberabfall erneutes Fieber mit Organmanifestation: z.B. Hepatitis,
Nephritis, Meningitis.
Inkubationszeit 1-2 Wochen

LE-Test

1 ml Serum

siehe ANA als Screeningtest für Kollagenosen S. 16

siehe DNS-Doppelstrang-AK S. 59

Anl. siehe Anlage 5 „Kollagenosen"

Leukozytenzahl im Blut

4 ml Blut abnehmen, sofort in EDTA-Röhrchen geben, mischen (nicht schütteln), ohne weitere Behandlung einsenden.

NW

Ngb. i. d. ersten Tagen	9000-30 000/μl
Ki. unter 1 Mo.	5000-20 000/μl
1 Mo.- 3 J.	5500-18 000/μl
4- 7 J.	5500-15 500/μl
8-13 J.	4500-13 500/μl
14-16 J.	4000-10 000/μl
Erw.	4000- 9 000/μl

⬆ Infekte
Nach schwerer körperlicher Belastung
Nach dem Essen
Gravidität, Menstruation
Endokrine Störungen
Zentralnervös bedingte Leukozytose
Allergien
Schockzustände
Herzinfarkt
Posthämorrhagische Leukozytose
Tumoren
Urämie
Leukämie

⬇ Typhus, Paratyphus, M. Bang, Miliartuberkulose, Sepsis
Viruserkrankungen, z.B. Grippe, Masern, Röteln, Poliomyelitis,
    Psittakose
Kollagenosen
Lymphogranulomatose
Chemische Stoffe, wie Benzol, Sulfonamide, Zytostatika,
    Thyreostatika, Antikonvulsiva
Panmyelopathien
Agranulozytose

Leukozyten im Gelenkpunktat

1 ml Punktat

NW bis 180/cmm

	Leukozytenzahl		
Nicht entzündlicher Reizerguß	bis	800	
Wenig entzündlicher Reizerguß	bis	2000	
Arthritis	6000 - 40 000		u. mehr
Polyarthritis	über	6000	
Traumatisch	bis	2000	

LH (Luteinisierendes Hormon)
FSH (Follikelstimulierendes Hormon)

Hypophysenhormone

1 ml Serum

I Männer	FSH (mU/ml)	LH (mU/ml)
NW vor der Geschlechtsreife	0,3- 3,9	unter 0,9
nach der Geschlechtsreife	1,0-14,0	1,5 - 9,2

🔺 Hypogonadismus, testikulär bedingt
(Testosteronwert niedrig)

🔻 Hypogonadismus, hypophysär bzw. hypothalamisch
(Testosteronwert niedrig)

Anm.: erhöhtes FSH bei Azoospermie spricht für eine primäre Störung der Spermiogenese. FSH im Normbereich bei Azoospermie spricht für einen Verschluß der ableitenden Samenwege.

II Frauen	FSH (mU/ml)	LH (mU/ml)
NW vor der Geschlechtsreife	0,3- 3,9	unter 0,9
nach der Geschlechtsreife		
Follikelphase	3,0- 12,0	1,8 -13,4
Ovulation	8,0- 22,0	15,6 -78,9
Lutealphase	2,0- 12,0	0,7 -19,4
Menopause	35,0-150	10,8-61,4

🔺 Prim. Ovarialinsuffizienz
Turner-Syndrom (prim. Amenorrhöe, Kleinwuchs, infantiles Genitale)
Gonadendysgenesie mit Gefahr der malignen Entartung
Climakterium praecox
Zustand nach Zytostatikatherapie bzw. Radiatio

🔻 Sek. Ovarialinsuffizienz
Hypophysen-Hypothalamus-Schädigung durch Tumor oder Trauma
Anorexia nervosa

Anm.: siehe auch Östradiol (S. 136) und Progesteron (S. 146)

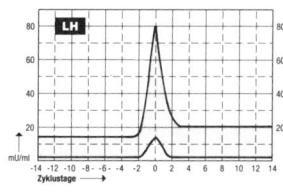

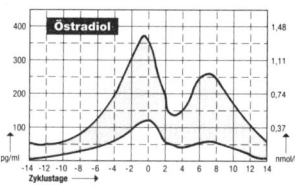

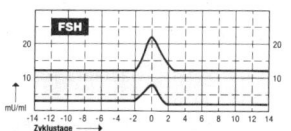

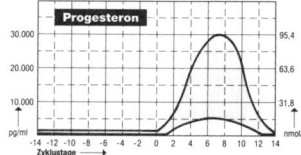

LH-RH-Test

LH-RH = Luteinizing hormone releasing hormone

Folgeuntersuchung bei niedrigen LH- und FSH-Werten

Durchführung: Sexualhormone ca. 3 Wochen vor dem Test absetzen.
1. Blutentnahme vor Injektion
   100 μg LH-RH i.v. (bei Kindern 25 μg)
2. Blutentnahme 25 Min. nach Injektion
3. Blutentnahme 45 Min. nach Injektion
(Beipackzettel zum Präparat beachten!)

jeweils 2 ml Serum (Röhrchen genau beschriften!)

NW LH-Anstieg auf das 2-8-fache des Basalwertes, mindestens um 5,5 mU/ml
FSH-Anstieg auf das 2-3-fache des Basalwertes

Bewertung:
primäre Gonadeninsuffizienz: überschießender LH- u. FSH-Anstieg
sekundärer Hypogonadismus (Hypophyseninsuffizienz): geringer bzw. kein Anstieg von LH und FSH

Lipase

Pankreas-Enzym

1 ml Serum

NW unter 190 U/l

♠ Akute Pankreatitis
Schub einer chron. Pankreatitis
Obstruktive chron. Pankreatitis
Niereninsuffizienz mit Kreatininwerten über 3,0 mg/dl

Anm.: Ergänzende Untersuchung: Alpha-Amylase s.S. 15

Lipidelektrophorese

Cholesterin und Triglyceride werden zusätzlich bestimmt

2 ml Serum (12-Std. Nahrungskarenz vor Blutentnahme einhalten)

Folgende Laboruntersuchungen zur Erkennung einer Fettstoffwechselstörung können durchgeführt werden:
Cholesterin gesamt, HDL-Cholesterin, LDL-Cholesterin, Triglyceride, Apolipoprotein A-I, Apolipoprotein B, Lipid-Elektrophorese

Indikationen zur Durchführung der vorgenannten Parameter:
1) Früherkennung eines Arteriosklerose-Risikos
2) Risikoabschätzung bei Patienten, bei denen Gefäßerkrankungen in der Verwandtschaft vorliegen

Fortsetzung siehe nächste Seite!

3) Risikoabschätzung bei Patienten mit koronarer Verschlußkrankheit, zerebraler oder peripherer Durchblutungsstörung
4) Patienten mit Xanthomen, Xanthelasmen, Arcus lipoides corneae
5) Patienten mit Nierenerkrankungen, Diabetes mellitus, Hyperurikämie, Hypertonie, Adipositas, starke Raucher
6) Kontrolle bei Therapie mit lipidsenkenden Medikamenten und/oder entsprechender Diät
7) Patienten, bei denen eine Langzeitbehandlung mit hormonellen Antikonzeptiva, Corticosteroiden, Diuretika und β-Blockern durchgeführt wird

Klassifikation von Dyslipoproteinämien nach Fredrickson:

Typ	Serumwerte				Arterioskleroserisiko
	Serum klar?/trüb?	Cholesterin	Triglyceride	vermehrte Fraktion	
I	Rahmschicht; darunter klar	←→-↑	↑↑↑	Chylomikronen	–
IIa	klar	↑↑↑	←→-↑	β-Lipoproteide	+++
IIb	klar bis leicht trüb	↑↑↑	↑	prä-β- und β-Lipoproteide	+++
III	trüb	↑↑	↑↑↑	β-Lipoproteide (breite Bande)	+++
IV	trüb	←→-↑	↑↑↑	prä-β-Lipoproteide	++
V	Rahmschicht; darunter trüb	↑↑	↑↑↑	prä-β-Lipoproteide und Chylomikronen	+

←→ nicht vermehrt; ↑ leicht vermehrt; ↑↑ vermehrt; ↑↑↑ stark vermehrt

Typ	Ursache der Hyperlipoproteinämie			
	genetisch (prim. Hyperlipoproteinämie)		andere (sek. Hyperlipoproteinämie)	
	Biochem. Defekt?	Häufigkeit	Krankheit	Medikamente
I	ja	sehr selten	Pankreatitis, Diabetes	
IIa	ja	ca. 10 %	Hypothyreose, Lebererkr., Nephrose, Myelom, ak. interm. Porphyrie	β-Rezeptorenblocker
IIb	ja	ca. 15 %		β-Rezeptorenblocker, Diuretika, Kortikosteroide
III	ja	unter 5 %	Diabetes, Hypothyreose, Lebererkrankung	
IV	unbekannt	ca. 70 %	ak. u. chron. Hepatitis, Alkoholismus, chron. Urämie, Diabetes, Nephrose, Gravidität, Adipositas	Diuretika, Östrogene, Kortikosteroide
V	unbekannt	unter 5 %	Diabetes, chron. Hepatitis, Alkoholismus, Hyperthyreose, Adipositas	Ovulationshemmer

Anl. siehe Anlage 18 „Fettstoffwechselstörung"

Lipoprotein-X (Lp-X)

Lp-X ist ein abnormes Lipoprotein, das nur bei Patienten mit Cholostase gefunden wird; Lp-X stellt einen Komplex zwischen Gallenlipiden und Apolipoproteinen dar.

1 ml Serum (12 Std. Nahrungskarenz vor Blutentnahme einhalten)

NW Lp-X wird bei klinisch gesunden Personen nicht gefunden.

♦ Cholostase

Liquor-Untersuchungen

1) Bakt. Untersuchung

a) Wichtig: Die Punktionsstelle gründlich desinfizieren, um eine Verunreinigung der Liquorprobe zu vermeiden.
b) Liquor möglichst schnell dem Labor zuleiten: bis zur Abholung im 37 Grad Brutschrank aufbewahren.

2) Liquorzellzahl

Akute Virusmeningitis	einige	100/μl
Eitrige Meningitis	einige	1000/μl
Tbc-Meningitis	einige	100/μl
Hirnabszeß	einige	100/μl

Anm.: Die Untersuchung auf Zellen muß spätestens 1 Std. nach der Punktion erfolgen, da die Leukozyten sehr schnell zerfallen!

3) Liquoreiweiß

NW 15,0-45,0 mg/dl

Bakt. Meningitis	bis 2000 mg/dl
Virusmeningitis	bis 100 mg/dl
Tbc-Meningitis	bis 500 mg/dl
Enzephalitis	bis 400 mg/dl
Kompressionssyndrom	bis 4000 mg/dl
Polyradikulitis	bis 2000 mg/dl

Fortsetzung siehe nächste Seite!

4) Albumin-Quotient

1 ml Serum
1 ml Liquor

Albumin in mg/dl im Serum
Albumin in mg/dl im Liquor

NW Ki. 1 Mo.- 6 Mo.   über 67
7 Mo.-40 J.   über 200
41 J. -60 J.   über 144
über   60 J.   über 125

↓ Raumfordernde Prozesse im Spinalkanal oder Hirn (Tumor,
Diskushernie)
Polyneuritis
Degenerative ZNS-Erkrankung
Meningitis

5) Liquorzucker

NW 45,0-70,0 mg/dl

↑ Poliomyelitis
Myelitis und Encephalomyelitis disseminata
Encephalitis epidemica

↓ Meningitis epidemica
Tbc-Meningitis

6) Liquorelektrophorese

NW	Präalbumin	3,9- 8,3 %
	Albumin	51,8-65,2 %
	Alpha-1-Globulin	3,1- 5,9 %
	Alpha-2-Globulin	3,2- 6,0 %
	Beta-Globulin	10,8-22,2 %
	Gamma-Globulin	7,1-11,9 %

Akut entzündl. Prozesse: Vermehrung der Alpha-Glob.
Chron. entzündl. Prozesse: Vermehrung der Gamma-Glob.

Anm.: Im ZNS gebildete Immunglobuline sind in der Regel nicht polyklonal, sondern
oligoklonal (oligoklonales Muster im Bereich der Gamma-Globulin-Fraktion)

7) Luesteste

TPHA, FTA-ABS, IgM-FTA-ABS, CMFT

Anm.: Die isolierte Untersuchung des Liquors ist bei Verdacht auf Neurosyphilis nicht ausreichend. Erforderlich ist die gleichzeitige Untersuchung von Liquor und Serum (vom
gleichen Tag).

Anl. siehe Anlage 4 „Lues-Diagnostik" unter III B

Listeriose

1) Erregernachweis:

Blut, Liquor, Fruchtwasser (Material in Kulturflasche)
Abstrich (Material in Transportmedium)
Stuhl (Personaluntersuchung bei Molkereiarbeitern etc.)

2) Antikörper

1 ml Serum

Beurteilung:
O-Titer ab 1:400 verdächtig; OH-Titer ab 1:200 verdächtig
– Kreuzreaktion mit Antikörper gegen grampositive Kokken möglich

Wichtige Hinweise:
– Die Widalreaktion kann in der Regel nur im Zusammenhang mit anderen labordiagnostischen Daten, dem klinischen Befund und der Anamnese beurteilt werden
– Wichtig für die Beurteilung der Widalreaktion ist der Titerverlauf. Anstiege um zwei oder mehr Titerstufen sprechen für eine frische Infektion
– Bei klinischem Verdacht auf eine akute Infektion ist der Erregernachweis vorrangig

Anm.: Embryopathie bei Infektion in der Schwangerschaft ist nicht auszuschließen. Bei Kontakt in der Schwangerschaft sofort Blut einsenden zur Feststellung der Immunitätslage.

Erreger: Listeria monocytogenes
Betroffener Personenkreis: Neugeborene, Patienten mit Abwehrschwäche
Klinik: grippeähnlich, Lymphadenitis colli, Meningoenzephalitis, Sepsis, Abortus, Fetopathie

Anl. siehe Anlage 9 „Mutterschaftsvorsorge"

Lithium

Psychopharmakon

Handelsnamen: Hypnorex, Lithium-Duriles, Quilonum

2 ml Serum

Therap. Bereich: 0,30–1,30 mmol/l

Zeitpunkt der Blutentnahme:
12 Std. nach der Abenddosis

Anl. siehe Anlage 20 „Medikamentenspiegel"

Lues-Suchtest (= TPHA)

1 ml Serum

Indikationen:
1) Verdacht auf Lues
2) Untersuchung im Rahmen der Mutterschaftsvorsorge
3) Untersuchung zur Aufenthaltsgenehmigung für Ausländer

Anl. siehe Anlage 4 „Lues-Diagnostik"
siehe Anlage 9 „Mutterschaftsvorsorge"
siehe Anlage 19 „Aufenthaltsgenehmigung"

Lues-Teste

2 ml Serum, ggf. 2 ml Liquor

TPHA, FTA-ABS, CMFT, ggf. IgM-FTA-ABS

Anl. siehe Anlage 4 „Lues-Diagnostik"

Lyme-Borreliose (= Erythema migrans Borreliose)-AK

1 ml Serum
1 ml Liquor (bei ZNS-Symptomen)

Die Untersuchung erfolgt auf IgG- und IgM-Antikörper.

IgG	IgM	Beurteilung von ELISA und IFT
∅	∅	– Kein Hinweis auf Lyme-Borreliose – Bei Erythema chron. migrans: trotz klin. Symptome IgM und IgG in ca. 60 % der Fälle negativ – Bei neurologischer Manifestation: in der 1. Krankheitswoche IgM und IgG in ca. 50 % der Fälle negativ – Kontrolle in 2 und 6 Wochen ist zu empfehlen
∅ od. ± od. +	+	– Hinweis auf Erythema chron. migrans bzw. frühes Stadium einer neurologischen Manifestation – Kein Hinweis auf Lyme-Arthritis oder Acrodermatitis chronica atrophicans – Kontrolle in 2 und 6 Wochen ist zu empfehlen
+	∅	– Ein Erythema chron. migrans ist bei der vorliegenden serologischen Konstellation nicht sehr wahrscheinlich, jedoch nicht sicher auszuschließen Hinweis auf ein späteres Stadium (ab 6. Woche) einer neuro-logischen Manifestation – Hinweis auf abgelaufene Infektion – Hinweis auf stille Feiung, z.B. bei Forstarbeitern – Hinweis auf Lyme-Arthritis oder Acrodermatitis chronica atrophicans – Bei neurologischer Manifestation: Einsendung von Liquor und Serum vom gleichen Tag ist angezeigt – Kontrolle in 2 und 6 Wochen ist zu empfehlen

∅ = Antikörper nicht nachgewiesen
+ = Antikörper nachgewiesen
± = grenzwertiger Befund

Bitte beachten: Kreuzreaktion mit Lues-AK und EBV-AK möglich! Deshalb wird bei grenz-wertigen oder positiven IgG-Befunden der TPHA-Test (Lues) durchgeführt und bei grenz-wertigen oder positiven IgM-Befunden auf EBV-AK (infektiöse Mononukleose) untersucht.

1) Erreger: Borrelia burgdorferi (Borrelien gehören zur Ordnung der Spirochäten, Familie Treponemen)
2) Überträger: Zecken (Ixodes ricinus)
3) Inkubationszeit 7 Tage bis 3 Monate (verschiedene Angaben in der Literatur)
4) Klinik:
   a) Primärstadium: Erythema chronicum migrans, Lymphknotenschwellung, Fieber, Kopfschmerzen
   b) Stadium II: nach Wochen bis Monaten neurologische Manifestation (Meningoradikulitis, Meningitis, Meningoenzephalitis) und Karditis
   c) Stadium III: nach Monaten oder Jahren: Acrodermatitis chronica atrophicans oder Lyme-Arthritis oder progressive Enzephalomyelitis
5) Serologische Diagnostik: 4-8 Wochen nach Infektion (und später) durch Nachweis von IgM- und IgG-Antikörpern
6) Therapie: antibiotisch

L

Lymphozytäre Choriomeningitis-Antikörper

1 ml Serum; 1 ml Liquor

Die Befundinterpretation erfolgt in der Regel durch das den Test
ausführende Labor.

Erreger: LCM-Virus
Klinik: aseptische Meningitis, Enzephalitis
Infektion: Kontakt mit Hamster oder Hausmaus; auch konnatale Infektion möglich
Inkubationszeit: 7-14 Tage

Lymphozytendifferenzierung

T- und B-Lymphozyten, T-Helfer- und T-Suppressorzellen

Material: Rücksprache mit dem ausführenden Labor erforderlich.

Indikationen: Angeborene und erworbene Immundefekte, Hypogammaglobulinämien, Leukämiedifferenzierung, Beurteilung der
zellulären Immunitätslage, insbesondere bei HIV-Infektionen.

NW alle Werte in %, bezogen auf die Gesamtlymphozyten

T-Lymphozyten	68-82 %
B-Lymphozyten	5-15 %
T-Helferzellen (CD4)	35-55 %
T-Suppressorzellen (CD8)	20-36 %

Quotient CD4/CD8 $\geq$ 1,0

➡ Ein verminderter Quotient ist ein Indikator für eine verminderte zellu-
läre Immunität mit erhöhter Infektanfälligkeit für bestimmte Virus-,
Pilz-, parasitäre und bakterielle Infektionen. Beim erworbenen
Immundefektsyndrom (AIDS) kommt es in der Folge z.B. zu einer
Häufung von Cytomegalie-, Pneumocystis carinii-, Toxoplasmose-,
Tbc- und atypischen Pilzinfektionen.

Magnesium

2 ml Serum

NW 0,65 - 1,10 mmol/l

⬆ Akute und chron. Niereninsuffizienz
Hohe Dosen von Antazida
M. Addison *)

Klin. Symptomatik einer schweren Hypermagnesiämie: Adynamie, Tachykardie, Hyporeflexie, Hypotonie, Atemdepression

⬇ Renale Verluste:
    nephrotoxische Medikamente
    forcierte Diurese
Postoperativ
Verbrennungen
Gastrointestinale Verluste (Diarrhöen)
Mangelhafte Magnesiumzufuhr in der Nahrung, z.B. bei Alkoholismus
Endokrinologische Ursachen:
    Hyperthyreose
    Hyper- oder Hypoparathyreoidismus
    Aldosteronismus
    Diabetes mellitus

Klin. Symptomatik einer schweren Hypomagnesiämie: Neuromuskuläre Übererregbarkeit, gastrointestinale und kardiale Beschwerden, Hypertonie

Anm.: Eine Hypomagnesiämie kann eine Hypokalzämie zur Folge haben.

*) M. Addison: Muskelschwäche, Abmagerung, bräunliche Pigmentierung der Haut und Schleimhäute, Anämie, Hypoglykämie; Na erniedrigt, K erhöht

Malaria

Erreger: Plasmodien
    Pl. vivax   *Malaria tertiana*
    Pl. malariae   *Malaria quartana*
    Pl. falciparum   *Malaria tropica*
Klinik: Fieberschübe, Schüttelfröste, Glieder- und Muskelschmerzen, intestinale Störungen
Infektion: durch Anophelesmücken; Endemiegebiete!
Inkubationszeit: Pl. vivax ca. 2 Wochen, Pl. malariae ca. 3 Wochen, Pl. falciparum 1-2 Wochen

1) Erregernachweis:

4 Blutausstriche und 2 „Dicke Tropfen" (Bluttropfen wird auf einem Objektträger nur etwa pfenniggroß ausgebreitet und gut trocknen gelassen)
Präparate unfixiert und ungefärbt möglichst umgehend einsenden.

2) Antikörpernachweis

1 ml Serum

Die Befundinterpretation erfolgt in der Regel durch das den Test ausführende Labor.

Anm.: Antikörper ca. 7 Tage nach Krankheitsbeginn nachweisbar.

Maliasin (Barbexaclon)

Antikonvulsivum
Wirkstoff: Phenobarbital

2 ml Serum

Therap. Bereich: 15,0-25,0 μg/ml (maximal 40,0 μg/ml)

Zeitpunkt der Blutentnahme: während des Dosierungsintervalls
(jedoch sollte bei Wiederholungsuntersuchungen immer der gleiche
Zeitpunkt in bezug auf die Medikamenteneinnahme gewählt werden).
Voraussetzung: Das Fließgleichgewicht (steady state) muß erreicht
sein (bei Erwachsenen und Jugendlichen 10-20 Tage, bei Kindern
und Säuglingen 8-15 Tage nach Behandlungsbeginn).

Anl. siehe Anlage 20 „Medikamentenspiegel"

Masern-Antikörper

1 ml Serum

ELISA		Beurteilung
IgG	IgM	
$\emptyset$	$\emptyset$	Kein Hinweis auf eine frische oder abgelaufene Infektion
$\emptyset$	$\pm$	Frische Infektion? Kontrolle in 1-2 Wochen
$\emptyset$ od. $\pm$ od. $+$	$+$	Frische Infektion
$\pm$	$\emptyset$	Bei Verdacht auf frische Infektion Kontrolle in 1-2 Wochen Abgelaufene Infektion? Ggf. auch Impftiter
$+$	$\emptyset$	Abgelaufene Infektion

$\emptyset$ = Antikörper nicht nachgewiesen
$+$ = Antikörper nachgewiesen
$\pm$ = grenzwertiger Befund

Bei Blutuntersuchung von Neugeborenen bitte beachten: Nachgewiesene IgG-Antikörper
sind wahrscheinlich diaplazentar von der Mutter übertragen, wenn im Neugeborenenblut
keine IgM-Antikörper gefunden werden. Es besteht somit kein Anhalt für eine prä- oder
perinatale Infektion.

Erreger: Masernvirus
Klinik· Prodromalstadium mit katarrhalischen Symptomen, Konjunktivitis, nach ca. 3 Tagen
Exanthem, nach ca. 7 Tagen lytische Entfieberung
Inkubationszeit: 10-12 Tage

Antikörpernachweis: IgM-Antikörper 2-3 Tage nach Exanthembeginn, IgG-Antikörper ca. 4 Tage nach Exanthembeginn bzw. nach
erfolgreicher Schutzimpfung

Anm.: Embryopathie bei Infektion in der Schwangerschaft ist nicht auszuschließen.
Bei Kontakt in der Schwangerschaft sofort Blut einsenden zur Feststellung der Immunitätslage.

Melanin

10 ml Urin

NW Beim Gesunden nicht nachweisbar

pos. Malignes Melanom

Metanephrine im Urin

Abbauprodukt von Adrenalin und Noradrenalin

24-Std.-Urin sammeln (Sammelgefäß mit 10 ml 25%iger Salzsäure).
Gesamturinmenge angeben. 20 ml vom Sammelurin einsenden.
Bitte beachten: 8 Tage vor und während der Urinsammlung soll die
Aufnahme folgender Stoffe vermieden werden:
1) Kaffee, schwarzer Tee, Bananen, Käse (2 Tage)
2) Medikamente: Phenothiazine, Theophyllin, Tetrazykline, Ampicillin,
   Erythromycin, chininhaltige Präparate (8 Tage, wenn klinisch
   möglich)

NW Metanephrin: unter 297 μg/l
      Normetanephrin: unter 354 μg/l

♠ Phäochromozytom
Ganglioneurom
Neuroblastom

Anl. siehe Anlage 15 „Katecholamine und deren Metaboliten"

M

Methämoglobin

4 ml Blut abnehmen, sofort in EDTA-Röhrchen geben, mischen (nicht
schütteln), ohne weitere Behandlung ins Labor einsenden.

NW unter 1 %

♠ Toxische Methämoglobinämie
Durch sog. Methämoglobinbildner wie Phenacetin, Sulfonamide, Chinin, PAS, Nitrite, Stick-
oxyde, Arsenwasserstoff, aromatische Nitro- und Aminoverbindungen, Chlorate, Bromate,
Schädlingsbekämpfungsmittel verursacht

Symptome: bei Werten über 10 % Cyanose, Polyglobulie
bei Werten über 40 % Übelkeit, Schwindel, Kopfschmerz, Atemnot
Antidot: Dimethylaminophenol (DMAP)

Methotrexat

Zytostatikum

2 ml Serum

Therap. Bereich:

Ein therapeutischer Bereich im üblichen Sinne kann nicht angegeben werden.

Zur Vermeidung schwerer toxischer Nebenwirkungen sollten bei hoher Dosierung (Infusionsdauer 4-6 Std.) folgende Richtwerte der Serumkonzentration beachtet werden:

24 Std. nach Beginn der Infusion: unter 10 μmol/l
48 Std. nach Beginn der Infusion: unter 0,5 μmol/l
72 Std. nach Beginn der Infusion: unter 0,05 μmol/l

Anm.: ggf. als Antidot Leucovorin!

Mikroalbumin im Urin

1 ml Urin

24-Std.-Urin (Sammelgefäß ohne Salzsäure). Gesamturinmenge angeben. 10 ml vom Sammelurin einsenden.

NW   unter 17,0 mg/l

↑   Glomerulonephritis, Herdnephritis
       Nephrose
       Pyelonephritis
       Diabetische Nephropathie

Mikrosomale Antikörper (MAK)

Schilddrüsen-Antikörper

1 ml Serum

NW   unter 50,0 U/ml

↑   Chron. Thyreoiditis Hashimoto *)
       Anm.: deutl. Erhöhung; Thyreoglobulin-AK deutlich erhöht
       M.Basedow
       Anm.: deutl. Erhöhung; Thyreoglobulin-AK mäßig erhöht
       Prim. Myxödem; Hypothyreose
       Anm.: mäßige Erhöhung; Thyreoglobulin-AK mäßig erhöht

       *) Hashimoto-Thyreoiditis:
       Meist schleichender Beginn, kein Fieber, keine lokalen Schmerzen, BSG deutlich erhöht.
       MAK und TAK deutlich erhöht, T3 und T4 initial etwas erhöht, später eher hypothyreot.
       Seltene Form: Riedel-Struma (invasiv-sklerosierende Thyreoiditis)

*Bei chronischer Herzinsuffizienz
und zur Ausschwemmung von Ödemen*

Arelix® mite · Arelix®

**Das Herz-Diuretikum,
das auch die Nieren schützt**

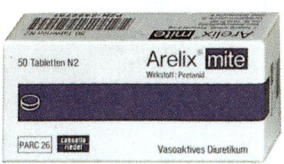 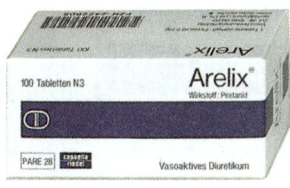

Dosierung:

       1 x 1 Arelix täglich

oder   *2 x 1 Arelix mite täglich*

*Bei vielen Patienten reicht in der Dauertherapie
die Hälfte: 1 x 1 Arelix mite täglich*

Bei Bluthochdruck
Diuretische Monotherapie

Arelix® RR

Retard-
Diuretikum

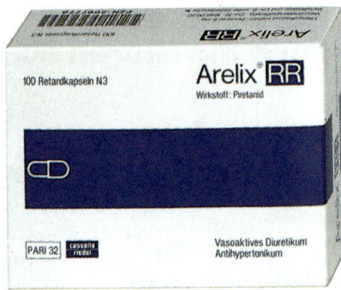

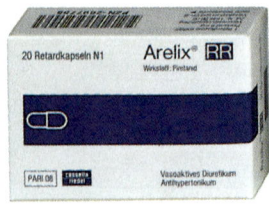

Dosierung:

Initial: 1–2 x 1 Arelix RR täglich

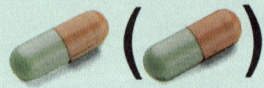

Dauertherapie:
1 x 1 Arelix RR täglich

Arelix, Arelix mite, Arelix RR

Zusammensetzung: 1 Tablette *Arelix mite* enthält 3 mg Piretanid. 1 Tablette *Arelix* enthält 6 mg Piretanid. 1 Retardkapsel *Arelix RR* enthält 6 mg Piretanid. *Indikationen:* Bei Herzinsuffizienz zur Herzentlastung; kardiale, renale, hepatogene Ödeme. Leichte bis mittelschwere Hypertonie; bei schwerer Hypertonie in Kombination mit anderen nicht diuretisch wirkenden Antihypertonika. *Kontraindikationen:* Schweres Nierenversagen (Anurie); Hypokaliämie, Hyponatriämie, Hypovolämie, Hypotonie; hepatisches Koma oder Präkoma; Überempfindlichkeit gegen Piretanid bzw. Sulfonamide; 1. Trimenon der Schwangerschaft, Erfahrungen in späteren Phasen liegen nicht vor; Stillzeit; Kinder. *Nebenwirkungen:* Selten gastrointestinale Beschwerden. Nach langdauernder hochdosierter Therapie in Einzelfällen Störungen des Elektrolyt- und Flüssigkeitshaushaltes mit Kreislaufstörungen und erhöhter Gerinnungsneigung des Blutes möglich. Ein anderweitig bedingter Kaliummangel kann verstärkt werden, bei zu stark eingeschränkter Kochsalzzufuhr kann ein Natriummangel auftreten. Die Calciumausscheidung kann erhöht werden. In Einzelfällen Verschlechterung einer diabetischen Stoffwechsellage oder einer bestehenden metabolischen Alkalose sowie Anstieg von Kreatinin, Harnstoff, Harnsäure im Serum. Selten allergische Reaktionen wie Hautausschläge oder Lichtüberempfindlichkeit, in Einzelfällen wurde eine Thrombocytopenie beobachtet. Bei gestörter Blasenentleerung oder Prostatahypertrophie Symptomverstärkung möglich. Die Fähigkeit zur aktiven Teilnahme am Straßenverkehr oder zum Bedienen von Maschinen kann beeinträchtigt werden. *Weitere Informationen* enthält die Fachinformation. *Handelsformen und Preise:* Arelix mite: 20 Tabletten (N1) DM 9,99; 50 Tabletten (N2) DM 21,75; 100 Tabletten (N3) DM 39,11; Krankenhauspackung. *Arelix:* 20 Tabletten (N1) DM 19,10; 50 Tabletten (N2) DM 41,50; 100 Tabletten (N3) DM 74,68; Krankenhauspackung. *Arelix RR:* 20 Retardkapseln (N1) DM 19,10; 50 Retardkapseln (N2) DM 41,50; 100 Retardkapseln (N3) DM 74,68; Krankenhauspackung. Stand bei Drucklegung.

Mitochondrien-Antikörper (AMA)

1 ml Serum

neg. Titer unter 1:20
Titer 1:20 = grenzwertig

pos. Titer über 1:20

♠ Prim. biliäre Zirrhose, hohe Titer *)
Chron. aggressive Hepatitis, niedrige Titer
Pseudo-LE-Syndrom

*) hohe diagnostische Sensitivität (über 95 % der Pat. mit prim. bil. Zirrhose sind positiv)
geringe diagnostische Spezifität (nur 10-13 % der AMA-pos. Pat. haben eine
prim. bil. Zirrhose)

Anl. siehe Anlage 5 „Kollagenosen"

Mononukleose-Antikörper

2 ml Serum

*Mononucleosis infectiosa = Pfeiffersches Drüsenfieber
= Monozytenangina*

*Betroffen werden vor allem Jugendliche und Kinder
Klinik: Fieber, Lymphknotenschwellung, Angina
Meningiale-hepatische-kardiale Verlaufsform möglich
Infektionsmodus: Tröpfcheninfektion
Erreger: Epstein-Barr-Virus
Inkubationszeit: 1-3 Wochen*

Anm.: Embryopathie bei Infektion in der Schwangerschaft ist nicht auszuschließen. Bei
Kontakt in der Schwangerschaft sofort Blut einsenden zur Feststellung der Immunitätslage.

M

1) EBV IgG- und IgM-Antikörper:

ELISA		
IgG	IgM	Beurteilung
∅	∅	Kein Hinweis auf eine frische oder abgelaufene Infektion
∅	±	Frische Infektion? Kontrolle in 1-2 Wochen
∅ od. ± od. +	+	Frische Infektion
±	∅	Bei Verdacht auf frische Infektion Kontrolle in 1-2 Wochen Abgelaufene Infektion?
+	∅	Abgelaufene Infektion

∅ = Antikörper nicht nachgewiesen
+ = Antikörper nachgewiesen
± = grenzwertiger Befund

2) Paul-Bunnell-Test:

Titer unter 1:16 = negativ
Titer   1:16 = grenzwertig
Titer über 1:16 = positiv

Anl. siehe Anlage 9 „Mutterschaftsvorsorge"

Mumps-Antikörper

1 ml Serum

Klinik: (meist) einseitige Parotitis, mitbetroffen können sein: Pankreas, Hoden, Ovar
Komplikation: Meningitis
Erreger: Mumps-Virus
Infektion durch direkten Kontakt (Speichel!)
Inkubationszeit ca. 3 Wochen

IgM-AK können 2-3 Tage, IgG-AK 3-6 Tage nach Krankheitsbeginn nachgewiesen werden; auch nach erfolgreicher Impfung werden IgG-Antikörper nachgewiesen.

Anm.: Embryopathie bei Infektion in der Schwangerschaft nicht auszuschließen. Bei Kontakt in der Schwangerschaft sofort Blut einsenden zur Feststellung der Immunitätslage.

ELISA		Beurteilung
IgG	IgM	
∅	∅	Kein Hinweis auf eine frische oder abgelaufene Infektion
∅	±	Frische Infektion? Kontrolle in 1 - 2 Wochen
∅ od. ± od. +	+	Frische Infektion
±	∅	Bei Verdacht auf frische Infektion Kontrolle in 1 - 2 Wochen Abgelaufene Infektion? Ggf. auch Impftiter
+	∅	Abgelaufene Infektion

∅ = Antikörper nicht nachgewiesen
+ = Antikörper nachgewiesen
± = grenzwertiger Befund

Bei Blutuntersuchung von Neugeborenen bitte beachten: Nachgewiesene IgG-Antikörper sind wahrscheinlich diaplazentar von der Mutter übertragen, wenn im Neugeborenenblut keine IgM-Antikörper gefunden werden. Es besteht somit kein Anhalt für eine prä- oder perinatale Infektion.

Anm.: Ein niedriger IgG-AK-Titer kann durch Kreuzreaktion mit Parainfluenzavirus bedingt sein.

Anl. siehe Anlage 9 „Mutterschaftsvorsorge"

Mutterschaftsvorsorge (serologische Untersuchungen)

10 ml Vollblut (für Blutgruppe)
3 ml Serum (für übrige Untersuchungen)

Bei jeder Schwangeren sollte zu einem möglichst frühen Zeitpunkt aus einer Blutprobe durchgeführt werden:
– TPHA als Luessuchreaktion
– Rötelntest
– ggf. ein HIV-Test
– Blutgruppe und der Rh-Faktor D
– Antikörpersuchtest

Ergänzende Untersuchung:
– HBsAg bei Schwangeren, die einem besonders gefährdeten Personenkreis angehören (siehe Anlage 9, Punkt 3).

Fakultative serol. Untersuchungen:
(über Vorsorge-Ü-Schein möglich) siehe Anl. 9, Punkt 4
– Zytomegalie (verläuft bei Erw. meist stumm, bei Kindern hohe Letalität) s.S. 195
– Toxoplasmose (bei verdächtigen Sympt. bei der Mutter; Katzenkontakt) s.S. 174
– Varizellen (bei Kontakt mit Erkrankten) s.S. 186
– Zoster (reaktivierte Varicella-Zoster-Inf.) s.S. 186
– Parvoviren-Ringelröteln (bei Kontakt mit Erkrankten)
– Herpes simplex; Herpes genitalis s.S. 92
– Masern (bei Kontakt mit Erkrankten) s.S. 126
– Mononukleose (bei Kontakt mit Erkrankten) s.S. 129
– Listeriose (grippeähnliche Symptome) s.S. 122
– Mumps (bei Kontakt mit Erkrankten) s.S. 130

M

Anl. siehe Anlage 9 „Mutterschaftsvorsorge"

Mykoplasmen

Mykoplasmen haben keine Zellwand, passieren bakteriendichte Filter, stehen zwischen Bakterien und Viren

1) Mycoplasma pneumoniae (Antikörper-Nachweis)

1 ml Serum

Die Befundinterpretation erfolgt in der Regel durch das den Test ausführende Labor.

Klinik: prim. atypische Pneumonie (schleichender Beginn, hohes Fieber, Kopfschmerzen, Bronchitis), Myo-, Pericarditis, vor allem bei resistenzgeminderten Personen
Infektionsmodus: Tröpfcheninfektion

2) Mycoplasma hominis (Erreger-Nachweis)

Genitalabstrich im Transportmedium

Klinik: Urethritis, Vaginitis, Zystitis
Infektionsmodus: wahrscheinlich durch Geschlechtsverkehr

Myoglobin

Hämoprotein, das in der quergestreiften Muskulatur gebildet wird (Skelett- und Herzmuskel)

1) im Serum

2 ml Serum

NW   unter 80,0 ng/ml

♠   Herzinfarkt (spätestens 2 Std. nach dem Infarktereignis signifikant erhöht)
Skelettmuskelbelastung (z.B. Sport)

Anm.: unspezifisch erhöht bei Lipämie, Rheuma

Anl.   siehe Anlage 17 „Myokardinfarkt-Diagnostik"

2) im Urin

NW   unter 20 ng/ml

♠   Herzinfarkt
Überbelastung der Skelettmuskulatur
Crush-Syndrom *)

*) Crush-Syndrom: durch Zerfall größerer Muskelmassen (Verletzungen) oder nach Verbrennungen auftretende akute Niereninsuffizienz, meist verbunden mit Leberparenchymnekrosen, bretthartte Muskelschwellungen, Schock

Myokarditis-Viren-Antikörper

2 ml Serum

siehe Coxsackie-Viren-Antikörper   S. 52
ECHO-Viren-Antikörper   S. 63
Influenza-Viren-Antikörper   S. 102
Mykoplasmen-Antikörper   S. 131
Q-Fieber-Antikörper   S. 151

Natrium

1) im Serum

1 ml Serum

NW 134-150 mmol/l

↑ Wasserverlust durch
- Erbrechen
- Durchfälle
- starkes Schwitzen (z.B. bei Fieber)
- Diabetes insipidus

Vermehrte Salzaufnahme
- Trinken von Seewasser
- therapeutisch durch Gabe großer Mengen von Bicarbonat

Verminderte renale Natriumausscheidung
- prim. Hyperaldosteronismus

Chronische Nierenerkrankung
- Nephritis
- Zystenniere

↓ Verdünnungseffekt bei
- Herzinsuffizienz (vermehrte Wasserretention in der Niere)
- Leberzirrhose; nephrotischem Syndrom
- Niereninsuffizienz (Oligurie) bei hoher Wasserzufuhr
- Adiuretinvermehrung
- schwerer Hyperglykämie
- iatrogen (Infusion hypotoner Lösungen)

Verlust von Natrium
- Erbrechen, Durchfall, Blutungen, Verbrennungen (wenn gleichzeitig eine adäquate Wasserzufuhr und Adiuretin-Sekretion erfolgt)
- Ascites; Pleuratranssudat
- Diuretika
- NNR-Insuffizienz (M. Addison)

Anl. siehe Anlage 12 „Präoperative Laboruntersuchungen"

2) im Urin

24-Std.-Urin sammeln (Sammelgefäß ohne Salzsäure). Gesamturinmenge angeben. 20 ml vom Gesamturin einsenden.

NW 3,0-6,0 g/die

↑ Hohe Kochsalzzufuhr mit der Nahrung
Hypoaldosteronismus
Nephritis
Diuretikatherapie

↓ Geringe Kochsalzzufuhr
NNR-Überfunktion
Oligurie

N

Netilmicin

Aminoglykosid
Handelsname: Certomycin

2 ml Serum

Therap. Bereich: Maximum: 5,00-12,0 μg/ml
Minimum: unter 2,00 μg/ml

Zeitpunkt der Blutentnahme:
30 Min. nach Ende einer Infusion für maximalen Wert
Unmittelbar vor der nächsten Dosis für minimalen Wert

Anm.: Die erforderliche Serumkonzentration im therapeutischen Bereich ist abhängig von:
– der Art des Erregers
– Lokalisation des Infekts
– der Schwere der Infektion
– der Immunitätslage des Patienten

Noradrenalin

Noradrenalin entsteht aus Dopamin und wird weiter zu Adrenalin umgebaut. Es zählt zu den Katecholaminen.

1) im Plasma

Bitte beachten: Vor der Blutentnahme soll die Aufnahme folgender Stoffe vermieden werden:
1) Kaffee, schwarzer Tee, Bananen, Käse (2 Tage)
2) Medikamente: Phenothiazine, Theophyllin, Tetrazykline, Ampicilin, Erythromycin, chininhaltige Präparate (8 Tage, wenn klinisch möglich)

10 ml Blut abnehmen, sofort in Heparinröhrchen geben, mischen, zentrifugieren, <u>2 ml Plasma</u> abpipettieren, sofort tieffrieren, im Kühlbehälter (bitte anfordern) dem Abholdienst mitgeben.
<u>Alternativ:</u> Patient zur Blutentnahme ins Labor schicken

Bitte beachten: Die Katecholaminwerte im Plasma zeigen starke Schwankungen. Deshalb sollte die Blutentnahme am liegenden Patienten vorgenommen werden (vorher 30 Min. Bettruhe!).

NW   unter 522 pg/ml

2) im Urin

24-Std.-Urin sammeln (Sammelgefäß mit 10 ml 25%iger Salzsäure). Gesamturinmenge angeben. 20 ml vom Sammelurin einsenden.
Bitte beachten: Vor und während der Urinsammlung soll die Aufnahme folgender Stoffe vermieden werden:
1) Kaffee, schwarzer Tee, Bananen, Käse (2 Tage)
2) Medikamente: Phenothiazine, Theophyllin, Tetrazykline, Ampicillin, Erythromycin, chininhaltige Präparate (wenn klinisch möglich 8 Tage)

N

NW   Ki. unter 2 J.   unter 34,0 μg/die
              2- 8 J.   unter 56,0 μg/die
              9-16 J.   unter 72,0 μg/die
              über 16 J.   unter 80,0 μg/die

♠   Phäochromozytom

Anl.   siehe Anlage 15 „Katecholamine und deren Metaboliten"

NSE (Neuronspezifische Enolase)

Glykolytisches Enzym, lokalisiert in Neuronen, neuroendokrinem Gewebe und Tumoren neuroendokrinen Ursprungs

Tumormarker

1 ml Serum

NW   unter 12,5 ng/ml

♠   Kleinzelliges Bronchialkarzinom

Anm.: Ein weiterer wichtiger Tumormarker ist CEA

Anl.   siehe Anlage 1 „Tumormarker"

Östradiol

Follikel- und Gelbkörperhormon

1 ml Serum

NW

	pg/ml	nmol/l
Follikelphase	10-50	0,04-0,18
Ovulationsphase	50-375	0,18-1,38
4 Tg. vor dem LH-Gipfel	60-200	0,22-0,73
1 Tg. vor dem LH-Gipfel	120-375	0,44-1,38
2 Tg. nach dem LH-Gipfel	50-155	0,18-0,56
Lutealphase	15-260	0,06-0,95
6 Tg. nach LH-Gipfel	60-260	0,22-0,95
12 Tg. nach dem LH-Gipfel	15-115	0,06-0,42
Postmenopause	unter 14	unter 0,05
Männer	unter 44	unter 0,16

Indikationen:
Beurteilung der Ovarialfunktion
Verlaufskontrolle bei medikamentöser Ovulationsauslösung
Tumordiagnostik

⬆ östrogenproduzierende Tumoren (LH und FSH erniedrigt)

⬇ Primäre Ovarialinsuffizienz
Anovulatorischer Zyklus (subnormale Werte in der Follikelphase)
Corpus-luteum-Insuffizienz (der präovulatorische Wert ist niedrig, das 2. Maximum ist in der Lutealphase nicht vorhanden)

Anm.: siehe auch Progesteron S. 146 und LH/FSH S. 117

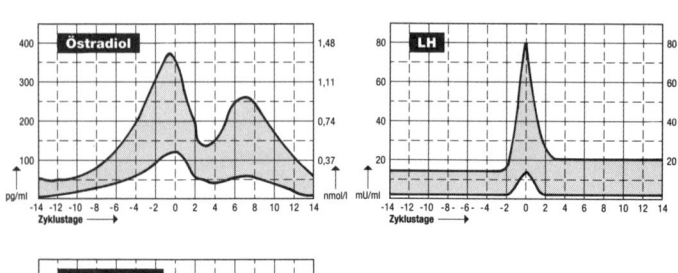

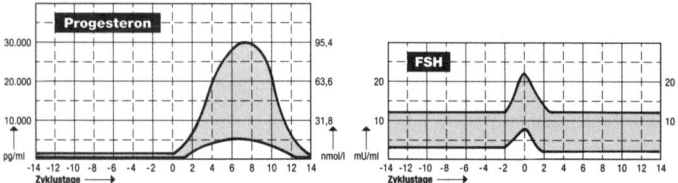

Östriol, freies

1 ml Serum
Schwangerschaftswoche angeben

NW	SSW	ng/ml	SSW	ng/ml	SSW	ng/ml
	28	2,6- 7,4	33	3,8-12,6	38	6,2-22,0
	29	2,8- 7,6	34	4,1-15,3	39	6,8-23,3
	30	3,0- 8,0	35	4,5-17,2	40	7,7-24,0
	31	3,2- 8,4	36	5,0-19,5	41	8,3-24,5
	32	3,5-10,0	37	5,7-21,0	42	8,5-24,5

Anm.: In der 2. Schwangerschaftshälfte ist das Östriol ein wichtiger Parameter sowohl für die Plazentafunktion als auch für die Situation des Feten allein.

↑ Zwillingsschwangerschaft, Niereninsuffizienz

↓ Plazentainsuffizienz
Intrauterine Wachstumsretardierung des Feten

Anm.: Ergänzende Untersuchung: HPL S. 96

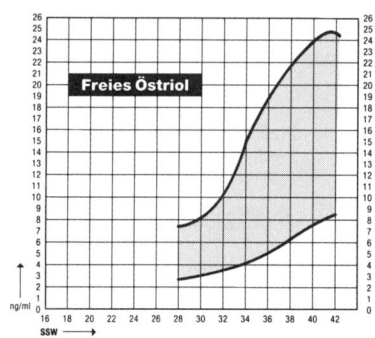

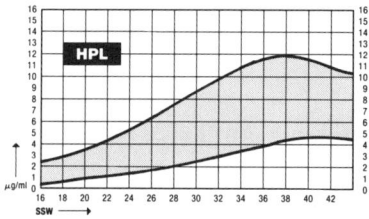

Ornithose- Antikörper

1 ml Serum

Die Befundinterpretation erfolgt in der Regel durch das den Test
ausführende Labor.

Ornithose:
Betroffen sind Personen, die Kontakt mit papageienartigen Vögeln haben
Klinik: grippale Verlaufsform (subfebrile Temperatur, Luftwegskatarrh)
pulmonale Verlaufsform (plötzlicher Beginn mit hohem Fieber, Bronchopneumonie)
Erreger: Chlamydia psittaci
Inkubationszeit: 10 Tage

Osmotische Resistenz

4 ml Blut abnehmen, sofort in Heparinröhrchen geben, mischen
(nicht schütteln!), ohne weitere Behandlung einschicken.

NW beginnende Hämolyse   0,46-0,42 % NaCl
vollständige Hämolyse   0,32-0,30 % NaCl

Kugelzellanämie:
verminderte Resistenz der Erythrozyten (d.h. beginnende Hämolyse
schon bei NaCl-Konzentrationen über 0,46 % und vollständige Hämolyse ebenfalls bei höheren Konzentrationen als 0,32 %)

Thalassaemia major:
erhöhte osmotische Resistenz (d.h. vollständige Hämolyse erst bei
niedrigeren NaCl-Konzentrationen als 0,30 %)

PAP (Prostataspezifische saure Phosphatase)

Sekret der Prostatadrüsenzellen

1 ml Serum

NW unter 4,30 ng/ml

↑ Metastasierendes Prostata-Ca.
Anm.: Durch die gleichzeitige Untersuchung von PAP und PSA (prostataspez. Antigen) wird
die diagnostische Sensitivität erhöht, wobei dem PSA eine größere diagnostische Bedeutung zukommt (PSA s. S. 149)

Parainfluenza-Viren-Antikörper

1 ml Serum

Die Befundinterpretation erfolgt in der Regel durch das den Test
ausführende Labor.

Bei Kindern Hauptursache des Croup; katarrhalische Entzündungen des Respirations-
traktes besonders bei Neugeborenen
Bei Erwachsenen katarrhalische Infekte
Inkubationszeit 2-6 Tage

Parathormon (PTH) C-terminal

Nebenschilddrüsenhormon
Die Epithelkörperchen sezernieren sowohl intaktes Hormon
(Polypeptidkette aus 84 Aminosäuren) als auch Fragmente davon.
Auch in der Blutbahn wird das intakte Hormon in verschiedene Frag-
mente gespalten. Der C-terminale Teil (Fragment 53-84) hat eine
höhere diagnostische Aussagekraft als der N-terminale Teil
(Fragment 1-34) und der mittel-regionale Teil (Fragment 44-68). Die
Konzentration des intakten Hormons ist extrem niedrig.

2 ml Serum

NW 0,40-1,40 ng/ml

↑ Prim. Hyperparathyreoidismus
– Nebenschilddrüsenhyperplasie
– Nebenschilddrüsenadenom
– Nebenschilddrüsenkarzinom
Sek. Hyperparathyreoidismus
– renal (Niereninsuffizienz)
– intestinal (Malabsorptionssyndrom)
Nierensteine

↓ Hypoparathyreoidismus
– autoimmun
– hereditär
– postoperativ (nach Schilddrüsenoperation)

Anm.: Beim Pseudohypoparathyreoidismus kann PTH sowohl normal als auch leicht erhöht sein.

Anl. siehe Anlage 13 „Nebenschilddrüse"

P

Paul-Bunnell-Test

Nach EBV-Infektion auftretende heterophile Antikörper können
durch Agglutination mit Schaferythrozyten nachgewiesen werden
(weniger spezifisch als EBV-ELISA)

1 ml Serum

Test bei Verdacht auf infektiöse Mononukleose (Pfeiffersches
Drüsenfieber, Monozytenangina)

neg. Titer unter 1:16
Titer 1:16 = grenzwertig

pos. Titer über 1:16

Ergänzende serologische Untersuchungen sind angezeigt (EBV-IgG und EBV-IgM)

Anm.: siehe auch Mononukleose-Antikörper S. 129

Pertussis-Antikörper

1 ml Serum

Klinik: katarrhalisches Stadium (1-2 Wochen)
Stadium convulsivum (3-6 Wochen)
Stadium des Abklingens mit Bronchitiszeichen (ca. 6 Wochen)
Erreger: Bordetella pertussis
Inkubationszeit: 1-2 Wochen

Beurteilung der IgA- und IgM-Antikörper (EIA):

negativ	kein Hinweis auf eine frische oder abgelaufene Infektion ggf. Kontrolle in 14 Tagen; evtl. 3. Untersuchung in 4 Wochen
grenzwertig	frische Erkrankung möglich Kontrolle in 14 Tagen
schach pos.	Verdacht auf frische Erkrankung Kontrolle in 14 Tagen
positiv	Hinweis auf frische Erkrankung ggf. Kontrolle in 14 Tagen

Beurteilung der IgG-Antikörper (EIA):

– Hohe IgG-Werte oder eine Zunahme von 20 IU innerhalb von 14 Tagen können auf eine frische Erkrankung hinweisen
– IgG-Antikörper werden auch bei gesunden Personen gefunden

Phenobarbital

Antikonvulsivum
Handelsnamen: Luminal, Phenaemal

2 ml Serum

Therap. Bereich: 15,0-25,0 μg/ml (maximal 40,0 μg/ml)

Zeitpunkt der Blutentnahme: während des Dosierungsintervalls (jedoch sollte bei Wiederholungsuntersuchungen immer der gleiche Zeitpunkt in bezug auf die Medikamenteneinnahme gewählt werden). Voraussetzung: Das Fließgleichgewicht (steady state) muß erreicht sein (bei Erwachsenen und Jugendlichen 10-20 Tage, bei Kindern und Säuglingen 8-15 Tage nach Behandlungsbeginn).

Anm.: Bei Primidonbehandlung wird im Serum neben Primidon auch dessen Metabolit Phenobarbital gefunden.

Anl. siehe Anlage 20 „Medikamentenspiegel"

Phenothiazine im Urin (qual.)

50 ml Urin

Toxikologischer Nachweis bei Vergiftungen

Phenytoin = Diphenylhydantoin

Antikonvulsivum
Handelsnamen: z.B. Phenhydan, Epanutin, Zentropil

2 ml Serum

Therap. Bereich: Ki. unter 3 Mo.   6,0-14,0 μg/ml
                Ki. 3 Mo.-16 J.   5,0-20,0 μg/ml
                Erw.   5,0-20,0 μg/ml

Zeitpunkt der Blutentnahme: während des Dosierungsintervalls (jedoch sollte bei Wiederholungsuntersuchungen immer der gleiche Zeitpunkt in bezug auf die Medikamenteneinnahme gewählt werden). Voraussetzung: Das Fließgleichgewicht (steady state) muß erreicht sein (bei Phenytoin sehr unterschiedlich: zwischen 8 und 50 Tagen nach Medikationsbeginn)

Anm.: Toxische Serumkonzentrationen können einen Anfall auslösen.

Anl.   siehe Anlage 20 „Medikamentenspiegel"

Phosphatase alkalisch, gesamt

Die alkalische Phosphatase ist kein einheitliches Enzym. Sie besteht aus einer Reihe von Isoenzymen.
Von Bedeutung sind: Leber-, Gallenwegs-, Knochen-, Darm-, Tumor- und Plazenta-AP

P

1 ml Serum

NW   Ki. unter   1 Mo.   unter 490 U/l
       1 Mo.-   1 J.   unter 700 U/l
           2-15 J.   unter 600 U/l
   Erw.   unter 170 U/l

Anm.: Bei Heranwachsenden werden die Erwachsenenwerte erst nach Abschluß des Knochen- und Bindegewebswachstums erreicht

♠   Cholostatische Lebererkrankungen
    Knochenerkrankungen
       M. Paget *)
       Rachitis
       Osteomalazie
       Hyperparathyreoidismus
       Osteosarkom
       Knochenmetastasen

*) M. Paget: chron. progrediente Knochendystrophie (u.a. Becken, Schädel), auch Spontanfrakturen

Phosphatase alkalisch, Isoenzyme

2 ml Serum; gewonnen aus Nüchternblut

Indikation: Untersuchung, wenn AP-gesamt erhöht ist

♠ Leber-Isoenzym
  Schädigung des Leberparenchyms
Gallengangs-Isoenzym
  Cholestase
Darm-Isoenzym
  Entzündliche Darmerkrankung
  Leberzirrhose
  Intrahepatische Cholestase
Knochen-Isoenzym
  Knochenmetastasen
  Osteomalazie
  M. Paget etc.
Plazenta-Isoenzym
  Physiologisch in der 2. Schwangerschaftshälfte
Tumor-Isoenzym
  Bronchial-Ca.
  Hypernephrom
  Gastrointestinale Tumoren

Phosphatase sauer, gesamt

Gemisch aus fünf Isoenzymen; sie stammen aus den Thrombozyten, Erythrozyten, Knochen, Zellen des RES und aus der Prostata

Geronnenes Vollblut zentrifugieren, 1 ml Serum abpipettieren und in ein $NaHSO_4$-Röhrchen geben (bitte anfordern).

NW M   unter 4,70 U/l   Ki. unter 14 J.   unter 20,0 U/l
       F   unter 3,70 U/l   15-16 J.   unter 14,0 U/l

♠ Prostata-Ca.; Prostatitis
Knochenerkrankungen:
  Metastasen (Prostata-Ca., Mamma-Ca.)
  Osteosarkom, multiples Myelom
  M. Paget *), Hyperparathyreoidismus, Osteogenesis imperfecta
Thrombose, Embolie, megaloblastische Anämie
M. Gaucher **)

*) M. Paget: chron. progrediente Knochendystrophie (u.a. Becken, Schädel), auch Spontanfrakturen
**) M. Gaucher: Speicherkrankheit mit Speicherung von Cerebrosiden; Hepatospleno-megalie, Hautpigmentierung, Osteoporose, Minderwuchs

Siehe auch prostataspez. saure Phosphatase (PAP) S. 138
und prostataspez. Antigen (PSA) S. 149

Phosphor anorganisch

1) im Serum

1 ml Serum

NW
Ki. unter 1 Mo.	1,60-3,10 mmol/l
Ki. 1-12 Mo.	1,60-2,60 mmol/l
Ki. 1-14 J.	1,30-2,10 mmol/l
Erw.	0,80-1,60 mmol/l

↑ Niereninsuffizienz
Hypoparathyreoidismus
Pseudohypoparathyreoidismus
Akromegalie
Knochentumoren
Knochenmetastasen

↓ Prim. Hyperparathyreoidismus
Intestinale Malabsorption
Vitamin-D-Mangelrachitis

2) im Urin

24-Std.-Urin sammeln (Sammelgefäß ohne Salzsäure). Gesamturinmenge angeben. 20 ml vom Sammelurin einsenden.

NW 0,50-1,40 g/die

↑ Prim. Hyperparathyreoidismus
Knochentumoren
Knochenmetastasen

↓ Niereninsuffizienz
Akromegalie
Intestinale Malabsorption
Vitamin-D-Mangelrachitis
Hypoparathyreoidismus

Anl. siehe Anlage 13 „Nebenschilddrüse"

P

Picorna-Viren-Antikörper

1 ml Serum

Ein Antigenpool von den zu den Picorna-Viren gehörenden Enteroviren (Poliomyelitis-Viren, Coxsackie-Viren, ECHO-Viren) wird zum Screening eingesetzt.

siehe Poliomyelitis-AK S. 144
Coxsackie-AK S. 52
ECHO-Viren-AK S. 63

Pilzkultur

Material je nach Fragestellung:
Abstrich, Stuhl, Urin, Sputum, Eiter, Hautschuppen, Nagel, Haare

Anm.: Kultur auf Dermatophyten: Dauer bis ca. 3 Wochen!

Plasma-Thrombinzeit (PTZ) = Thrombinzeit (TZ)

2 ml Zitratblut: 0,2 ml Zitrat (3,8%ig) in der Spritze aufziehen, dann 1,8 ml Venenblut bis auf das Gesamtvolumen von 2 ml aufziehen, gut mischen, in ein Versandröhrchen umfüllen, möglichst umgehend ins Labor einsenden.

NW 14-21 sec
Anm.: NW abhängig von Reagenz und Angaben des Herstellers

↑ Dys-, Hypo-, Afibrinogenämie
Verbrauchskoagulopathien
Fibrinolysetherapie (Streptokinase, Urokinase): PTZ soll um das 2-4-fache des Ausgangswertes verlängert sein.
Heparintherapie: PTZ soll um das 2-3-fache des Ausgangswertes verlängert sein.

↓ Diagnostisch ohne Bedeutung

Anl. siehe Anlage 10 „Blutgerinnung"

Poliomyelitis-Viren-Antikörper

1 ml Serum

Die Befundinterpretation erfolgt in der Regel durch das den Test ausführende Labor.

Poliomyelitis tritt nur noch selten auf (Impferfolg!)
Klinik: Initialstadium (1-2 Tage): Fieber, katarrhalische Symptome, Abgeschlagenheit, Gliederschmerzen, Brechdurchfall
Latenzstadium (1-9 Tage)
Präparalytisches Stadium (2-4 Tage) mit Fieber, Meningitis
Paralytisches Stadium
Infektionsmodus: Schmierinfektion (Fäzes), Tröpfcheninfektion
Inkubationszeit: 1-2 Wochen

Porphobilinogen im Urin

24-Std.-Urin sammeln (Sammelgefäß ohne Salzsäure). Gesamturin-menge angeben. 20 ml vom Sammelurin einsenden. Sammelflasche kühl und dunkel stellen!

NW unter 4,0 mg/l

↑ Porphyria acuta intermittens
Porphyria variegata

Anl. siehe Anlage 16 „Porphyrie"

Porphyrine im Urin

Uro- und Koproporphyrine

24-Std.-Urin sammeln (Sammelgefäß ohne Salzsäure). Gesamturin-
menge angeben. 20 ml vom Sammelurin einsenden.
Sammelflasche kühl und dunkel stellen!

NW   unter 150 μg/l

♠   Porphyria congenita erythropoetica
Porphyria acuta intermittens
Porphyria variegata
Porphyria cutanea tarda
Symptomatische Porphyrie
Bleiintoxikation, akut und chronisch

Anl.   siehe Anlage 16 „Porphyrie"

Porphyrine in den Erythrozyten

Proto- und Koproporphyrine

4 ml Blut abnehmen, sofort in EDTA-Röhrchen geben, mischen (nicht
schütteln), ohne weitere Behandlung ins Labor schicken.

NW   unter 95,0 μg/dl

♠   Porphyria congenita erythropoetica
Protoporphyria erythropoetica

Anl.   siehe Anlage 16 „Porphyrie"

P

Primidon

Antikonvulsivum
Handelsnamen: Liskantin, Mylepsinum, Resimatil

2 ml Serum

Therap. Bereich: 5,00-15,0 μg/ml

Zeitpunkt der Blutentnahme:
Maximum: 2-4 Std. nach der letzten Dosis
Minimum: unmittelbar vor der nächsten Dosis

Voraussetzung: Das Fließgleichgewicht (steady state) muß erreicht
sein: bei Primidon nach ca. 2 Tagen, bei dem Metaboliten Phenobarbital nach 10-25 Tagen.

Anm.: Bei Primidonbehandlung entsteht als Metabolit Phenobarbital, das ebenfalls wirksam
ist. Zur Beurteilung werden deshalb beide Substanzen bestimmt, wobei dem Phenobarbital
die größere Bedeutung zukommt.

Anl.   siehe Anlage 20 „Medikamentenspiegel"

Progesteron

Corpus luteum-Hormon

1 ml Serum

NW		pg/ml	nmol/l
Follikelphase		unter 1400	unter 4,4
Lutealphase		5000-30000	15,9-95,4
Postmenopause		unter 911	unter 2,9
Männer		unter 597	unter 1,9
Kinder unter 10 J.		unter 503	unter 1,6

Indikation:
Beurteilung der Gelbkörperfunktion
    Nachweis eines ovulatorischen Zyklus *)
    Corpus luteum Insuffizienz **)

*) Ein ovulatorischer Zyklus liegt vor, wenn am 7. Tag nach der vermuteten Ovulation ein Wert über 16,0 nmol/l erreicht wird!
**) Eine Corpus luteum Insuffizienz liegt vor: wenn bei mindestens 2 Blutentnahmen (7. und 10. Tag nach der Ovulation) die für die Lutealphase zu erwartenden Werte nicht erreicht werden.

Anm.: siehe auch Östradiol S. 136, FSH und LH S. 117

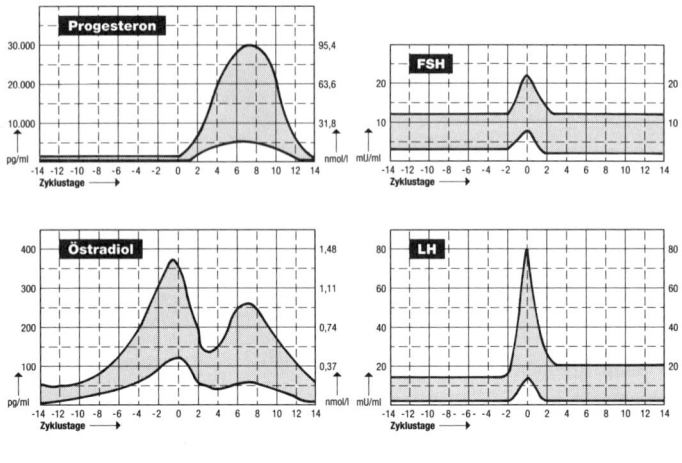

Prokollagen-III-Peptid

Von den Fibroblasten wird Prokollagen gebildet und in den Extra-zellularraum sezerniert. Das aus dem Prokollagen abgespaltene Prokollagen-III-Peptid ist ein direktes Maß für das aus dem Prokolla-gen entstandene Kollagen, das im Bindegewebe abgelagert wird.

2 ml Serum

NW 3,00-15,0 ng/ml

♠ Leberzirrhose *)
Leberfibrose **)
Lungenfibrose
Akromegalie
M. Paget ***)

*) Leberzirrhose: Nekrose von Leberzellen und deren Ersatz durch Bindegewebe
**) Leberfibrose: Breite Bindegewebssepten umrahmen die Leberläppchen, deren Struktur und Funktion weitgehend erhalten ist (Pfortaderdruck ist erhöht)
***) M. Paget: chron. progrediente Knochendystrophie (u.a. Becken, Schädel), auch Spontanfrakturen

Prolaktin

Hypophysenvorderlappenhormon

2 ml Serum

NW	ng/ml		μU/ml	
M	0,62-	12,5	20-	400
F	0,62-	15,6	20-	500
Menopause	unter	9,7	unter	312
Gravidität	unter	203	unter	6500

♠ Ursachen der Hyperprolaktinämie

1) Physiologisch:
   Gravidität
   Postpartale Laktation
   Streß (z.B. nach gyn. Untersuch.; Operation etc.)

2) Pathologisch:
   Prolaktin-produzierende Hypophysenadenome (Prolaktinome)
   Andere im Bereich der Hypophyse wachsende Tumoren
   Stimulation durch Medikamente, z.B.:
   a) Neuroleptika: Chlorpromazin, Perphenazin (Decentan), Pimozid (z.B. Orap), Haloperidol
   b) Antidepressiva: Sulpirid (z.B. Arminol)
   c) Antihypertonika: Methyldopa (z.B. Presinol), Reserpin
   d) Antiemetika: Metoclopramid (z.B. Paspertin), Domperidon (z.B. Motilium)
   e) Ileusmittel, Cimetidin (z.B. Tagagel)
   f) Östrogene, hochdosiert
   Hypothalamische Stimulation bei Hypothyreose

Klinische Symptomatik:
Zeichen eines Hypophysentumors wie Hypophysenvorderlappeninsuffizienz, Gesichtsfeld-einschränkungen, Kopfschmerzen

F	Amenorrhöe	M	Libidostörung
	Zyklusstörungen		Potenzstörung
	Anovulation		Hypogonadismus
	Corpus luteum Insuffizienz		Gynäkomastie
	Libidostörung		
	Hirsutismus		
	Akne		

♦ Erniedrigte Werte haben klinisch keine Bedeutung

Prostataspezifisches Antigen (PSA)

Sekret der Prostatadrüsenzellen

1 ml Serum

NW unter 5,0 ng/ml
     5,0-10,0 ng/ml grenzwertig

↑ Metastasierendes Prostata-Ca.

Anm.: PSA (prostataspez. Antigen) und PAP (prostataspez. saure Phosphatase) werden unabhängig voneinander in der Prostata gebildet. Durch die Kombination beider Untersuchungen wird die diagnostische Sensitivität erhöht, wobei dem PSA eine größere diagnostische Bedeutung zukommt.

Prostataspezifische saure Phosphatase (PAP)

Sekret der Prostatadrüsenzellen

1 ml Serum

NW unter 4,30 ng/ml

↑ Metastasierendes Prostata-Ca.

Anm.: Durch die gleichzeitige Untersuchung von PAP und PSA (prostataspez. Antigen) wird die diagnostische Sensitivität erhöht, wobei dem PSA eine größere diagnostische Bedeutung zukommt.

Protein C

*Protein C ist ein Plasmaprotein, das in der Leber gebildet wird.
Es hemmt in seiner aktivierten Form die Gerinnung (durch proteo-
lytischen Abbau der Faktoren V und VIII).*

2 ml Zitratblut: 0,2 ml Zitrat (3,8%ig) in der Spritze aufziehen, dann 1,8 ml Venenblut bis auf das Gesamtvolumen von 2 ml aufziehen, gut mischen und in ein Versandröhrchen umfüllen. Das Material muß innerhalb von 3 Stunden im Labor sein.
Alternativ: Patient zur Blutentnahme ins Labor schicken

NW 70-140 %

↑ Über die Bedeutung erhöhter Werte ist wenig bekannt

↓ Erhöhtes Thromboserisiko *)
    Leberparenchymschäden
    Vitamin-K-Mangel
    Verbrauchskoagulopathie
    Bei Cumarintherapie

*) Der homozygote familiäre Protein-C-Mangel führt bereits in den ersten Lebenstagen zu tödlichen Thromboembolien.
Der heterozygote familiäre Protein-C-Mangel zeigt sich schon bei jugendlichen Patienten in einer erhöhten Thromboembolieneigung.*

Zur akuten Entlastung von Herz und Lunge

Arelix® Ampullen

6 mg · 12 mg · 60 mg extra

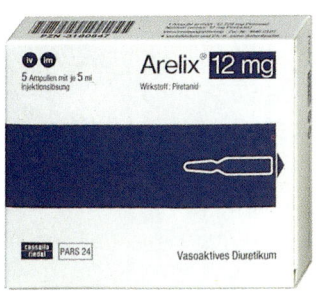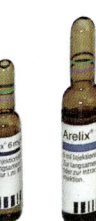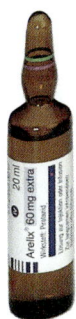

Dosierung:

Standarddosis: Bei akuter Herzinsuffizienz/
Lungenödem:
12 mg Piretanid (1 Amp. Arelix 12 mg),
wenn nötig 6–12 mg Piretanid
– auch mehrmals – nachspritzen

Bei chronischer Herzinsuffizienz/
Lungenstau:
6 mg Piretanid (1 Amp. Arelix 6 mg)

In schwersten Fällen: Initial bis zu 60 mg Piretanid
(1 Amp. Arelix 60 mg extra)

Arelix Ampullen, 6 mg, 12 mg, 60 mg extra

Zusammensetzung: 1 Ampulle *Arelix 6 mg* (2 ml) enthält 6,384 mg Piretanid-Natrium (entspr. 6 mg Piretanid); 1 Ampulle *Arelix 12 mg* (5 ml) enthält 12,728 mg Piretanid-Natrium (entspr. 12 mg Piretanid); 1 Ampulle *Arelix 60 mg extra* (20 ml) enthält 63,64 mg Piretanid-Natrium (entspr. 60 mg Piretanid). *Indikationen: Arelix 6 mg/12 mg:* akute Herzinsuffizienz (Lungenödem); kardiale und hepatogene Ödeme; Nierenerkrankungen (beim nephrot. Syndrom in Verbindung mit Corticoiden); forcierte Diurese; Hirnödem, hypertensive Krise jeweils als unterstützende Maßnahme): *Arelix 60 mg extra:* akute Herzinsuffizienz (Lungenödem); chron. Niereninsuffizienz mit Flüssigkeitsretention (insbes. bei chron. Lungenödem). *Kontraindikationen:* Schweres Nierenversagen (Anurie); Hypokaliämie, Hyponatriämie, Hypovolämie, Hypotonie; hepatisches Koma oder Präkoma; Überempfindlichkeit gegen Sulfonamide; 1. Trimenon der Schwangerschaft, Erfahrungen in späteren Phasen liegen nicht vor; Stillzeit; Kinder. *Arelix 60 mg extra* ist bei normaler oder nur wenig eingeschränkter Nierenleistung (GFR > 20 ml/min) kontraindiziert (Gefahr eines zu starken Flüssigkeits- und Elektrolytverlustes). *Nebenwirkungen:* Nach langdauernder hochdosierter Therapie in Einzelfällen Störung des Elektrolyt- und Flüssigkeitshaushaltes mit Kreislaufstörungen und erhöhter Gerinnungsneigung des Blutes möglich. Ein anderweitig bedingter Kaliummangel kann verstärkt werden, bei zu stark eingeschränkter Kochsalzzufuhr kann ein Natriummangel auftreten; selten Verminderung der Serum-Calcium-Konzentration, in Einzelfällen Verschlechterung einer diabetischen Stoffwechsellage oder einer bestehenden metabolischen Alkalose sowie Anstieg von Kreatinin, Harnstoff, Harnsäure im Serum. Selten allergische Reaktionen wie Hautausschläge oder Lichtüberempfindlichkeit, in Einzelfällen wurde eine Thrombocytopenie beobachtet. Bei gestörter Blasenentleerung oder Prostatahypertrophie Symptomverstärkung möglich. Vorübergehende Hirnstörungen bei hoher parentaler Gabe nicht auszuschließen. Die Fähigkeit zur aktiven Teilnahme am Straßenverkehr oder zum Bedienen von Maschinen kann beeinträchtigt werden. *Weitere Informationen* enthält die Fachinformation. *Handelsformen und Preise:* 5 Ampullen *Arelix 6 mg* (2 ml) DM 9,29; 5 Ampullen *Arelix 12 mg* (5 ml) DM 16,55; 5 Ampullen *Arelix 60 mg extra* (20 ml) DM 70,65; Krankenhauspackungen. Stand bei Drucklegung.

 Cassella-Riedel Pharma GmbH
6000 Frankfurt (Main) 60

Prothrombinzeit = Quick-Wert = Thromboplastinzeit (TPZ)

2 ml Zitratblut: 0,2 ml Zitrat (3,8%ig) in der Spritze aufziehen, dann 1,8 ml Venenblut bis auf das Gesamtvolumen von 2 ml aufziehen, gut mischen, in ein Versandröhrchen umfüllen, möglichst umgehend ins Labor einsenden.

NW 70-120 %
Anm.: NW abhängig von Reagenz und Angaben des Herstellers

Therap. Bereich bei Marcumarbehandlung 15-27 %
Anm.: Wenn bei normaler Prothrombinzeit Blutungen auftreten, sollte zusätzlich PTT bestimmt werden (Verminderung des Faktor IX, der von der Prothrombinzeit nicht erfaßt wird).

>**120** Hinweis auf Hyperkoagulabilität (Thromboseneigung)
Ergänzende Untersuchung Antithrombin III siehe S. 23

<**70** Antikoagulanzientherapie mit Vitamin K-Antagonisten
z.B. Marcumar (therapeutischer Bereich 15-27 %)
Lebererkrankungen
Vitamin K-Mangel
Verbrauchskoagulopathien
Hyperfibrinolyse
Hemmkörper gegen einen Gerinnungsfaktor

Anm.: Eine Erniedrigung der Prothrombinzeit findet man bei Mangel an:
Faktor I (Fibrinogen)
Faktor II (Prothrombin)
Faktor V (Proakzelerin)
Faktor VII (Prokonvertin)
Faktor X (Stuart-Prower)
Faktor XIII (Fibrinstabilisierender Faktor)

Anl. siehe Anlage 10 „Blutgerinnung"
siehe Anlage 12 „Präoperative Laboruntersuchungen"

P

PSA (Prostataspezifisches Antigen)

Sekret der Prostatadrüsenzellen

1 ml Serum

NW unter 5,0 ng/ml
5,0-10,0 ng/ml grenzwertig

♠ Metastasierendes Prostata-Ca.

Anm.: PSA (prostataspez. Antigen) und PAP (prostataspez. saure Phosphatase) werden unabhängig voneinander in der Prostata gebildet. Durch die Kombination beider Untersuchungen wird die diagnostische Sensitivität erhöht, wobei dem PSA die größere diagnostische Bedeutung zukommt (PAP s. S. 138).

Psittakose-Antikörper

Chlamydia psittaci: Erreger der Ornithose (Papageienkrankheit)

1 ml Serum

Die Befundinterpretation erfolgt in der Regel durch das den Test ausführende Labor.

Betroffen sind Personen, die Kontakt mit Papageien, Tauben, Truthähnen oder ähnlichen Vögeln haben
Klinik: grippale Verlaufsform (subfebrile Temperatur, Luftwegskatarrh)
pulmonale Verlaufsform (plötzlicher Beginn mit hohem Fieber, Bronchopneumonie)
Erreger: Chlamydia psittaci
Inkubationszeit: 10 Tage

PTT (partielle Thromboplastinzeit)

2 ml Zitratblut: 0,2 ml Zitrat (3,8%ig) in der Spritze aufziehen, dann 1,8 ml Venenblut bis auf das Gesamtvolumen von 2 ml aufziehen, gut mischen, in ein Versandröhrchen umfüllen. möglichst umgehend ins Labor einsenden.

NW 35-55 sec
Anm.: NW abhängig von Reagenz und Angaben des Herstellers

Therap. Bereich bei Heparintherapie: 1,5-2-facher Ausgangswert

<35 Hinweis auf Hyperkoagulabilität (Thromboseneigung)
Ergänzende Untersuchung Antithrombin III siehe S. 23

>55 Hämophilie A (Faktor VIII erniedrigt)
Hämophilie B (Faktor IX erniedrigt)
Angeborener Faktorenmangel (F II, XI, XII)
Hemmkörper gegen einzelne Faktoren
Heparintherapie (therapeutischer Bereich: 1,5-2facher Ausgangswert)
Cumarintherapie (Marcumar)
Fibrinolysetherapie (Streptokinase, Urokinase), PTT geringfügig verlängert
Vitamin K-Mangel

Anm.: Eine Verlängerung der PTT-Zeit findet man bei Mangel an:

Faktor I (Fibrinogen)	Faktor X
Faktor II	Faktor XI
Faktor V	Faktor XII
Faktor VIII	Faktor XIII
Faktor VIII-Ristocetin-Kofaktor	Präkallikrein-Aktivität
Faktor IX	HMW Kininogen-Aktivität

Anl. siehe Anlage 10 „Blutgerinnung"
siehe Anlage 12 „Präoperative Laboruntersuchungen"

PTZ (Plasma-Thrombinzeit) = Thrombinzeit (TZ)

2 ml Zitratblut: 0,2 ml Zitrat (3,8%ig) in der Spritze aufziehen, dann 1,8 ml Venenblut bis auf das Gesamtvolumen von 2 ml aufziehen, gut mischen, in ein Versandröhrchen umfüllen, möglichst umgehend ins Labor einsenden.

NW 14-21 sec
Anm.: NW abhängig von Reagenz und Angaben des Herstellers

↑ Dys-, Hypo-, Afibrinogenämie
Verbrauchskoagulopathien
Fibrinolysetherapie (Streptokinase, Urokinase): PTZ soll um das 2-4-fache des Ausgangswertes verlängert sein.
Heparintherapie: PTZ soll um das 2-3-fache des Ausgangswertes verlängert sein.

↓ Diagnostisch ohne Bedeutung

Anl. siehe Anlage 10 „Blutgerinnung"

Pyruvat

Salz der Brenztraubensäure

Zu einer Pyruvat- und auch Lactatvermehrung kommt es am häufigsten bei Gewebehypoxie.

NW 0,30-0,70 mg/dl

↑ Diabetes mellitus
Körperliche Belastung
Neuromuskuläre Leiden
Leberzirrhose

Q

Q-Fieber-Antikörper

1 ml Serum

Die Befundinterpretation erfolgt in der Regel durch das den Test ausführende Labor.

Betroffen sind hauptsächlich Menschen, die mit Tierexkrementen (Kot, Urin) und Milch von Rindern, Schafen, Ziegen in Berührung kommen.
Klinik: Fieberhafte Erkrankung, Grippesymptome, Pneumonie, Durchfälle
Erreger: Coxiella (früher Rickettsia) burneti

Quecksilber

1) im Blut

10 ml Blut abnehmen, sofort in Heparinröhrchen geben, mischen (nicht schütteln), ohne weitere Behandlung ins Labor schicken.

NW   unter 10 μg/l
10 − 50 μg/l tolerierbar

über 50 μg/l toxisch

♠   Quecksilbervergiftung
1) akute Vergiftung: *Stomatitis, Metallgeschmack, Salivation, hämorrhagische Gastro-enterocolitis*
2) chron. Vergiftung: *Schleichender Beginn, Tremor, psychische Schwäche, Kopfschmerz, Koliken, diffuser Haarausfall*

Eine Quecksilbervergiftung kann verursacht sein durch:
Hg-Dämpfe
Anorganische Hg-Salze wie Sublimat (Holzschutzmittel)
Organische Hg-Verbindungen, z.B. Saatgutbeizmittel

2) im Urin

10-20 ml Urin

NW   unter 20 μg/l
20 − 200 μg/l tolerierbar

über 200 μg/l toxisch

♠   Quecksilbervergiftung

Quick (Thromboplastinzeit, TPZ, Prothrombinzeit)

2 ml Zitratblut: 0,2 ml Zitrat (3,8%ig) in der Spritze aufziehen, dann 1,8 ml Venenblut bis auf das Gesamtvolumen von 2 ml aufziehen, gut mischen, in ein Versandröhrchen umfüllen, möglichst umgehend ins Labor einsenden.

NW 70-120 %
Anm.: NW abhängig von Reagenz und Angaben des Herstellers

Therap. Bereich bei Marcumarbehandlung 15-27 %
Anm.: Wenn bei normalem Quick-Wert Blutungen auftreten, sollte zusätzlich PTT bestimmt werden (Verminderung des Faktor IX, der vom Quick-Wert nicht erfaßt wird).

>120 Hinweis auf Hyperkoagulabilität (Thromboseneigung)
Ergänzende Untersuchung Antithrombin III siehe S. 23

<70 Antikoagulanzientherapie mit Vitamin K-Antagonisten
z.B. Marcumar (therapeutischer Bereich 15-27 %)
Lebererkrankungen
Vitamin K-Mangel
Verbrauchskoagulopathien
Hyperfibrinolyse
Hemmkörper gegen einen Gerinnungsfaktor

Anm.: Eine Erniedrigung des Quick-Wertes findet man bei Mangel an:
Faktor I   (Fibrinogen)
Faktor II   (Prothrombin)
Faktor V   (Proakzelerin)
Faktor VII   (Prokonvertin)
Faktor X   (Stuart-Prower)
Faktor XIII   (Fibrinstabilisierender Faktor)

Anl. siehe Anlage 10 „Blutgerinnung"
siehe Anlage 12 „Präoperative Laboruntersuchungen"

RAST (Radio-Allergo-Sorbent-Test)

ca. 3 ml Serum

Mit dem RAST können gezielt spezifische IgE-Antikörper gegen einzelne Allergene nachgewiesen werden.

R

Bei unklarer Ursache können Suchteste mit Allergenmischungen folgender Gruppen angesetzt werden:

Gräser	Schimmelpilze	Früchte
Getreide	Nüsse	Käse
Kräuter	Mehle	Geflügel
Bäume	Schalentiere, Fische	Gewürze
Tierallergene	Kindernahrung	Synthetische Stoffe
Bettfedern	Gemüse	Stoffe, Fasern (nat.)
Hausmischung	Fleisch	

Fällt der Gruppentest positiv aus, wird auf die darin enthaltenen Einzelantigene untersucht.

Anl. siehe Anlage 21 „Allergenliste"

Renin

Proteinase, die in den epitheloiden Zellen des juxtaglomerulären Apparates gebildet wird und Angiotensinogen in Angiotensin I umwandelt

1 ml Serum

NW in Ruhe   5,0-30,0 ng/l
nach Belastung   10,0-65,0 ng/l

⬆ Sek. Hyperaldosteronismus
   Renovaskuläre Hypertonie (Nierenarterienstenose)
   Renin-sezernierender Tumor
   Chron. Niereninsuffizienz mit Hypertonie
   Bartter-Syndrom *)
   Pseudo-Bartter-Syndrom **)
   Ödeme (infolge Nieren-, Leber- oder Herzerkrankung)
Prim. Hypoaldosteronismus
   Isolierte idiopathische Form
   M. Addison

⬇ Prim. Hyperaldosteronismus (Conn-Syndrom) ***)
   NNR-Adenom
   NNR-Hyperplasie
Sek. Hypoaldosteronismus
   Nierenläsion
   Bilaterale Nephrotomie
   Hypophyseninsuffizienz

   *) Bartter-Syndrom:
      Ursache: Hyperplasie des juxtaglomerulären Organes
      Angeborene Angiotensinresistenz der Gefäße?
      Prim. natriumverlierende Tubulopathie?
      Symptome: schmerzhafte Muskelschwäche, Kreislaufstörungen mit normalem bis
      niedrigem Blutdruck, zeitweise Ödeme
   **) Pseudo-Bartter-Syndrom:
      Ursache: Anorexia mentalis, Laxanzienabusus, Diuretika
      Symptome: wie Bartter-Syndrom
   ***) Conn-Syndrom (prim. Aldosteronismus):
      Ursache: NNR-Adenom (meist gutartig) in 70-80 %, NNR-Hyperplasie in 20-30 %,
      NNR-Karzinom (selten)
      Symptome: Hypertonie, Muskelschwäche, Polyurie, Kopfschmerzen

Anl. siehe Anlage 14 „Renin-Angiotensin-Aldosteron-System"

Retikulozyten

4 ml Blut abnehmen, sofort in EDTA-Röhrchen geben, mischen (nicht schütteln), ohne weitere Behandlung ins Labor schicken.

NW 5-15 ‰

⬆ Nach akutem Blutverlust
Hämolytische Anämie
Sog. Retikulozytenkrise bei Therapie mit Eisen-, Vitamin B_{12}-
   und Folsäurepräparaten

⬇ Therapie mit Zytostatika und auch anderen Medikamenten
Bestrahlungstherapie
Megaloblastische Anämie
Thalassämie
Sideroblastische Anämie

Rheumafaktor

1 ml Serum

NW unter 30,0 IU/ml

♠ Rheumatoide Arthritis
Felty-Syndrom *)
Still-Syndrom **) nur in ca. 20 % der Fälle positiv

Anm.: siehe auch Waaler-Rose-Test S. 189

*) Felty-Syndrom: Sonderform der rheumatoiden Arthritis (monoartikulär, akuter Beginn, Fieber, starkes Krankheitsgefühl, Lymphknotenschwellung, Leukopenie)

**) Still-Syndrom: Jugendliche Form der rheumatoiden Arthritis (gleiche Symptomatik wie Felty-Syndrom, jedoch Leukozytose)

Rheumateste

1 ml Serum

siehe Rheumafaktor
siehe Waaler-Rose-Test S. 189

Anm.: Im weiteren Sinne werden als Rheumateste auch CRP, AST und Anti-DNaseB benannt.

Rh-Faktor D

Laut Gebührenordnung ist die Bestimmung des Rhesusfaktor D nur im Zusammenhang mit der AB0-Blutgruppenbestimmung möglich.

siehe Blutgruppe S. 31

Rh-Untergruppen

10 ml Vollblut

Anm: Im Rahmen der Mutterschaftsvorsorge wird nur der Rh-Faktor D bestimmt (Ausnahme: bei Vorliegen eines D^u oder bei positiver Reaktion mit Anti-CDE und negativer Reaktion mit Anti-D werden auch die übrigen Rh-Merkmale bestimmt)

R

RNS (RNA)-Antikörper

RNS = Ribonukleinsäure

1 ml Serum

NW negativ

Bei LE in 20-50 % positiv
(Bei medikamenteninduziertem LE, bei rheumatoider Arthritis und bei Sklerodermie in wechselnder Häufigkeit positiv, was den diagnostischen Wert einschränkt.)

Anl. siehe Anlage 5 „Kollagenosen"

Hämagglutinationshemmtest (HAH), Röteln-IgG-AK und IgM-AK

1 ml Serum

Bei einem HAH-Titer von 1:32 und höher ist Immunität anzunehmen.
Bei niedrigen HAH-Titern (1:4, 1:8 und 1:16) wird der Röteln-ELISA-IgG-Test zur Beurteilung der Immunitätslage ergänzend durchgeführt.
Bei allen Patienten – unabhängig von der Höhe des HAH-Titers – wird zum Ausschluß einer frischen Rötelnerkrankung der Röteln-ELISA-IgM-Test durchgeführt.

Beurteilung siehe Tabelle

HAH-Titer	4	8							*Bis jetzt kein Hinweis auf eine frische Infektion* *Schutz vor Rötelninfektion ist nicht anzunehmen* *Eine Rötelinfektion im Inkubationsstadium kann nur durch eine Kontrolluntersuchung in ca. 3 Wochen ausgeschlossen werden*
IgG	−	−							
IgM	−	−							
HAH-Titer	8	16							*Bis jetzt kein Hinweis auf eine frische Infektion* *Schutz vor Rötelninfektion ist unsicher* *Eine Rötelinfektion im Inkubationsstadium kann nur durch eine Kontrolluntersuchung in ca. 10 Tagen ausgeschlossen werden*
IgG	+	−							
IgM	−	−							
HAH-Titer	4	8	16	32	64	128	256	512	*Der Befund spricht für eine akute Infektion* *Auch ein Impftiter nach Rötelnschutzimpfung ist möglich*
IgG	−	+ od. −	+ od. −	IgG-Bestimmung nicht erforderlich					
IgM	+	+	+	+	+	+	+	+	
HAH-Titer		16	32	64	128	256	512		*Der Befund spricht für eine abgelaufene Infektion* *Schutz vor Rötelninfektion ist anzunehmen* *Wichtiger Hinweis f. Schwangere: Der Röteln-IgM-Index kann bereits 6 Wo. nach Rötelninfektion negativ sein. Liegt der Schwangerschaftsbeginn länger zurück, so ist eine Rötelnembryopathie nicht sicher ausschließbar*
IgG		+	IgG-Bestimmung nicht erforderlich						
IgM		−	−	−	−	−	−		

Fortsetzung siehe nächste Seite!

1) Untersuchung bei Erkrankung

Erreger: Rötelnviren
Betroffener Personenkreis: vor allem Kinder und Jugendliche
Inkubationszeit: 2-3 Wochen
Klinik:
– Prodromalstadium 1-2 Tage mit katarrhalischen Symptomen
– Exanthem, begleitet von schmerzhafter Lymphadenitis im Nacken und hinter den Ohren, evtl. Gelenkschmerzen
– Komplikation: Rötelnenzephalitis
– 1/3 der Erkrankungen subklinischer Verlauf
– Immunität: lebenslang

Der infizierte Patient ist bereits einige Tage vor Ausbruch des Exanthems infektiös.

2) Untersuchung vor Rötelnschutzimpfung

Vor Durchführung einer aktiven Immunisierung sollte der Immunstatus geprüft werden.

3) Untersuchung im Rahmen der Schwangerenvorsorge

Anl. siehe Anlage 9 „Mutterschaftsvorsorge"

Rotaviren im Stuhl

Material: Im Einsendegefäß befindliches Löffelchen mit Stuhl füllen und einsenden.

Symptome: Plötzlich auftretende fieberhafte Gastroenteritis, die nach einigen Tagen wieder abklingt. Betroffen meist Säuglinge und Kleinkinder bis zu 3 Jahren. Auch Erwachsene können erkranken.
Inkubationszeit: ca. 48 Std.
Infektion: von Mensch zu Mensch
Infektionsweg: fäkal-oral
Virusausscheidung: meist nur einige Tage
Meldepflichtige Enteritis nach dem Bundesseuchengesetz

R

Anl. siehe Anlage 3 „Enteropathogene Erreger"
und Anlage 8 „Hinweise zur Behandlung bakteriologisch-mikrobiologischer Untersuchungsmaterialien"

RS-Virus-Antikörper

RS-Virus = Respiratory syncytial virus

1 ml Serum

Die Befundinterpretation erfolgt in der Regel durch das den Test ausführende Labor.

Betroffen: hauptsächlich Kleinkinder
Klinik bei Kindern: Pneumonie, Bronchitis, Croup; bei Erwachsenen: Schnupfen
Inkubationszeit: 3-7 Tage

Salmonellen

Material: im Einsendegefäß befindliches Löffelchen mit Stuhl füllen und einsenden.
Ggf. auch Blutkultur anlegen und/oder Urin einsenden.
Antikörpernachweis im Serum durch Gruber-Widal-Reaktion s. S. 84

I Enteritis-Salmonellen
Symptome: Durchfall, Erbrechen, meist mäßiges Fieber
Inkubationszeit: 12-72 Std.
Infektionsquelle: meist infizierte Lebensmittel
Erregerreservoir: Rinder, Schweine, Geflügel
Mittlere Ausscheidungsdauer: 4-6 Wochen
Meldepflichtige Erkrankung nach dem Bundesseuchengesetz
Kontrolluntersuchung des Stuhles nach Abklingen der klin. Symptome: drei aufeinander-folgende negative Stühle erforderlich

II Typhus und Paratyphus
Bei klinischem Verdacht ist <u>mehrmalige</u> Untersuchung des Stuhles angezeigt
Klinik: Sepsis mit Befall zahlreicher Organe
Inkubationszeit: 7-20 Tage
Infektionsquelle: meist infizierte Lebensmittel, infiziertes Trinkwasser
Erregerreservoir: Mensch (gesunde Dauerausscheider!)
Serologische Untersuchung (Gruber-Widal-Reaktion) und Blutkultur ist angezeigt
(vor allem bei Krankheitsbeginn)
Auch Urinuntersuchung (Kultur) und ggf. Eiter und Punktatuntersuchung ist zu empfehlen
Meldepflichtige Erkrankung nach dem Bundesseuchengesetz
Kontrolluntersuchung des Stuhls: besondere Vorschriften beachten (Kontakt mit zuständigem Gesundheitsamt!)

III Untersuchung nach §§ 17 und 18 BSG
Nach §§ 17 und 18 des Bundesseuchengesetzes müssen Personen, die mit Lebens-mitteln beruflich zu tun haben, ein Zeugnis vorlegen, aus dem hervorgeht, daß sie keine Enteritiskeime ausscheiden.

Anl. siehe Anlage 3 „Enteropathogene Erreger"
und Anlage 8 „Hinweise zur Behandlung bakteriologisch-mikrobiologischer Untersuchungs-materialien"

Saure Phosphatase, gesamt

Gemisch aus fünf Isoenzymen; sie stammen aus den Thrombozyten, Erythrozyten, Knochen, Zellen des RES und aus der Prostata

Geronnenes Vollblut zentrifugieren, 1 ml Serum abpipettieren und in ein NaHSO$_4$-Röhrchen geben (bitte anfordern).

NW
M	unter 4,70 U/l	Ki. unter 14 J.	unter 20,0 U/l
F	unter 3,70 U/l	15-16 J.	unter 14,0 U/l

♠ Prostata-Ca.; Prostatitis
   Knochenerkrankungen:
     Metastasen (Prostata-Ca., Mamma-Ca.)
     Osteosarkom, multiples Myelom
     M. Paget *), Hyperparathyreoidismus, Osteogenesis imperfecta
   Thrombose, Embolie, megaloblastische Anämie
   M. Gaucher **)

*) M. Paget: chron. progrediente Knochendystrophie (u.a. Becken, Schädel), auch Spontanfrakturen
**) M. Gaucher: Speicherkrankheit mit Speicherung von Cerebrosiden; Hepatospleno-megalie, Hautpigmentierung, Osteoporose, Minderwuchs

Siehe auch prostataspez. saure Phosphatase (PAP) S. 138
und prostataspez. Antigen (PSA) S. 149

SCC (squamous cell carcinoma)

Tumormarker

2 ml Serum

NW unter 2,00 ng/ml

♠ Plattenepithel-Karzinome:
     Cervix-Ca.
     Bronchial-Ca.
     Ösophagus-Ca.

Anm.: Wie die meisten Tumormarker ist auch SCC nicht als Screeningtest geeignet. Ein negativer Befund schließt ein Malignom nicht aus.

Anl. siehe Anlage 1 „Tumormarker"

S

Schilddrüsen-Autoantikörper

1) Thyreoglobulin-Antikörper (TAK)

1 ml Serum

NW   unter 50,0 U/ml

♠   Chron. Thyreoiditis Hashimoto *)
Anm.: deutliche Erhöhung; außerdem mikrosomale AK deutlich erhöht
Subakute Thyreoiditis de Quervain **)
Anm.: nur geringe Erhöhung; mikrosomale AK normal
M. Basedow
Anm.: mäßige Erhöhung; mikrosomale AK deutlich erhöht
Prim. Myxödem; Hypothyreose
Anm.: mäßige Erhöhung; mikrosomale AK mäßig erhöht

2) Mikrosomale Antikörper (MAK)

1 ml Serum

NW   unter 50,0 U/ml

♠   Chron. Thyreoiditis Hashimoto *)
Anm.: deutliche Erhöhung; Thyreoglobulin-AK deutlich erhöht
M. Basedow
Anm.: deutliche Erhöhung; Thyreoglobulin-AK mäßig erhöht
Prim. Myxödem; Hypothyreose
Anm.: mäßige Erhöhung; Thyreoglobulin-AK mäßig erhöht

3) TSH-Rezeptor-Autoantikörper (TRAK)

*Thyreoidea-stimulierende Immunglobuline
= Thyroid-stimulating immunoglobulins (TSI)*

1 ml Serum

NW   unter 9,0 U/l
9,00-14,0 U/l grenzwertig

♠   M. Basedow
Endokrine Orbitopathie

Anm.: normale Werte bei disseminierter Autonomie (Schilddrüsenhormone erhöht!)

4) T3- und T4-Antikörper

1 ml Serum

Wenn eine Diskrepanz zwischen T3-, T4-Wert einerseits und TSH, TRH und klin. Befund andererseits besteht, können T3- und/oder T4-Antikörper vorliegen.

Vorkommen:
Hashimoto-Thyreoiditis *)
M. Basedow
Schilddrüsen-Ca.

*) Hashimoto-Thyreoiditis:
Meist schleichender Beginn, kein Fieber, keine lokalen Schmerzen, BSG deutlich erhöht.
MAK und TAK deutlich erhöht, T3 und T4 initial etwas erhöht, später eher hypothyreot.
Seltene Form: Riedel-Struma (invasiv-sklerosierende Thyreoiditis)

**) Thyreoiditis de Quervain:
Virusinfektion? (Masern, Mumps, Mononukleose, Adeno-, ECHO- und Coxsackie-Viren)
Tritt meist im Anschluß an einen Infekt auf: manchmal Fieber, lokale Schmerzen, starkes Krankheitsgefühl, BSG sehr hoch.
TAK etwas erhöht (selten), MAK normal. T3 und T4 vorübergehend erhöht.

Schistosomiasis-Antikörper (Bilharziose-Antikörper)

2 ml Serum

Die Befundinterpretation erfolgt in der Regel durch das den Test ausführende Labor.

Bilharziose: Wurmerkrankung in warmen Ländern
1) Afrikanische und südamerikanische Darm- und Leberbilharziose: Enteritis mit blutig-
schleimigen Durchfällen; Hepato- und Splenomegalie, Lymphdrüsenschwellung.
Erreger: Schistosoma mansoni
2) Ostasiatische Darm- und Leberbilharziose: Fieber, Ödeme, Tenesmen, Diarrhöe,
Hepato- und Splenomegalie.
Erreger: Schistosoma japonicum
3) Blasen- und Urogenitalbilharziose: Hämaturie, Zystitis
Erreger: Schistosoma haematobium

Serologische Erstuntersuchung

10 ml Vollblut (für Blutgruppe)
3 ml Serum (für übrige Untersuchungen)

Mutterschaftsvorsorge

Bei jeder Schwangeren sollte zu einem möglichst frühen Zeitpunkt aus einer Blutprobe durchgeführt werden:
– TPHA als Luessuchreaktion
– Rötelntest
– ggf. ein HIV-Test
– Blutgruppe und der Rh-Faktor D
– Antikörpersuchtest

Ergänzende Untersuchung:
– HBsAg bei Schwangeren, die einem besonders gefährdeten Personenkreis angehören (siehe Anlage 9, Punkt 3).

Fakultative serol. Untersuchungen:
(über Vorsorge-Ü-Schein möglich) siehe Anl. 9, Punkt 4
– Zytomegalie (verläuft bei Erw. meist stumm, bei Kindern hohe Letalität) s.S. 195
– Toxoplasmose (bei verdächtigen Sympt. bei der Mutter; Katzenkontakt) s.S. 174
– Varizellen (bei Kontakt mit Erkrankten) s.S. 186
– Zoster (reaktivierte Varicella-Zoster-Inf.) s.S. 186
– Parvoviren-Ringelröteln (bei Kontakt mit Erkrankten)
– Herpes simplex; Herpes genitalis s.S. 92
– Masern (bei Kontakt mit Erkrankten) s.S. 126
– Mononukleose (bei Kontakt mit Erkrankten) s.S. 129
– Listeriose (grippeähnliche Symptome) s.S. 122
– Mumps (bei Kontakt mit Erkrankten) s.S. 130

Anl. siehe Anlage 9 „Mutterschaftsvorsorge"

S

Serotonin

Gewebshormon, das bei Tumoren von enterochromaffinen Zellen (u.a. beim Dünndarmkarzinoid) vermehrt gebildet wird.

Geronnenes Vollblut zentrifugieren, <u>2 ml Serum</u> abpipettieren, sofort tieffrieren.
<u>Alternativ:</u> Patient zur Blutentnahme ins Labor schicken
Bitte beachten: 2 Tage vor der Blutentnahme soll die Aufnahme folgender Stoffe vermieden werden:
1) Bananen, Walnüsse, Tomaten, Ananas, Johannisberen, Zwetschgen, Stachelberen, Mirabellen, Melonen, Avocados, Auberginen
2) Medikamente: Methocarbamol (Traumacut), Mephenesin (Reoxyl)

NW   M   80 - 292 μg/l
         F   110 - 330 μg/l

↑   Karzinoid
Symptome: Flushreaktion, Bauchkoliken und Diarrhöen, paroxysmale Atemnotanfälle, chron. intermittierende Ileuszustände, peptische Ulcera

Anm.: Ein Metabolit von Serotonin ist 5-Hydroxyindolessigsäure siehe S. 97

Shigellen

Material: im Einsendegefäß befindliches Löffelchen mit Stuhl füllen und einsenden.

Gruppe A   Sh. dysenteriae
                Typ 1   = Sh. shigae = Shiga-Kruse-Bakterien
                Typ 2   = Sh. ambigua = Schmitz-Bakterien
                Typ 3 - 10 = Large-Sachs-Gruppe
Gruppe B   Sh. flexneri
Gruppe C   Sh. boydii
Gruppe D   Sh. sonnei = E-Ruhrbakterien

Symptome: Durchfälle (oft blutig und schleimig), Tenesmen, Fieber, Gliederschmerzen
Inkubationszeit: 1-7 Tage
Infektionsquelle: infizierte Lebensmittel
Erregerreservoir: Mensch
Ausscheidungsdauer: Tage bis Monate
Meldepflichtige Erkrankung nach dem Bundesseuchengesetz
Kontrolluntersuchung des Stuhles nach Abklingen der klin. Symptome: drei aufeinanderfolgende negative Stühle erforderlich

Anl.   siehe Anlage 7 „Enteropathogene Erreger"
und Anlage 8 „Hinweise zur Behandlung bakteriologisch-mikrobiologischer Untersuchungsmaterialien"

Skelettmuskel-Antikörper (SKMA)

1 ml Serum

↑   Myasthenia gravis *) mit gleichzeitigem Thymom **)

Anm.: Diese Untersuchung ist vor allem in der Frühphase sinnvoll, da die pathognomonischen Acetylcholinrezeptor-Antikörper (s. Seite 2) oft erst später nachweisbar sind!

*) Myasthenia gravis: Fortschreitende Lähmung der Augen-, Schlund-, Kehlkopf-, Gesichts-, Gliedmaßen-, Atem-, Rumpf- und Halsmuskeln
**) Thymom: gelappte oder knotige Tumoren des Thymus; langsames Wachstum und Kompression von Trachea, Bronchien, Vena cava

Somatomedin C

Somatomedin C wird in der Leber unter dem Einfluß von Wachstums-hormon gebildet.

8 ml Blut abnehmen, sofort in 2 EDTA-Röhrchen geben, mischen , zentrifugieren, <u>2 ml Plasma</u> abpipettieren, sofort tieffrieren, im Kühl-behälter (bitte anfordern) dem Abholdienst mitgeben.
<u>Alternativ:</u> Patient zur Blutentnahme ins Labor schicken

NW			U/ml		U/ml
unter	3 J.	M	0,08-1,10	F	0,11-2,20
	3- 6 J.		0,12-1,60		0,18-2,40
	7-11 J.		0,22-2,80		0,41-4,50
	12-13 J.		0,28-3,70		0,99-6,80
	14-15 J.		0,90-5,60		1,20-5,90
	16-18 J.		0,91-3,10		0,71-4,10
Erw.			0,34-1,90		0,45-2,20

↑ Ki. Großwuchs
Erw. Akromegalie

↓ Ki. Kleinwuchs

Der Somatomedin C-Spiegel zeigt keine tagesrhythmischen Schwankungen und ist unbeeinflußt von Streß oder Nahrungsaufnahme (im Gegensatz zum Wachstumshormon HGH)

Somatotropes Hormon (STH) = HGH

Wachstumshormon; Hypophysenvorderlappenhormon

2 ml Serum

NW unter 7,0 ng/ml

↑ Ki. Großwuchs
Erw. Akromegalie

↓ Ki. Kleinwuchs

Anm.: Der STH-Spiegel unterliegt tagesrhythmischen Schwankungen und ist abhängig von Streß und Nahrungsaufnahme. Einzelne Werte sind deshalb nicht aussagekräftig.
<u>Alternativ:</u> STH-Funktionstest unter körperlicher Belastung

Funktionstest durch körperliche Belastung:
1. Blutentnahme am nüchternen Patienten (Basalwert)
   Anschließend 10 Min. Belastung (z.B. Treppensteigen)
2. Blutentnahme nach 20 Min. Ruhe

Beurteilung: Bei Kindern mit konstitutioneller Entwicklungsstörung findet man in ca. 30 % der Fälle nur einen geringen Anstieg des STH-Wertes

Anm.: Eine weitere Alternative ist die Bestimmung von Somatomedin C (keine Abhängigkeit von tagesrhythmischen Schwankungen und unabhängig von Streß), s. oben

S

Spermiogramm

Bitte beachten: Karenzzeit von mindestens 3 Tagen ist einzuhalten.

Indikation:
Fertilitätsstörungen
Untersuchung vor und nach Operation (Ligatur, Hodenoperation)

NW
Normalformen	über 70 %
Rundzellen	unter 5 % (Spermiogenesezellen und/oder Leuko)
Beweglichkeit	über 50 %
Ejakulatmenge	2.0-6.0 ml
pH-Wert	7.3-7.8
Spermien	40-120 Mio/ml
Fruktose	über 1.20 g/l

ss-DNS-Einzelstrang-AK (DNS-Einzelstrang-AK)

1 ml Serum

NW   unter 20,0 IU/ml
20,0-30,0 IU/ml grenzwertig

♠	Häufigkeit erhöhter Werte in %
Akute myeloische Leukämie	90
Akute lymphatische Leukämie	80
Lupus erythematodes (aktive Form) . . .	80
Chron. myeloische Leukämie	60
Chron. aggressive Hepatitis	60
Medikamentös induzierter LE	50
Lupus erythematodes (inaktive Form) .	40
Rheumatoide Arthritis	40
Infektiöse Mononukleose	40
ANA-negative Kollagenosen	30
Lupus erythematodes discoides	20
Gesunde	4

Anl.   siehe Anlage 5 „Kollagenosen"

Steinanalyse

Nierensteine: häufig Oxalat-, Phosphat- und Uratsteine

Gallensteine: Cholesterin-, Bilirubin- und Kalziumkarbonatsteine

STH (somatotropes Hormon) = HGH

Wachstumshormon; Hypophysenvorderlappenhormon

2 ml Serum

NW unter 7,0 ng/ml

♠ Ki. Großwuchs
Erw. Akromegalie

♦ Ki. Kleinwuchs

Anm.: Der STH-Spiegel unterliegt tagesrhythmischen Schwankungen und ist abhängig von Streß und Nahrungsaufnahme. Einzelne Werte sind deshalb nicht aussagekräftig.
<u>Alternativ:</u> STH-Funktionstest unter körperlicher Belastung

Funktionstest durch körperliche Belastung:
1. Blutentnahme am nüchternen Patienten (Basalwert)
   Anschließend 10 Min. Belastung (z.B. Treppensteigen)
2. Blutentnahme nach 20 Min. Ruhe

Beurteilung: Bei Kindern mit konstitutioneller Entwicklungsstörung findet man in ca. 30 % der Fälle nur einen geringen Anstieg des STH-Wertes

Anm.: Eine weitere Alternative ist die Bestimmung von Somatomedin C (keine Abhängigkeit von tagesrhythmischen Schwankungen und unabhängig von Streß), s. S. 163

Stuhluntersuchung

Material: Im Einsendegefäß befindliches Löffelchen mit Stuhl füllen und einsenden

– Entheropathogene Erreger
– Ausnutzung: Fett, Stärke, Muskelfasern
– Würmer siehe S. 169
– Chymotrypsin siehe S. 44

Anl. siehe Anlage 3 „Entheropathogene Erreger"
siehe Anlage 7 „Hinweise zur Behandlung bakteriologischer und mikrobiologischer Untersuchungsmaterialien"

S

Syphilis-Serologie

2 ml Serum, ggf. 2 ml Liquor

TPHA, FTA-ABS, CMFT, ggf. IgM-FTA-ABS

Anl. siehe Anlage 4 „Lues-Diagnostik"

Schilddrüsenhormon

1 ml Serum

NW	Ngb.		30- 70 ng/dl
	Sgl.	1- 2 Tg.	20- 60 ng/dl
		3-30 Tg.	93-213 ng/dl
		1-12 Mo.	135-191 ng/dl
	Ki.	1- 6 J.	131-193 ng/dl
		7-12 J.	115-179 ng/dl
		13-17 J.	100-170 ng/dl
	Erw.		70-185 ng/dl

⬆ Hyperthyreose
T3-Hyperthyreose (T4 im Normbereich)
Frühformen einer Hyperthyreose mit noch normalem T4
Schilddrüsenautonomie
Kompensatorisch bei Hypothyreose (leicht erhöhte Werte)
Vermehrung der Trägerproteine TBG, Albumin, Präalbumin (Schwangerschaft, Östrogenmedikation – Pille, Lebererkrankung; ergänzende Untersuchungen: freies T3, T3-Bindungstest, TSH)

Bitte beachten: Auch bei Überdosierung von Levothyroxin kann der T3-Wert erhöht sein.

⬇ Hypothyreose
Chron. schwerkranke Patienten
Ältere Menschen
Eiweißverlust
Kachektische Patienten
Verminderung der Trägerproteine TBG, Albumin, Präalbumin (Nephrose, Pharmakabeeinflußung, z.B. Steroide, Sulfonamide, Diphenylhydantoin, Salicylate, Heparin; ergänzende Untersuchungen: freies T3, T3-Bindungstest, TSH)

Bitte beachten: Normale Werte können auch bei latenter Hyper- oder Hypothyreose gefunden werden; bei klinischem Verdacht: TSH s. S. 182 bzw. TRH-Test s. S. 179

T3, freies

Freies T3 ist Trijodthyronin, welches nicht an Trägerproteine gebunden ist. Es ist die hormonell wirksame Fraktion des Gesamt-trijodthyronins, unabhängig von Veränderungen der Trägerproteine.

Trägerproteine (Thyroxinbindendes Globulin-TBG, Präalbumin, Albumin) sind vermehrt, z.B. in der Schwangerschaft, bei Östrogenmedikation (Pille!); sie sind vermindert, z.B. bei konsumierenden Krankheiten, Leberzirrhose, nephrotischem Syndrom.

1 ml Serum

NW   2,14-5,34 pg/ml

⬆   Hyperthyreose
T3-Hyperthyreose (T3 erhöht, T4 normal)
Frühstadium einer Hyperthyreose
Autonomes Adenom der Schilddrüse
Latente Hyperthyreose mit noch normalem Gesamt-T3
Thyroxin-Medikation: Überdosierung

⬇   Hypothyreose
„Niedrig-T3-Syndrom" bei
a) Neugeborenen
b) Hunger, Fasten
c) Kachektischen Zuständen (z.B. Malignom)
d) Schock, Sepsis
e) Älteren Menschen

T3-Bindungstest

1 ml Serum

NW   25,0-35,0

T3 und T4 sind im Blut zum größten Teil an Proteine gebunden (TBG, Albumin, Präalbumin); nur die nicht gebundenen Hormone (freies T3 und freies T4) sind biologisch wirksam. Die Bestimmung des Gesamt-T4 und Gesamt-T3 zeigt jedoch in der Regel die thyreoidale Funktionslage richtig an, sofern keine Eiweißbindungsstörung vorliegt (z.B. Schwangerschaft, Nephrose). In diesem Fall ist die Bestimmung des FT4-Index, s. S. 70, oder des T4/TBG-Quotienten, s. S. 152, angezeigt (als Alternative zur Bestimmung des freien T3 und freien T4).

T

T4 (Tetrajodthyronin = Thyroxin)

1 ml Serum

NW

Ngb.		9,3-16,1 µg/dl
Sgl.	1- 2 Tg.	14,1-18,9 µg/dl
	3-30 Tg.	11,1-17,1 µg/dl
	1-12 Mo.	8,5-13,1 µg/dl
Ki.	1- 6 J.	7,3-11,3 µg/dl
	7-12 J.	6,7-10,5 µg/dl
	13-17 J.	6,1- 9,9 µg/dl
Erw.		4,4-13,0 µg/dl

🔺 Hyperthyreose
M. Basedow
Autonomes Adenom
Disseminierte Autonomie
Frühstadium einer subakuten Thyreoiditis de Quervain *)
Frühstadium einer chronischen Thyreoiditis Hashimoto **)
Überdosierung mit Schilddrüsenhormonen (Hyperthyreosis factitia)
Anm.: Therapeutischer Spiegel sollte bei Levothyroxintherapie im oberen Referenzbereich bzw. leicht darüber liegen; Voraussetzung ist, daß die Blutentnahme 12-24 Std. nach der letzten Dosis erfolgt. Überdosierung ist am erhöhten T3-Wert erkennbar.
Vermehrung der Trägerproteine TBG, Albumin, Präalbumin
(Schwangerschaft, Östrogenmedikation – Pille, Lebererkrankung; ergänzende Untersuchungen: freies T4, T3-Bindungstest, TSH)

🔻 Hypothyreose
Chronische Thyreoiditis Hashimoto (späteres Stadium)
Radiojodtherapie
Thyreostatische Behandlung
Verminderung der Trägerproteine (Nephrose, Pharmakabeeinflußung,
z.B. Steroide, Sulfonamide, Diphenylhydantoin, Salicylate, Heparin; ergänzende Untersuchungen: freies T4, T3-Bindungstest, TSH)

Bitte beachten: Normale Werte können auch gefunden werden bei:
Endemischer Jodmangelstruma
Frühstadium einer Schilddrüsenerkrankung (ergänzende Untersuchung: TSH, evtl. TRH)
Isolierter T3-Hyperthyreose
Verminderung oder Vermehrung der Transportproteine (ergänzende Untersuchungen: freies T4, freies T3, T4/TBG-Quotient, TSH, TRH)

*) Thyreoiditis de Quervain:
Virusinfektion? (Masern, Mumps, Mononukleose, Adeno-, ECHO- und Coxsackie-Viren)
Tritt meist im Anschluß an einen Infekt auf: manchmal Fieber, lokale Schmerzen, starkes Krankheitsgefühl, BSG sehr hoch.
TAK etwas erhöht (selten), MAK niedrig. T3 und T4 vorübergehend erhöht.
**) Hashimoto-Thyreoiditis:
Meist schleichender Beginn, kein Fieber, keine lokalen Schmerzen, BSG deutlich erhöht.
MAK und TAK deutlich erhöht, T3 und T4 initial etwas erhöht, später eher hypothyreot.
Seltene Form: Riedel-Struma (invasiv-sklerosierende Thyreoiditis)

Anm.: siehe TSH S. 182 und TRH-Test S. 179

T4, freies

Freies T4 ist Thyroxin, welches nicht an Trägerproteine gebunden ist. Es ist die hormonell wirksame Fraktion des Gesamtthyroxins, unabhängig von Veränderungen der Trägerproteine.

Trägerpoteine (Thyroxinbindendes Globulin-TBG, Präalbumin, Albumin) sind vermehrt, z.B. in der Schwangerschaft, bei Östrogenmedikation (Pille!); sie sind vermindert, z.B. bei konsumierenden Krankheiten, Leberzirrhose, nephrotischem Syndrom.

1 ml Serum

NW 0,73 - 1,94 ng/dl

⬆ Hyperthyreose
M. Basedow
Frühstadium der Thyreoiditis
Thyroxinmedikation (cave: Fehldeutung möglich, die zu einer ungerechtfertigten Dosisreduzierung Veranlassung geben könnte. Überdosierung wird besser an einer Erhöhung des freien T3 erkannt!)

⬇ Hypothyreose
Chron. Thyreoiditis

T4/TBG-Quotient

1 ml Serum

NW 3,1 - 5,5

T3 und T4 sind im Blut zum größten Teil an Proteine gebunden (TBG, Albumin, Präalbumin); nur die nicht gebundenen Hormone (freies T3 und freies T4) sind biologisch wirksam. Die Bestimmung des Gesamt-T4 und des Gesamt-T3 zeigt jedoch in der Regel die thyreoidale Funktionslage richtig an, sofern keine Eiweißbindungsstörung vorliegt (z.B. Schwangerschaft, Nephrose). In diesem Fall ist die Bestimmung des FT4-Index, s. S. 70, oder des T4/TBG-Quotienten angezeigt (als Alternative zur Bestimmung des freien T3 und freien T4).

T3-Antikörper, T4-Antikörper

1 ml Serum

Wenn eine Diskrepanz zwischen T3-, T4-Wert einerseits und TSH, TRH und klin. Befund andererseits besteht, können T3 und/oder T4-Antikörper vorliegen.

pos. Hashimoto-Thyreoiditis *)
M. Basedow
Schilddrüsen-Ca.

*) Hashimoto-Thyreoiditis:
Meist schleichender Beginn, kein Fieber, keine lokalen Schmerzen, BSG deutlich erhöht. MAK und TAK deutlich erhöht, T3 und T4 initial etwas erhöht, später eher hypothyreot. Seltene Form: Riedel-Struma (invasiv-sklerosierende Thyreoiditis)

T

Testosteron

Testosteron wird im Hoden, Ovar, in der Nebennierenrinde und in der Leber gebildet

1 ml Serum

NW   M   2,70-10,7 ng/ml   Jungen vor der Pubertät 0,30-1,20 ng/ml
       F   0,06-0,86 ng/ml   Postmenopause 0,08-0,35 ng/ml

Tagesschwankungen beachten (abends niedrigere Werte)
Die angegebenen NW gelten bei morgendlicher Blutentnahme.

⬆   Testosteronbildende Tumoren: Hoden-, Ovarialtumor
     Virilismus *)
     Kurzfristige intensive körperliche Anstrengung

⬇   Prim. Hypogonadismus, z.B. Hodenatrophie
     Sek. Hypogonadismus (Hypophysen- oder Hypothalamus-Funktionsstörung)
     Klinefelter Syndrom **)
     Längerfristige körperliche Anstrengung (schwere Erkrankungen, Streß, Narkose, Drogenabusus)

*) Virilismus: Hirsutismus und Klitorishypertrophie, tiefe Stimme, Bartwuchs, Stirnglatze, Libidoverlust
Anm.: Hirsutismus: Verstärkte Behaarung vom männlichen Verteilungstyp
**) Klinefelter-Syndrom: Chromosomenaberration mit Hypoplasie der Hoden, eunuchoidem Habitus, weiblichem Schamhaartypus

Tetanus-Antikörper

Antitoxin-Spiegel nach aktiver Impfung

1 ml Serum

Beurteilung des Impfschutzes:
unter 0,1 IU/ml   kein Impfschutz
 0,1-1,0 IU/ml   Impfschutz ist unsicher; Grundimmunisierung bzw.
                  Auffrischungsimpfung ist erforderlich
über 1,0 IU/ml   Impfschutz ist anzunehmen

Theophyllin

Broncholytikum

2 ml Serum

Therap. Bereich:
    Erw. u. Ki.   8,00-20,0 μg/ml
    Frühgeborene: 6,00-11,0 μg/ml

Zeitpunkt der Blutentnahme:
1) Bei oraler Medikation
    Max. Wert: 2 Std. nach der letzten Dosis
               4 Std. nach der letzten Dosis (bei Retard-Präparaten)
    Minimum: unmittelbar vor der nächsten Dosierung
2) Bei Infusion
    Mehrere Blutentnahmen während der Infusion

Anl.   siehe Anlage 20 „Medikamentenspiegel"

Thrombinzeit (TZ) = Plasmathrombinzeit (PTZ)

2 ml Zitratblut: 0,2 ml Zitrat (3,8%ig) in der Spritze aufziehen, dann 1,8 ml Venenblut bis auf das Gesamtvolumen 2 ml aufziehen, gut mischen, in ein Versandröhrchen umfüllen, möglichst umgehend ins Labor einsenden.

NW 14-21 sec
Anm.: NW abhängig von Reagenz und Angaben des Herstellers

♠ Dys-, Hypo-, Afibrinogenämie
Verbrauchskoagulopathien
Fibrinolysetherapie (Streptokinase, Urokinase): TZ soll um das 2-4-fache des Ausgangswertes verlängert sein.
Heparintherapie: TZ soll um das 2-3-fache des Ausgangswertes verlängert sein.

♣ Diagnostisch ohne Bedeutung

Anl. siehe Anlage 10 „Blutgerinnung"

Thromboplastinzeit (TPZ) = Prothrombinzeit = Quick-Wert

2 ml Zitratblut: 0,2 ml Zitrat (3,8 %ig) in der Spritze aufziehen, dann 1,8 ml Venenblut bis auf das Gesamtvolumen von 2 ml aufziehen, gut mischen, in ein Versandröhrchen umfüllen, möglichst umgehend ins Labor einsenden.

NW 70-120 %
Anm.: NW abhängig von Reagenz und Angaben des Herstellers

Therap. Bereich bei Marcumarbehandlung 15-27 %
Anm.: Wenn bei normaler Thromboplastinzeit Blutungen auftreten, sollte zusätzlich PTT bestimmt werden (Verminderung des Faktor IX, der von der Thromboplastinzeit nicht erfaßt wird).

<**120** Hinweis auf Hyperkoagulabilität (Thromboseneigung)
Ergänzende Untersuchung Antithrombin III siehe S. 23

>**70** Antikoagulanzientherapie mit Vitamin K-Antagonisten
z.B. Marcumar (therapeutischer Bereich 15-27 %)
Lebererkrankungen
Vitamin K-Mangel
Verbrauchskoagulopathien
Hyperfibrinolyse
Hemmkörper gegen einen Gerinnungsfaktor

Anm.: Eine Erniedrigung der Thromboplastinzeit findet man bei Mangel an:
Faktor I   (Fibrinogen)
Faktor II   (Prothrombin)
Faktor V   (Proakzelerin)
Faktor VII   (Prokonvertin)
Faktor X   (Stuart-Prower)
Faktor XIII   (Fibrinstabilisierender Faktor)

Anl. siehe Anlage 10 „Blutgerinnung"
siehe Anlage 12 „Präoperative Laboruntersuchungen"

T

Thrombozyten

4 ml Blut abnehmen, sofort in EDTA-Röhrchen geben, mischen (nicht schütteln), ohne weitere Behandlung einsenden.

NW 140 000 - 440 000/μl

↑ Polycythaemia vera
Chron. Myelose

Anm.: Eine vorübergehende reaktive Vermehrung (Thrombozytose) wird nach Blutungen, Operationen, Splenektomie gefunden

↓ Akute Leukämie, Plasmozytom
Aplastisches Syndrom
Perniziosa
Zytostatika- und Strahlentherapie
Verbrauchskoagulopathien
Medikamente (z.B. Chloramphenicol, Antirheumatika, Thiazide)
Virusinfektion
M. Werlhof (Idiopathische thrombozytopenische Purpura)
Kollagenosen

Anm.: Spontanblutungen treten in der Regel erst bei Werten unter 50 000/μl auf.

Anl. siehe Anlage 10 „Blutgerinnung"
siehe Anlage 12 „Präoperative Laboruntersuchungen"

Thrombozyten-Antikörper

5 ml Zitratblut: 1 ml Zitrat (3,8%ig) in der Spritze aufziehen, dann 4 ml Venenblut bis auf das Gesamtvolumen 5 ml aufziehen, gut mischen, in ein Versandröhrchen umfüllen, möglichst umgehend ins Labor einsenden.

pos. Idiopathische thrombozytopenische Purpura (ITP; M. Werlhof)
Autoimmunhämolytische Anämie mit Thrombozytopenie (Evans-Syndr.)
Systematischer Lupus erythematodes (in ca. 20 % der Fälle)

Thyreoglobulin

Hochmolekulares Protein, an dem die Schilddrüsenhormonsynthese stattfindet

Tumormarker

1 ml Serum

NW unter 60,0 ng/ml

↑ Differenziertes Schilddrüsen-Ca.

Anm.: Erhöhte Werte werden auch bei Knotenstruma, Hyperthyreose, T3-Medikation und beim TRH-Test gefunden.
Stark erhöhte Werte weisen auf Tumorrezidiv bzw. Metastasen hin.
Der Test ist besonders geeignet für Kontrollen nach totaler Thyreoidektomie.

Anl. siehe Anlage 1 „Tumormarker"

Thyreoglobulin-Antikörper (TAK)

Schilddrüsen-Autoantikörper

1 ml Serum

NW unter 50,0 U/ml

♠ Chron. Thyreoiditis Hashimoto *)
Anm.: deutliche Erhöhung; außerdem mikrosomale-AK deutlich erhöht
Subakute Thyreoiditis de Quervain **)
Anm.: nur geringe Erhöhung; mikrosomale-AK normal
M. Basedow
Anm.: mäßige Erhöhung; mikrosomale-AK deutlich erhöht
Prim. Myxödem; Hypothyreose
Anm.: mäßige Erhöhung; mikrosomale-AK mäßig erhöht

*) Hashimoto-Thyreoiditis:
Meist schleichender Beginn, kein Fieber, keine lokalen Schmerzen, BSG deutlich erhöht.
MAK und TAK deutlich erhöht, T3 und T4 initial etwas erhöht, später eher hypothyreot.
Seltene Form: Riedel-Struma (invasiv-sklerosierende Thyreoiditis)

**) Thyreoiditis de Quervain:
Virusinfektion? (Masern, Mumps, Mononukleose, Adeno-, ECHO-, Coxsackie-Viren)
Tritt meist im Anschluß an einen Infekt auf: manchmal Fieber, lokale Schmerzen, starkes
Krankheitsgefühl, BSG sehr hoch.
TAK etwas erhöht (selten), MAK normal, T3 und T4 vorübergehend erhöht.

T-Lymphozyten und B-Lymphozyten, T-Helfer- und T-Suppressorzellen

Lymphozytendifferenzierung

Material: Rücksprache mit dem ausführenden Labor erforderlich.

Indikationen: Angeborene und erworbene Immundefekte, Hypogammaglobulinämien, Leukämiedifferenzierung, Beurteilung der zellulären Immunitätslage, insbesondere bei HIV-Infektionen.

NW alle Werte in %, bezogen auf die Gesamtlymphozyten

T-Lymphozyten	68-82 %
B-Lymphozyten	5-15 %
T-Helferzellen (CD4)	35-55 %
T-Suppressorzellen (CD8)	20-36 %

Quotient CD4/CD8 $\geq$ 1,0

♦ Ein verminderter Quotient ist ein Indikator für eine verminderte zelluläre Immunität mit erhöhter Infektanfälligkeit für bestimmte Virus-, Pilz-, parasitäre und bakterielle Infektionen. Beim erworbenen Immundefektsyndrom (AIDS) kommt es so z.B. zu einer Häufung von Cytomegalie-, Pneumocystis carinii-, Toxoplasmose-, Tbc- und atypischen Pilzinfektionen.

Toxoplasmose-Antikörper

1 ml Serum

spezifisch			Erwachsene	Neugeborene
KBR	IgG	IgM		
∅	∅	∅	Kein Anhalt für eine frische Infektion Kein Anhalt für eine abgelaufene Infektion	Kein Anhalt für eine prä- oder perinatale Infektion
∅	+	∅	Kein Hinweis auf eine frische Infektion Die IgG-AK weisen auf eine früher durchgemachte Infektion hin	Kein Anhalt für eine prä- oder perinatale Infektion Nachgewiesene AK wahrscheinlich passiv von der Mutter übertragen
+	+	∅	Hinweis auf eine manifeste chron. oder abgelaufene Infektion Kontrolle in ca. 3-4 Wochen	
∅ od. +	+	+	Hinweis auf eine akute Infektion Kontrolle in ca. 2 Wochen	Hinweis auf eine prä- oder perinatale Infektion

∅ = Antikörper nicht nachgewiesen
+ = Antikörper nachgewiesen

KBR: Wird etwa 2-3 Wochen nach der Infektion positiv; Titer einige Monate, evtl. Jahre nachweisbar

Spezif. IgG-Ak: Werden etwa 1-2 Wochen nach der Infektion positiv und sind mit niedrigen Titern lebenslang nachweisbar

Spezif. IgM-Ak: Werden einige Tage nach der Infektion positiv und verschwinden in der Regel nach 3-5 Monaten (in seltenen Fällen länger als 1 Jahr bei niedrigen Titern nachweisbar)

Erreger der Toxoplasmose: Toxoplasma gondii (Protozoon)
Infektion des Menschen: orale Aufnahme von Oozysten durch mit Katzenkot (Katze = spezifischer Wirt) verunreinigte Lebensmittel (Salat, Gemüse) oder durch Genuß von rohem oder ungenügend gekochtem zystenhaltigen Fleisch von Schwein, Schaf oder Rind (Zwischenwirte)
Klinik: häufig unauffällig; bei der akuten Form meist Lymphknotenschwellung. Chronische Verlaufsform: häufig Kopfschmerzen, epileptiforme Zustände, Augenhintergrundveränderung
Inkubationszeit 1-3 Wochen

Infektion des Foeten: diaplazentar, wenn die Schwangere während der Schwangerschaft (insbesondere im letzten Drittel) erstmals mit Toxoplasmen infiziert wurde
Klinik: Hydrozephalus, Verkalkungsherde im Gehirn, Chorioretinitis, Hepatomegalie, oft auch nur leichte Schäden, die erst später klinisch manifest werden

Anm.: Wichtige fakultative Untersuchung in der Schwangerschaft, ggf. postnatal

Anl.   siehe Anlage 9 „Mutterschaftsvorsorge"

TPA (tissue polypeptide antigen)

TPA ist ein Bestandteil des Zytoskeletts; es wird bei Zellproliferation oder Zellzerfall vermehrt ins periphere Blut abgegeben.

Tumormarker

1 ml Serum

NW   unter 95,0 U/l

♠   Malignome:

	Diagn. Sensitivität (erhöhte Werte in % der Fälle)
Prim. Leber-Ca.	100 %
Bronchial-Ca.	90- 95 %
Pankreas-Ca.	80- 90 %
Prostata-Ca.	80- 90 %
Harnblasen-Ca.	80- 90 %
Ovarial-Ca.	80- 90 %
Uterus-Ca.	40- 60 %
Kolorektales-Ca.	25- 85 %
Mamma-Ca.	40-100 %
Hoden-Ca.	45- 70 %
Schilddrüsen-Ca.	40- 60 %
HNO-Tu.	50- 65 %

Bitte beachten: hohe TPA-Konzentrationen werden auch bei dekompensierter Leberzirrhose, mäßig hohe Werte auch bei Entzündungen (Leber, Lunge, Mamma, Magen-Darm-Trakt), nach schweren Operationen und auch bei rheumatischen Erkrankungen gefunden.

Anm.: Die postoperative Bestimmung von TPA bei Malignomen kann prognostische Hinweise geben. Bei manchen Tumoren sprechen Werte über 200 U/l für eine schlechtere Prognose.

Anl.   siehe Anlage 1 „Tumormarker"

T

TPHA (Treponema pallidum-Hämagglutinations-Assay)

Lues-Test

1 ml Serum, ggf. 1 ml Liquor

pos. ca. 3 Wochen nach Infektion mit Treponema pallidum

Untersuchung im Rahmen der Mutterschaftsvorsorge
Test zur Aufenthaltsgenehmigung für Ausländer
Suchtest bei Verdacht auf Syphilis
Titerbestimmung vor und nach Therapie zur Beurteilung der
    Behandlungsbedürftigkeit:
    a) wenn FTA-ABS-IgM negativ und der TPHA-Titer niedriger als 1:20000 =
       Behandlung nicht erforderlich
    b) wenn FTA-ABS-IgM negativ und der TPHA-Titer gleich oder höher als 1:20000 =
       Behandlung angezeigt (Blockierung der IgM-Antikörper)

Anl. siehe Anlage 4 „Lues-Diagnostik"

TPHA-Quotient

Zur Beurteilung der serologischen Befunde bei Verdacht auf
Neurosyphilis

$$\text{TPHA-Quotient} = \frac{\text{TPHA-Titer im Serum}}{\text{TPHA-Titer im Liquor}}$$

Quotient 320-640: keine Neurosyphilis
Quotient 160 und niedriger: Hinweis auf Neurosyphilis

Voraussetzung: intakte Blut-Liquor-Schranke

Indikator für die Funktion der Blut-Liquor-Schranke (s. S. 8):

$$\frac{\text{Albumin im Serum}}{\text{Albumin im Liquor}}$$

Anl. siehe Anlage 4 „Lues-Diagnostik"

Transaminasen (GOT und GPT)

1 ml Serum

NW

	GOT U/l	GPT U/l
Sgl. unter 1 Mo.	unter 38,0	unter 32,0
Sgl. 1-12 Mo.	unter 27,0	unter 36,0
Ki. 1-16 J.	unter 22,0	unter 21,0
Erw. M	unter 18,0	unter 22,0
Erw. F	unter 15,0	unter 17,0

♠ 1) Akute Virushepatitis:
GOT 150 bis über 1000 U/l
GPT 300 bis über 1000 U/l
Anm.: bei der cholestatischen Verlaufsform sind die Transaminasen länger erhöht, die alk. Phosphatase, Gamma-GT, GLDH und Bilirubin stärker erhöht!

2) Andere infektiös bedingte Hepatitiden:
(Transaminasenwerte bis ca. 200 U/l)
Mononukleose
Poliomyelitis
Herpes zoster
Malaria
Leptospirose

3) Chron. Hepatitis:
Wenn ca. 6 Monate nach Erkrankungsbeginn noch erhöhte Werte gefunden werden, muß eine chron. Hepatitis in Erwägung gezogen werden.

4) Leberzirrhose
a) alkoholbedingt
Gamma-GT stärker erhöht als Transaminasen
b) posthepatitisch
GOT und GPT bis ca. 100 U/l
c) biliär
alk. Phosph. und Gamma-GT relativ höher als GOT und GPT; IgM erhöht, AMA positiv

5) Lebertumoren, Lebermetastasen

6) Fettleber
Gamma-GT ist deutlich erhöht

7) Verschlußikterus
GPT selten über 500 U/l

8) Toxische Leberschäden
Tetrachlorkohlenstoff; Pilzgifte, Pharmaka (z.B. Acetylsalicylsäure, Methotrexat, Tetrazykline)

9) Herzinfarkt
GOT höher als GPT, CK und LDH erhöht

10) Lungenembolie
CK nicht erhöht!

Anl. Anlage 2 „Hepatitis-Diagnostik"
Anlage 12 „Präoperative Laboruntersuchungen"
Anlage 17 „Myokardinfarkt-Diagnostik"

Transferrin

Transportprotein für Eisen

1 ml Serum

NW 252 - 429 mg/dl

⬆ Eisenmangel
Schwangerschaft
Blutungen

⬇ Entzündungen
Neoplasma
Nephrotisches Syndrom
Hepatopathie
Hämochromatose
Hyperchrome Anämie
Thalassämie

Anm.: Ergänzende Untersuchungen: Eisen siehe S. 64, Ferritin siehe S. 70

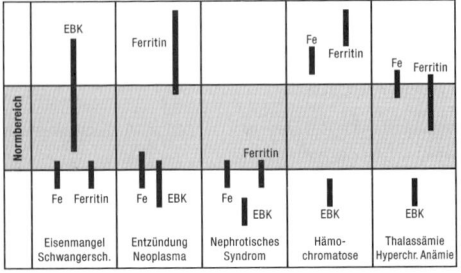

Anm.: EBK entspricht Transferrin

TRH = Thyreotropin-releasing-Hormon des Hypothalamus

Gemessen wird der TSH-Wert vor und nach Applikation von TRH

je 1 ml Serum
(bitte Röhrchenetikett mit „vor" bzw. „nach" beschriften)

NW TSH vor Stimulation (basal) 0,10-4,00 μU/ml
TSH nach Stimulation 2,00-25,0 μU/ml

⬆ Manifeste Hypothyreose, wenn TSH basal über 4,00, TSH nach Stimulation über 25 μU/ml (T4 und T3 erniedrigt)
Latente Hypothyreose, wenn TSH basal 0,10-4,00 oder über 4,00, TSH nach Stimulation über 25 μU/ml (T4 und T3 normal)

⬇ Manifeste Hyperthyreose, wenn TSH basal unter 0,10, TSH nach Stimulation unter 2,0 μU/ml (T4 und/oder T3 erhöht)
Latente Hyperthyreose, wenn TSH basal unter 2,00, TSH nach Stimulation unter 2,0 μU/ml (T4 und T3 normal)
Sekundäre Hypothyreose, wenn TSH basal unter 0,10, TSH nach Stimulation unter 2,0 μU/ml (T4 und T3 erniedrigt)

	T3	T4	TSH basal	TSH nach TRH
Hypothyreose manifest	↓	↓	↑	↑
Hypothyreose latent	⟷	⟷	↑ oder ⟷	↑
Hypothyreose sekundär	↓	↓	↓	↓
Euthyreote Struma, behandelt mit Levothyroxin	⟷	(↑)	nach 4-5 Wo. ↓	
Hyperthyreose manifest	↑	↑	↓	↓
Hyperthyreose latent	⟷	⟷	unter 2,0	↓
Hyperthyreose behandelt (zur Therapiekontrolle T3- und T4-Test)	⟷	⟷	↓ bis zu 6 Mon. nach Remission	↓
Hyperthyreose sekundär, durch Hypophysentumoren (sehr selten)	↑	↑	↑	↑

T

Trichinose-Antikörper

1 ml Serum

Die Befundinterpretation erfolgt in der Regel durch das den Test ausführende Labor.

Infektion erfolgt durch Genuß von rohem bzw. ungenügend erhitztem Fleisch, das Larven von Trichinella spiralis enthält.
Klinik: Dünndarmbeschwerden (evtl. Durchfall), rheumatoide Muskelschmerzen. Nach ca. 10 Tagen Ödeme, Atembeschwerden, hohes Fieber; Eosinophilie

Frühestens 10 Tage nach Infektion Antikörpernachweis im Blut

Trichomonaden

Abstrich bzw. Sekret von Urethra, Vagina, Cervix
Das Material soll sofort nach der Entnahme untersucht werden
(mikroskopisch im Nativpräparat)

Klinik: Beim Mann Urethritis, Balanitis
Bei der Frau Fluor, Kolpitis, Urethritis
Die Infektion kann aber auch symptomlos verlaufen.

Triglyceride = Neutralfett

1 ml Serum

NW unter 150 mg/dl

Folgende Laboruntersuchungen zur Erkennung einer Fettstoffwechselstörung können durchgeführt werden:
Cholesterin gesamt, HDL-Cholesterin, LDL-Cholesterin, Triglyceride, Apolipoprotein A-I, Apolipoprotein B, Lipid-Elektrophorese

Indikationen zur Durchführung der vorgenannten Parameter:
1) Früherkennung eines Arteriosklerose-Risikos
2) Risikoabschätzung bei Patienten, bei denen Gefäßerkrankungen in der Verwandtschaft vorliegen
3) Risikoabschätzung bei Patienten mit koronarer Verschlußkrankheit, zerebraler oder peripherer Durchblutungsstörung
4) Patienten mit Xanthomen, Xanthelasmen, Arcus lipoides corneae
5) Patienten mit Nierenerkrankungen, Diabetes mellitus, Hyperurikäme, Hypertonie, Adipositas, starke Raucher
6) Kontrolle bei Therapie mit lipidsenkenden Medikamenten und/oder entsprechender Diät
7) Patienten, bei denen eine Langzeitbehandlung mit hormonellen Antikonzeptiva, Corticosteroiden, Diuretika und β-Blockern durchgeführt wird

	kein Risiko mg/dl	Risiko fragl. mg/dl	Risiko ja mg/dl
Cholesterin ges.	unter 200	200–300	über 300
Triglyceride	unter 150	150–200	über 200
HDL-Cholesterin	über 55	55–35	unter 35
Apolipoprotein A-I	über 95	–	bis 95
LDL-Cholesterin	unter 150	150–190	über 190
Apolipoprotein B	bis 111	–	über 111

Anl. siehe Anlage 18 „Fettstoffwechselstörung"

Trypsin

Proteolytisches Enzym (vom Pankreas als Trypsinogen vorgebildet)

Geronnenes Vollblut zentrifugieren, <u>2 ml Serum</u> abpipettieren, sofort tieffrieren, im Kühlbehälter (bitte anfordern) dem Abholdienst mitgeben.
<u>Alternativ:</u> Patient zur Blutentnahme ins Labor schicken

T

NW 15,0–65,0 ng/ml

⬆ Akute Pankreatitis (stark erhöhte Werte)
Zystische Pankreasfibrose (Mukoviszidose)

⬇ Diabetes mellitus (subnormale Werte)
Chron. Pankreatitis im nichtentzündlichen Intervall

Thyreoidea-stimulierendes Hormon der Hypophyse

1 ml Serum

NW   Ki. und Erw. $0,10 - 4,00\ \mu U/ml$
Sgl. am 5. Lebenstag   unter 20,0 $\mu U/ml$

↑   Manifeste Hypothyreose, wenn T4 und T3 niedrig
(TSH nach Stimulation mit TRH über 25,0 $\mu U/ml$)
Latente Hypothyreose, wenn T4 und T3 normal
(TSH nach Stimulation mit TRH über 25,0 $\mu U/ml$)

↓   Manifeste Hyperthyreose, wenn T4 und T3 erhöht
(TSH nach Stimulation mit TRH unter 2,00 $\mu U/ml$)
Latente Hyperthyreose, wenn T4 und T3 normal
(TSH nach Stimulation mit TRH unter 2,00 $\mu U/ml$)
Sek. Hypothyreose, wenn T4 und T3 erniedrigt
(TSH nach Stimulation mit TRH unter 2,00 $\mu U/ml$)

Bei Behandlung der euthyreoten Struma mit Levothyroxin sinkt der TSH-Wert nach
4-5 Wochen ab. T4 sollte im oberen Bereich der Norm oder etwas darüber liegen.
Überdosierung ist am erhöhten T3-Wert erkennbar.

Bei behandelter Basedow-Hyperthyreose kann bis zu 6 Monaten nach Eintritt der Remission
der basale TSH-Wert und auch der TRH-Test niedrig sein (zur Therapiekontrolle ist T4 und T3
angezeigt!)

Bitte beachten: Ein normaler TSH-Wert schließt eine latente Hyper-
oder Hypothyreose nicht aus. Ergänzende Untersuchung: TRH-Test, s. S. 179

	T3	T4	TSH basal	TSH nach TRH
Hypothyreose manifest	↓	↓	↑	↑
Hypothyreose latent	⟷	⟷	↑ oder ⟷	↑
Hypothyreose sekundär	↓	↓	↓	↓
Euthyreote Struma, behandelt mit Levothyroxin	⟷	(↑)	nach 4-5 Wo.	
Hyperthyreose manifest	↑	↑	↓	↓
Hyperthyreose latent	⟷	⟷	unter 2,0	↓
Hyperthyreose behandelt (zur Therapiekontrolle T3- und T4-Test)	⟷	⟷	↓ bis zu 6 Mon. nach Remission	↓
Hyperthyreose sekundär, durch Hypophysentumoren (sehr selten)	↑	↑	↑	↑

TSH-Rezeptor-Antikörper (TRAK)

Von den Lymphozyten der Schilddrüse gebildete Thyreoidea-stimulierende Immunglobuline (TSI) sind gegen den TSH-Rezeptor aller funktionsfähigen Schilddrüsenepithelien gerichtet.

1 ml Serum

NW unter 9,00 U/l
9,00-14,0 U/l grenzwertig

♠ M. Basedow
Endokrine Orbitopathie

Anm.: normale Werte bei disseminierter Autonomie (Schilddrüsenhormone erhöht)

Tuberkulose-Antikörper

2 ml Serum

Untersuchungsmethoden:
1) Hämagglutinations- und Hämolysereaktion nach Middlebrook-Dubos
2) Komplementbindungsreaktion
3) Enzymimmunoassay

Die Befundinterpretation erfolgt in der Regel durch das den Test ausführende Labor.

Anm.: Unspezifische Reaktionen möglich, deshalb Erregernachweis (mikroskopisch und kulturell) vorrangig.

Tuberkulose-Erregernachweis

Untersuchungsmaterial:
Material, das nicht alsbald zur Verarbeitung ins Labor gebracht werden kann, sollte möglichst kühl gelagert werden (Begleitkeime!). Eine Tuberkulostatikatherapie sollte vor der Materialgewinnung mindestens 3 Tage abgesetzt werden.

Sputum, Bronchialsekret (möglichst wenig Speichel)
Magensaft (morgens vor dem Aufstehen nach mindestens 8 Std. Fasten)
Punktionsproben (Verunreinigung mit Begleitkeimen möglichst vermeiden)
Urin (Morgenurin, Mittelstrahlurin)
Eiter, Abstrich

Anm.:
1) Kultur ist der mikroskopischen Untersuchung deutlich überlegen
2) Die Kulturen werden laufend beobachtet. Im positiven Fall (frühestens nach ca. 2 Wochen) erfolgt sofort Benachrichtigung
   Routinemäßige Benachrichtigung der negativen Kulturen nach 6 Wochen, weitere Beobachtung 4 Wochen
3) Bei positiven Kulturen wird in der Regel ein Antibiogramm erstellt
4) Positive Ergebnisse werden in Abdruck dem zuständigen Gesundheitsamt gemeldet (Bundesseuchengesetz)

Anl. siehe Anlage 7 „Hinweise zur Behandlung bakteriologisch-mikrobiologischer Untersuchungsmaterialien"

Tularämie-Antikörper

1 ml Serum

Der Erreger der Tularämie (Pasteurella tularensis) kommt bei freilebenden Nagetieren und Wild vor. Übertragung auf den Menschen durch Kontakt mit diesen Tieren und dem Fleisch.

Klinik: Beginn mit hohem Fieber, Unwohlsein
1) Ulzeroglanduläre Form: ulzerierende Papeln und vereiternde Lymphknoten
2) Okuloglanduläre Form: Konjunktivitis, Schwellung der präaurikulären und zervikalen Lymphknoten
3) Innere Form: Pneumonie; typhus- und ileusartiger Verlauf
Inkubationszeit: 1-5 Tage

Titer ab 1 : 160 verdächtig
Antikörper treten in der 2. Krankheitswoche auf

Wichtige Hinweise:
– Die Widalreaktion kann in der Regel nur im Zusammenhang mit anderen labordiagnostischen Daten, dem klinischen Befund und der Anamnese beurteilt werden
– Wichtig für die Beurteilung der Widalreaktion ist der Titerverlauf. Anstiege um zwei oder mehr Titerstufen sprechen für eine frische Infektion
– Bei klinischem Verdacht auf eine akute Infektion ist der Erregernachweis vorrangig

TZ (Thrombinzeit) = Plasma-Thrombinzeit (PTZ)

2 ml Zitratblut: 0,2 ml Zitrat (3,8%ig) in der Spritze aufziehen, dann 1,8 ml Venenblut bis auf das Gesamtvolumen 2 ml aufziehen, gut mischen, in ein Versandröhrchen umfüllen, möglichst umgehend ins Labor einsenden.

NW 14-21 sec
Anm.: NW abhängig von Reagenz und Angaben des Herstellers

↑ Dys-, Hypo-, Afibrinogenämie
Verbrauchskoagulopathien
Fibrinolysetherapie (Streptokinase, Urokinase): PTZ soll um das 2-4-fache des Ausgangswertes verlängert sein
Heparintherapie: PTZ soll um das 2-3-fache des Ausgangswertes verlängert sein

↓ Diagnostisch ohne Bedeutung

Anl. siehe Anlage 10 „Blutgerinnung"

Urinstatus

10 ml Spontanurin

Eiweiß siehe S. 65
Zucker siehe S. 194
Urobilinogen
Sediment

Valproinsäure

Antikonvulsivum

Handelsnamen: Convulex, Ergenyl, Leptilan, Mylproin, Orfiril

2 ml Serum

NW 50,0 - 100 μg/ml

Zeitpunkt der Blutentnahme: Für maximalen Spiegel 1-4 Std. nach der letzten Dosis, für minimalen Spiegel unmittelbar vor der nächsten Dosis. Voraussetzung: Das Fließgleichgewicht (steady state) muß erreicht sein (2-3 Tage nach Behandlungsbeginn)

Anl. siehe Anlage 20 „Medikamentenspiegel"

Vanillinmandelsäure (VMS)

Metabolit von Adrenalin und Noradrenalin

24-Std.-Urin sammeln (bitte Sammelgefäß, das 10 ml 25%ige Salzsäure enthält, anfordern), Sammelvorschrift auf Flaschenetikett sorgfältig beachten. Gesamturinmenge angeben. 20 ml vom Sammelurin einsenden.
Bitte beachten: Vor und während der Urinsammlung soll die Aufnahme folgender Stoffe vermieden werden:
1) Kaffee, schwarzer Tee, Bananen, Käse (2 Tage)
2) Medikamente: Phenothiazine, Theophyllin, Tetrazykline, Ampicillin, Erythromycin, chininhaltige Präparate (8 Tage, wenn klinisch möglich)

NW unter 8,00 mg/die

♠ Phäochromozytom
Ganglioneurom
Neuroblastom

Anl. siehe Anlage 15 „Katecholamine und deren Metaboliten"

V

Varicella-Zoster-Antikörper

1 ml Serum

| ELISA | | Erwachsene | Neugeborene |
IgG	IgM		
∅	∅	Kein Hinweis auf eine frische oder abgelaufene Infektion	Kein Hinweis auf prä- oder perinatale Infektion
∅	±	Frische Infektion? Kontrolle in 1-2 Wochen	Verdacht auf prä- oder perinatale Infektion. Kontrolle in 1-2 Wochen
∅ od. ± od. +	+	Frische Infektion	Hinweis auf prä- oder perinatale Infektion
±	∅	Bei Verdacht auf frische Infektion Kontrolle in 1-2 Wochen Abgelaufene Infektion?	Kein Anhalt auf eine prä- oder perinatale Infektion Nachgewiesene Antikörper wahrscheinlich
+	∅	Abgelaufene Infektion	passiv von der Mutter übertragen

∅ = Antikörper nicht nachgewiesen
+ = Antikörper nachgewiesen
± = grenzwertiger Befund

Erreger: Varicella-Zoster-Viren
Inkubationszeit: ca. 2 Wochen

Es gibt zwei verschiedene Verlaufsformen:
1) Windpocken: (bei Erstinfektion) mit typischen Effloreszenzen am ganzen Körper.
  Komplikation: Enzephalitis
  Anm.: Bei Infektion in der Schwangerschaft (Kontakt mit Windpockenkranken) sofort Blut zur Feststellung der Immunitätslage entnehmen.
  Wenn eine Infektion nahe dem Entbindungstermin erfolgt, können schwere neonatale Varizellen auftreten; seltener ist eine Embryopathie, wenn eine Infektion in den ersten 15 Schwangerschaftswochen erfolgt.
2) Herpes zoster = Gürtelrose (reaktivierte Infektion mit Varicella-Zoster-Viren)
  Der Befall der entsprechenden Spinalganglien verursacht segmentale, schmerzhafte Effloreszenzen.

Anm.: Embryopathie bei Infektion in der Schwangerschaft ist nicht auszuschließen.
Bei Kontakt in der Schwangerschaft sofort Blut einsenden zur Feststellung der Immunitätslage.

Anl.   siehe Anlage 9 „Mutterschaftsvorsorge"

Vasopressin (Adiuretin = ADH)

Hypothalamushormon
Wirkung: Hemmt die Diurese; verengt die Gefäße

8 ml Blut abnehmen, sofort in 2 EDTA-Röhrchen geben, mischen,
zentrifugieren, 2 ml Plasma abnehmen, sofort tieffrieren.
Alternativ: Patient zur Blutentnahme ins Labor schicken

NW   2,0-8,0 pg/ml

↑   Schwartz-Bartter-Syndrom *)

↓   Diabetes insipidus centralis **)

> *) Schwartz-Bartter-Syndrom (ein dem Bartter-Syndrom ähnliches Syndrom, s. Aldo-
> steron S. 9)
> Klinik: schmerzhafte Muskelschwäche, Kreislaufstörung; Blutdruck normal, Herz-,
> Nieren- und NNR-Funktion nicht gestört; Na und K im Blut erniedrigt, im Urin erhöht
> Ursachen: maligne Tumoren (Bronchial-, Pankreas-, Thymus-Ca.), Enzephalitis, bulbäre
> Poliomyelitis, Lungenerkrankungen (Pneumonie, Tbc)
>
> **) Diabetes insipidus centralis: Polydipsie, Polyurie (4-20 l/Tag)

Anm.: Beim Diabetes insipidus renalis keine ADH-Verminderung

Vitamin B$_{12}$

Antiperniziosa-Faktor; Intrinsic-Faktor

1 ml Serum

Bitte beachten:
Parenterale Vitamin B12-Zufuhr führt zu erhöhten Werten
(Zeitdauer: mehrere Wochen!)
Ascorbinsäure und Heparin stören die Vitamin B12-Bestimmung
Serum vor Lichteinwirkung schützen

NW   200-978 pg/ml
       150-200 pg/ml grenzwertig

↓   Perniziöse Anämie (megaloblastische Anämie)
     Funikuläre Spinalerkrankung
     Chron. Mangelerkrankung mit Schleimhautatrophie
     Sub- und Anazidität (Intrinsic-Faktor-Mangel)
     Zustand nach Magenresektion
     Ileumerkrankungen (z.B. Sprue)
     Fischbandwurm
     Mangelkost (extreme Vegetarier)
     Chron. Leber- und/oder Nierenerkrankung

V

Anm.: Gleichzeitige Bestimmung von Folsäure, siehe S. 72, ist sinnvoll, da ein Vitamin B 12-
Mangel bei alleiniger Folsäuremedikation verstärkt wird (mögliche Folge: funikuläre Spinalerkrankung; megaloblastische Anämie)

Vitamin D$_3$ (25-OH-Vitamin D$_3$) = Calcifediol

Bildungsstätte: Leber

Geronnenes Vollblut zentrifugieren, <u>2 ml Serum</u> abpipettieren, sofort tieffrieren.
<u>Alternativ:</u> Patient zur Blutentnahme ins Labor schicken

NW   50,0-300 nmol/l im Sommer
25,0-120 nmol/l im Winter

↑   Vitamin D-Überdosierung
Anm.: eine Überdosierung von 1,25-(OH)$_2$-D$_3$ = Calcitriol (Rocaltrol) und AT 10 wird nicht erfaßt.

↓   Mangelnde Vitamin D-Zufuhr
Rachitis
Malabsorptionssyndrom
Prim. Hyperparathyreoidismus
Vitamin D-Verlust, z.B. bei Nephrose

Vitamin D$_3$ (1,25-Dihydroxy-Vitamin D$_3$) = Calcitriol

Bildungsstätte: Niere

Geronnenes Vollblut zentrifugieren, <u>2 ml Serum</u> abpipettieren, sofort tieffrieren.
<u>Alternativ:</u> Patient zur Blutentnahme ins Labor schicken

NW   15,0-49,0 pg/ml

↑   Vitamin D-Überdosierung mit 1,25-Dihydroxy-Vitamin D$_3$ = Calcitriol (Rocaltrol)
Hypophosphatämie
Hypercalciämie
Prim. Hyperparathyreoidismus
Sarkoidose (M. Boeck)
Bei Beginn einer Rachitistherapie

Anm.: Eine Überdosierung mit 25-OH-D$_3$-Präparaten = Calcifediol (Dedrogyl) und AT 10 wird nicht erfaßt.

↓   Vitamin D-abhängige Rachitis, Typ I
Niereninsuffizienz

Waaler-Rose-Test

1 ml Serum

pos. Rheumatoide Arthritis
Felty-Syndrom *)
Still-Syndrom **) nur in ca. 20 % der Fälle positiv

*) Felty-Syndrom: Sonderform der rheumatoiden Arthritis (monoartikulär, akuter Beginn, Fieber, starkes Krankheitsgefühl, Lymphknotenschwellung, Leukopenie)

**) Still-Syndrom: Jugendliche Form der rheumatoiden Arthritis (gleiche Symptomatik wie Felty-Syndrom, jedoch Leukozytose)

Wachstumshormon = HGH = STH (somatotropes Hormon)

Wachstumshormon; Hypophysenvorderlappenhormon

2 ml Serum

NW unter 7,0 ng/ml

⬆ Ki. Großwuchs
Erw. Akromegalie

⬇ Ki. Kleinwuchs

Anm.: Der STH-Spiegel unterliegt tagesrhythmischen Schwankungen und ist abhängig von Streß und Nahrungsaufnahme. Einzelne Werte sind deshalb nicht aussagekräftig.
Alternativ: Funktionstest unter körperlicher Belastung

Funktionstest durch körperliche Belastung:
1. Blutentnahme am nüchternen Patienten (Basalwert)
   Anschließend 10 Min. Belastung (z.B. Treppensteigen)
2. Blutentnahme nach 20 Min. Ruhe

Beurteilung: Bei Kindern mit konstitutioneller Entwicklungsstörung findet man in ca. 30 % der Fälle nur einen geringen Anstieg des HGH-Wertes.

Anm.: Eine weitere Alternative ist die Bestimmung von Somatomedin C (keine Abhängigkeit von tagesrhythmischen Schwankungen und unabhängig von Streß), S. 163

W

Widal-Reaktion

Antikörpernachweis mittels Agglutinationsreaktion

1 ml Serum

1) Typhus-Paratyphus-Enteritis-Ruhr
   a) Typhus und Paratyphus
      - Ca. 1 Woche nach Krankheitsbeginn erhöhte Titer
      - Ein Titer von 1:50 und 1:100 kann als verdächtig gelten, anfangs kann die O-Agglutination, später die H-Agglutination überwiegen
      - Bei niedrigen Titern ist an die Möglichkeit einer Kreuzreaktion zu denken (Antigengemeinschaft mit anderen Salmonellen)
      - Bei Geimpften ist ein H-Titer mit besonderer Vorsicht zu bewerten
   b) Enteritis-Salmonellen und Ruhr-Shigellen
      - Häufig keine nachweisbare AK-Bildung, da in der Regel kein septischer Verlauf
2) Yersinien
   a) Yersinia enterocolitica
      - Ca. 1 Woche nach Krankheitsbeginn erhöhte Titer (selten!)
      - Titer ab 1:160 verdächtig
      - Kreuzreaktion mit Brucellen möglich
   b) Yersinia pseudotuberculosis
      - Titer nur bei schwerem und längerfristigem Krankheitsverlauf
3) Brucellen (B. abortus; B. melitensis)
   - Erhöhte Titer in den ersten Krankheitswochen, bleiben z.T. über Jahre erhöht
   - Titer ab 1:160 verdächtig
   - Kreuzreaktion mit Y. enterocolitica 09
4) Listeriose
   - O-Titer ab 1:400 verdächtig; OH-Titer ab 1:200 verdächtig
   - Kreuzreaktion mit Antikörper gegen grampositive Kokken möglich
5) Tularämie
   - Antikörper treten in der 2. Krankheitswoche auf
   - Titer ab 1:160 verdächtig

Wichtige Hinweise:
- Die Widalreaktion kann in der Regel nur im Zusammenhang mit anderen labordiagnostischen Daten, dem klinischen Befund und der Anamnese beurteilt werden
- Wichtig für die Beurteilung der Widalreaktion ist der Titerverlauf. Anstiege um zwei oder mehr Titerstufen sprechen für eine frische Infektion
- Bei klinischem Verdacht auf eine akute Infektion ist der Erregernachweis vorrangig

Würmer-Wurmeier

Stuhl (bei Oxyuren Klebestreifen), ggf. Urin
für Antikörpernachweis 2 ml Serum

I Nematoden (Rundwürmer)

1) Ascaris lumbricoides (Spulwurm)
   Vorkommen: weltweit
   Übertragung: Eier (aus dem Stuhl des Menschen) kommen in die Erde, Reifung→ verunreinigter Salat etc.→ orale Aufnahme→Mensch (im Darm werden junge Parasiten frei)→ Blut, Lunge, Bronchien, Magen, Darm
   Anm.: Infektion von Mensch zu Mensch nicht möglich

Fortsetzung siehe nächste Seite!

2) Trichuris trichiura (Peitschenwurm)

Vorkommen: weltweit
Übertragung: Eier (aus dem Stuhl des Menschen) kommen ins Freie→ Reifung→ verun-
reinigte Nahrung→ Mensch (im Dickdarm)
Anm.: Infektion von Mensch zu Mensch nicht möglich

3) Oxyuren (Enterobius vermicularis, Madenwurm)

Vorkommen: weltweit
Übertragung: Weibchen kriechen nachts aus dem Anus, legen dort Eier ab, orale Auf-
nahme
Anm.: Nachweis der Eier mit Klebestreifenmethode

4) Ancylostoma duodenale (Hakenwurm)

Vorkommen: Tropen, Subtropen
Übertragung: Eier (aus dem Stuhl des Menschen) kommen ins Freie→ Reifung→ Mensch
(Larven durchdringen die Haut→ Blut→ Lunge, Bronchien→ Mund, Magen, Darm)

II Cestoden (Bandwürmer)

1) Taenia saginata (Rinderbandwurm)
   Taenia soleum (Schweinebandwurm)

Vorkommen: weltweit
Übertragung: Proglottiden bzw. Eier (aus dem Stuhl des Menschen) kommen ins Freie→
orale Aufnahme durch Rind bzw. Schwein (Darm, Blut, Muskulatur, Finnen)→ ungekoch-
tes Fleisch→ Mensch (Magen, Darm)

2) Diphyllobothrium latum (Fischbandwurm)

Vorkommen: Ostsee, Binnenseen
Übertragung: Wurmeier→ Krebse→Fisch→ rohes Fischfleisch→ Mensch (Magen,
Darm)

3) Echinokokken-Antikörpernachweis

– Echinococcus granulosus = Hundebandwurm
  Hauptwirt: Hund
  Zwischenwirt: Mensch, Schaf, Rind
  Finnen in Lunge, Hirn, Leber, Milz
– Echinococcus multilocularis = Fuchsbandwurm
  Hauptwirt: Fuchs, übertragbar auf Hund und Katze
  Zwischenwirt: Mensch, Wildtiere
  Finnen hauptsächlich in der Leber

III Trematoden (Saugwürmer)

1) Darmegel, Leberegel
2) Schistosoma (Erreger der Bilharziose)
   a) Nachweis der Eier
      bei Blasenbilharziose im Urin
      bei Darmbilharziose im Stuhl
   b) Antikörpernachweis im Serum

Bilharziose: Wurmerkrankung in warmen Ländern
– Afrikanische und südamerikanische Darm- und Leberbilharziose: Enteritis mit blutig-
schleimigen Durchfällen; Hepato- und Splenomegalie, Lymphdrüsenschwellung
Erreger: Schistosoma mansoni
– Ostasiatische Darm- und Leberbilharziose: Fieber, Ödeme, Tenesmen, Diarrhöe, Hepato-
und Splenomegalie
Erreger: Schistosoma japonicum
– Blasen- und Urogenitalbilharziose: Hämaturie, Zystitis
Erreger: Schistosoma haematobium

Durchführung des Testes:
1) Patient muß nüchtern sein
2) Blase entleeren
3) Blutentnahme (5 ml) für Basalwert
4) 400 ml Tee mit 25 g D-Xylose trinken
5) Urinsammlung beginnen, Dauer 5 Std.
6) Blutentnahme (5 ml) 1 Std. nach Testbeginn
7) 200 ml Wasser (ohne Xylose) nachtrinken
8) Blutentnahme (5 ml) 2 Std. nach Testbeginn
9) 200 ml Wasser (ohne Xylose) nachtrinken
10) 5-Std.-Urinmenge messen und davon 10 ml einsenden

Kinder: 0,5 g D-Xylose/kg Körpergewicht in 10 ml Wasser/kg Körpergewicht auflösen; Nachtrinkmenge entsprechend!

Probenmengen:
  1 ml Serum für Basalwert
  1 ml Serum für 1-Std.-Wert
  1 ml Serum für 2-Std.-Wert
10 ml Urin vom 5-Std.-Sammelurin

NW Erw.
im Serum: nach 1 und 2 Std. über 30,0 mg/dl
im Urin: 22-33 % der verabreichten Menge D-Xylose

Ki. unter 16 J.
im Serum: nach 1 Std. über 20,0 mg/dl
im Urin: 15-37 % der verabreichten Menge D-Xylose

⬥ Malabsorptionssyndrom
    Zöliakie
    Sprue

Anm.: normale Xyloseausscheidung: chron. Pankreatitis, M. Crohn *)

*) M. Crohn (Enteritis regionalis): v.a. bei jüngeren Erwachsenen vorkommende Erkrankung
des Dünn- und/oder Dickdarms.
Symptome: krampfartige oder andauernde Bauchschmerzen, die bei der Stuhlentleerung
sich häufig verstärken. Durchfälle meist mit dünnbreiigem Stuhl.

Yersinien

Material: im Einsendegefäß befindliches Löffelchen mit Stuhl füllen und einsenden.

Für serologische Untersuchung: 2 ml Serum

1) Yersinia enterocolitica

Symptome: fieberhafte Enterokolitis, „Pseudoappendizitis" ohne Durchfall, Sepsis
Erregerreservoir noch unklar (Kälber, Schweine, Hunde, Katzen, Nager?)
Inkubationszeit: 7-12 Tage
Ausscheidungsdauer ca. 3 Wochen
Meldepflichtige Erkrankung nach dem Bundesseuchengesetz
Kontrolluntersuchung nach Abklingen der klin. Symptome, bis 3 negative Stühle
in Folge nachgewiesen sind.
Folgeerkrankungen: Arthritis; Erythema nodosum

Serologische Untersuchung möglich (Gruber-Widal), siehe Yersinien-Antikörper

2) Yersinia pseudotuberculosis

Symptome: beim Erwachsenen überwiegend enteritische und septisch-typhöse
Verläufe, bei Kindern und Jugendlichen meist Symptome einer Appendizitis und
mesenterialen Lymphadenitis
Erregerreservoir: Nagetiere, Katzen, Vögel
Verbreitung der Erkrankung: Ostasien, Osteuropa, seltener Mitteleuropa
Meldepflichtige Erkrankung nach dem Bundesseuchengesetz
Kontrolluntersuchung nach Abklingen der klin. Symptome, bis 3 negative Stühle
in Folge nachgewiesen sind.

Y. pseudotuberculosis wird im Stuhl wesentlich seltener als Y. enterocolitica nachgewiesen. Erfolgversprechender ist der Nachweis im Operationsmaterial oder durch Blutkulturen.

Von Bedeutung ist auch der serologische Nachweis (Gruber-Widal), siehe Yersinien-Antikörper.

Anl.   siehe Anlage 3 „Enteropathogene Erreger"
und Anlage 8 „Hinweise zur Behandlung bakteriologisch-mikrobiologischer Untersuchungsmaterialien"

Yersinien-Antikörper (Gruber-Widal)

Antikörpernachweis bei Y. pseudotuberculosis und Y. enterocolitica

Indikation: Arthritiden, Pseudoappendizitis, Enteritis
Signifikante Titer sind nachweishar bei Y. enterocolitica 5-7 Tage nach Enteritisbeginn, bei Y. pseudotuberculosis nach Auftreten der klinischen Symptome.

1) Yersinia enterocolitica
   Titer ab 1 : 160 verdächtig
   – Ca. 1 Woche nach Erkrankungsbeginn erhöhte Titer (selten!)
   – Kreuzreaktion mit Brucellen möglich

2) Yersinia pseudotuberculosis
   Titer nur bei schwerem und längerfristigem Krankheitsverlauf

Wichtige Hinweise:
– Die Widalreaktion kann in der Regel nur im Zusammenhang mit anderen labordiagnostischen Daten, dem klinischen Befund und der Anamnese beurteilt werden
– Wichtig für die Beurteilung der Widalreaktion ist der Titerverlauf. Anstiege um zwei oder mehr Titerstufen sprechen für eine frische Infektion
– Bei klinischem Verdacht auf eine akute Infektion ist der Erregernachweis vorrangig

Zink

1) im Serum

1 ml Serum

NW   55,0 - 150 µg/dl

⬆   Iatrogen
Polyzythämie
Perniziosa

⬇   Acrodermatitis enteropathica *)
Nutritiver Zinkmangel (parenterale Ernährung, Alkoholismus)
Resorptionsstörungen (M. Crohn **), Colitis ulcerosa, Zöliakie)
Renale und exsudative Zinkverluste (Verbrennungen, Nierenerkrankungen, Diabetes mellitus)

> *) Acrodermatitis enteropathica ist eine erbliche Zinkresorptionsstörung, die sich im Säuglingsalter nach dem Abstillen manifestiert.
> Therapie: Zinkpräparate oral
>
> **) M. Crohn (Enteritis regionalis): v.a. bei jüngeren Erwachsenen vorkommende Erkrankung des Dünn- und/oder Dickdarms.
> Symptome: krampfartige oder andauernde Bauchschmerzen, die bei der Stuhlentleerung sich häufig verstärken. Durchfälle meist mit dünnbreiigem Stuhl.

2) im Urin

24-Std.-Urin sammeln (Sammelgefäß ohne Salzsäure). Gesamturinmenge angeben. 20 ml vom Sammelurin einsenden.

Zucker im Urin

24-Std.-Urin sammeln (Sammelgefäß ohne Salzsäure). Gesamturinmenge angeben. 20 ml vom Sammelurin einsenden.

NW   unter 15 mg/dl

⬆   Diabetes mellitus
Renaler Diabetes
Toxische Nierenschädigung
Schwangerschaftsglukosurie

Zytomegalie-Virus-Antikörper

1 ml Serum

Fakultative Untersuchung des mütterlichen Blutes im Rahmen der Mutterschaftsvorsorge bei Verdacht auf Infektion.
Krankheitsverlauf oft uncharakteristisch (leichte Hepatitis, Lymphadenitis, Fieberschübe, Myokarditis, Polyradikulitis, interstitielle Pneumonie)

Untersuchung des Neugeborenenblutes bei entsprechender Symptomatik:
Hepatomegalie, hämolytische Anämie, Icterus, zerebrale Erkrankungen

Infektionen bei resistenzgeminderten oder immunsupprimierten Patienten

ELISA		Erwachsene	Neugeborene
IgG	IgM		
$\varnothing$	$\varnothing$	Kein Hinweis auf eine frische oder abgelaufene Infektion	Kein Hinweis auf prä- oder perinatale Infektion
$\varnothing$	$\pm$	Frische Infektion? Kontrolle in 1-2 Wochen	Verdacht auf prä- oder perinatale Infektion. Kontrolle in 1-2 Wochen
$\varnothing$ od. $\pm$ od. $+$	$+$	Frische Infektion	Hinweis auf prä- oder perinatale Infektion
$\pm$	$\varnothing$	Bei Verdacht auf frische Infektion Kontrolle in 1-2 Wochen Abgelaufene Infektion?	Kein Anhalt auf eine prä- oder perinatale Infektion Nachgewiesene Antikörper wahrscheinlich
$+$	$\varnothing$	Abgelaufene Infektion	passiv von der Mutter übertragen

$\varnothing$ = Antikörper nicht nachgewiesen
$+$ = Antikörper nachgewiesen
$\pm$ = grenzwertiger Befund

Anl.   siehe Anlage 9 „Mutterschaftsvorsorge"

Z

ANLAGEN

Teil II

Ausgewählte Kapitel

Inhalt

Tumormarker

I Allgemeines

1) Tumormarker sind Stoffe, die im Zusammenhang mit Tumorerkran-
kungen auftreten bzw. in erhöhten Konzentrationen nachweisbar
sind. Sie können in 4 Gruppen unterteilt werden:
   a) Tumorassoziierte Proteine, die entweder von Tumorzellen selbst
   oder auch von anderen Zellen bei Irritation (Entzündungen,
   Noxen) gebildet werden, z.B. CEA, AFP, CA 19-9, CA 125,
   CA 15-3
   b) Hormone, deren Bildung durch Tumorwachstum stimuliert wird,
   z.B. Beta-HCG, PTH, ACTH, HGH
   c) Enzyme, deren Bildung durch Tumoren gesteigert wird, z.B. NSE
   (Neuron-spezifische Enolase) beim kleinzelligen Bronchialkarzinom, PAP (Prostata-spezifische Phosphatase) beim
   Prostata-Ca.
   d) Plasma- und Urin-Globuline: monoklonales Immunglobulin bei
   Paraproteinämie
2) Auch beim Nicht-Tumorkranken oder beim Gesunden können
Tumormarker gefunden werden.
3) Ein negativer Befund schließt ein Malignom nicht aus.

II Indikation:

1) Test bei Risikogruppen, z.B. Pat. mit Leberzirrhose bei Verdacht
auf Leberzell-Ca.
2) Wenn Symptome vorhanden sind, die an einen Tumor denken
lassen
3) Bei bekanntem Tumor:
   a) Mit Einschränkung kann aus der Höhe des Wertes auf die Aus-
   breitung des Tumors oder auf Metastasen geschlossen werden
   b) Verlaufskontrolle (vor Behandlung und nach bzw. während der
   Behandlung)

III Organspezifität der Tumormarker

1) gute Organspezifität:

Calcitonin	für medulläres Schilddrüsen-Ca. (C-Zell-Tumor)
PSA/PAP	für metastasierendes Prostata-Ca.
NSE	für kleinzelliges Bronchial-Ca.
β-HCG	für Chorion-Ca., Hoden-Ca.
	Ovarial-Ca. (Keimzelltumor)
	extragonadale Keimzelltumoren
AFP	für prim. Leber-Ca.
	Ovarial-Ca. (Keimzelltumor)
	Hoden-Ca. (Keimzelltumor)
	extragonadale Keimzelltumoren

2) relativ gute Organspezifität:

CA 19-9 für Pankreas-Ca.
CA 125 für Ovarial-Ca.
CA 15-3 für Mamma-Ca.

3) relativ geringe Organspezifität:

TPA
CEA

Fortsetzung siehe nächste Seite!

IV Auf welche Tumormarker soll untersucht werden?

Klinisch relevante und kommerziell verfügbare Tumormarker und ihre Empfehlung
zum Einsatz bei einigen soliden Tumoren
+++ Marker der ersten Wahl; ++ Marker empfehlenswert (eventuell Zweitmarker oder
in Kombination mit einem zweiten Marker); + Markereinsatz möglich

Marker / Tumor	CEA	TPA	CA 15-3	CA 19-9	CA 50	CA 72-4	CA 125	SCC	PAP/ PSA	AFP	βHCG	NSE	Calcitonin	Thyreoglob.
Colon	+++			++	+									
Pankreas	++			+++	+		+							
Magen	++			++		+								
Leber	+			++						+++				
Gallenwege	+			++										
Mamma	+++	++	+++			+								
Ovar epithelial		+	+	++		+	+++							
Ovar Keimzell-Tu.										+++	+++			
Uterus	+	++	+				+	+++						
Chorion											+++			
Lunge kleinzell. Ca.	+++	+										+++		
Lunge epithel. Ca.	+						+++							
Hoden										+++	+++			
Prostata									+++					
Blase	+	++												
Schilddrüse follikulär	+													+++
Schilddrüse medull. (C-Zell)	+	+											+++	
HNO-Tumoren	+	+				+++								

nach LAMERZ (modifiziert): (46) Dt. Ärztebl. 86, Heft 15, 13. April 1989

CEA	Carcinoembryonales Antigen	SCC	Squamous cell carcinoma antigen
TPA	Tissue polypeptide antigen	PAP/PSA	Prostatic acid phosphatase / Prostata-spezif. Antigen
CA 15-3	Carbohydrat-Antigen 15-3	AFP	Alpha-Fetoprotein
CA 19-9	Carbohydrat-Antigen 19-9	β-HCG	Humanes Choriongonadotropin
CA 50	Carbohydrat-Antigen 50	NSE	Neuronspezifische Enolase
CA 72-4	Carbohydrat-Antigen 72-4		
CA 125	Carbohydrat-Antigen 125		

Hepatitis-Diagnostik

Durch Viren verursachte Hepatitiden:	Erregerart	Infektions-modus
Hepatitis A	Hep.-A-Virus	fäkal-oral
Hepatitis B	Hep.-B-Virus	parenteral
Delta-Hepatitis	Delta-Hep.-Virus	parenteral
Hepatitis C	Hep.-C-Virus	parenteral

Anm.: Ca. 90 % der bisher als Non-A-Non-B klassifizierten Hepatitisfälle werden durch Hepatitis-C-Virus verursacht.

Andere infektiöse Hepatitiden:	Erregerart	Infektions-modus
Mononukleose	Epstein-Barr-Virus	Tröpfcheninfektion
Cytomegalie	Cytomegalie-Virus	Blutkontakt Intrauterin
Lues	Spirochäten	Blutkontakt Intimkontakt
Leptospirose	Leptospiren	Kontakt mit Ausscheid. von Haus- u. Nutztieren

Nichtinfektiöse Leberschäden:
Toxisch *(Medikamente, Alkohol)*
Stoffwechselerkrankungen, *z.B. Fettleber, M. Wilson *)*

*) M. Wilson: Extrapyramidale Symptome (Tremor, Rigor, Ataxie, Kontrakturen, Salben-gesicht), Kayser-Fleischer-Kornealring, Leberzirrhose, graubraune Hautpigmentierung

I Diagnostik bei Erkrankung

1) Chemische Untersuchungen:

Bilirubin im Serum	s. S. 29	alkal. Phosphatase	s. S. 11
Transaminasen	s. S. 76	Cholinesterase	s. S. 43
Gamma-GT	s. S. 71	Elektrophorese	s. S. 61

Fortsetzung siehe nächste Seite!

2) Serologische Untersuchungen:

a) Hepatitis-Suchprogramm:

Anti-HAV, HBsAg, Anti-HBs, Anti-HBc (ggf. auch Anti-HCV)

Anm.: Als Suchtest für Hepatitis B ist Anti-HBc ausreichend. Aus praktischen Gründen (Zeitfaktor!) ist es jedoch sinnvoll, zeitgleich aus derselben Probe HBsAg und Anti-HBs zu bestimmen.

b) Ergänzungsuntersuchungen:

für Hepatitis A:

Basisuntersuchung Anti-HAV	Ergänzung durch Anti-HAV (IgM)	Beurteilung
∅	nicht erforderlich	*keine Hepatitis*
+	erforderlich	
+	∅	*abgelaufene Hepatitis A*
+	+	*akute Hepatitis A*

für Hepatitis B:

Basisuntersuchung			Ergänzungen			Beurteilung
HBsAg	Anti-HBs	Anti-HBc	Anti-HBc (IgM)	HBeAg	Anti-HBe	
∅	∅	∅	nicht erforderlich			*keine Hepatitis B*
∅	+	+	nicht erforderlich			*abgelaufene Hepatitis B*
+	∅	+	zur Beurteilung ist die zusätzl. Bestimmung von Anti-HBc (IgM), HBeAg u. Anti-HBe erforderlich			
+	∅	+	+	+	∅	*akute Hepatitis B*
+	∅	+	∅	+	∅	*chron. aggressive Hepatitis B*
+	∅	+	∅	∅	+	*chron. persistierende Hepatitis B*

Anm.: Bei Hepatitis B sind weitere Konstellationen möglich. Die entsprechende Beurteilung – auch hinsichtlich Infektiosität, Immunität und Prognose – erfolgt in der Regel auf dem Befundbericht des Labors.

für Hepatitis C:

Ergänzungsuntersuchungen zur Zeit nicht möglich

Fortsetzung siehe nächste Seite!

c) Graphiken:

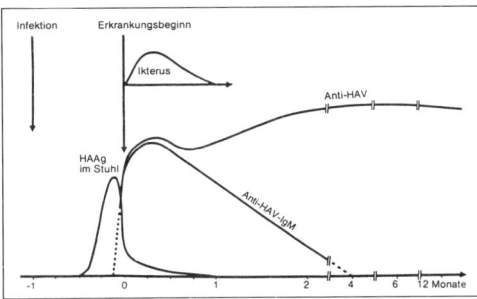

Zeitpunkt des Auftretens und typischer Verlauf virusspezifischer Untersuchungen bei Hepatitis-A-Infektion nach Frösner, Deinhardt et al.

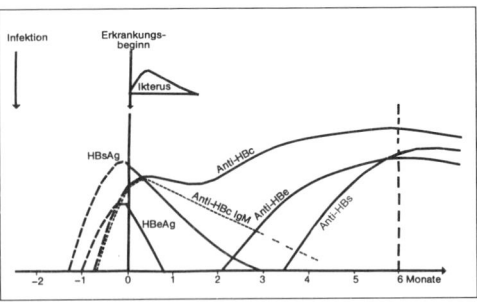

Zeitpunkt des Auftretens und typischer Verlauf virusspezifischer Meßgrößen bei der akuten Hepatitis-B-Infektion nach Frösner, Deinhardt et al.

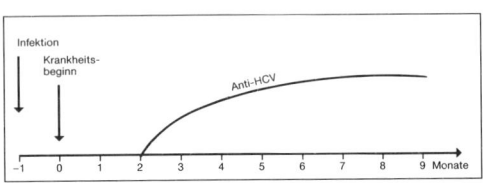

Antikörpernachweis bei Hepatitis-C-Infektion

d) Bedeutung der einzelnen serologischen Parameter:

Anti-HAV

Suchtest zur Abklärung, ob eine Hepatitis A vorliegt oder durchgemacht wurde. Bei pos. Ausfall Folgeuntersuchung: Anti-HAV (IgM)

Anti-HAV (IgM)

1) bei Verdacht auf akute Hepatitis A
2) als Folgeuntersuchung nach positivem Anti-HAV

Fortsetzung siehe nächste Seite!

HBsAg

1) bei Verdacht auf akute Hepatitis B (in ca. 5 % der Hepatitis-B-Infektionen negativ!)
2) bei Verdacht auf chronische Hepatitis B
3) bei Verdacht auf gesunden HBsAg-Träger (5-10 % aller Hepatitis-B-Infektionen)
4) als Untersuchung im Rahmen der Schwangerenvorsorge

Anti-HBc

1) bei Verdacht auf akute Hepatitis B (bei allen Hepatitis-B-Infektionen positiv!)
2) bei Verdacht auf chronische Hepatitis B
3) als Basisuntersuchung <u>vor</u> einer aktiven Hepatitis-B-Schutzimpfung

Anti-HBc (IgM)

1) bei Verdacht auf akute Hepatitis B
2) zur Verlaufskontrolle bei chronischer Hepatitis B

Anti-HBs

1) zur Beurteilung der Immunitätslage bei und nach einer Hepatitis-B-Erkrankung
2) zur Beurteilung der Immunitätslage nach aktiver Impfung gegen Hepatitis B

Anmerkungen:
– bei Hepatitis-B-Erkrankungen wird Anti-HBs in der Regel erst einige Wochen bis Monate nach dem Verschwinden von HBsAg gefunden (= „diagnostische Lücke")
– gleichzeitiges Auftreten von HBsAg und Anti-HBs kommt vor:
  a) HBsAg ist noch nicht vollkommen verschwunden, Anti-HBs ist bereits nachweisbar; bei Kontrolle in einigen Wochen ist dann HBsAg nicht mehr nachweisbar
  b) Doppel- und Reinfektion mit 2 verschiedenen Subtypen von Hepatitis-B-Viren
  c) unspezifisch positives HBsAg oder/und Anti-HBs (jedoch niedrige Titer!)

HBeAg

1) bei Verdacht auf akute Hepatitis B (in ca. 15 % der Hepatitis-B-Infektionen negativ!)
2) bei Verdacht auf chronische Hepatitis B
3) zur Beurteilung der Infektiosität

Anti-HBe

1) zur Verlaufskontrolle bei akuter und chronischer Hepatitis B
2) zur Beurteilung der Immunitätslage bei und nach Hepatitis-B-Infektion

Anti-Delta

1) bei akutem Schub einer chronischen Hepatitis B
2) bei fulminant verlaufender akuter Hepatitis B
3) bei Hepatitis Drogenabhängiger, Hämophilie- und Dialysepatienten

Anti-HCV

1) Verdacht auf akute oder chronische Hepatitis bei negativen serologischen Hepatitis-A- und B-Befunden
2) Spender und Empfänger von Blut
3) Organspender und Transplantationpatienten
4) Dialysepatienten
5) Risikopatienten

Fortsetzung siehe nächste Seite!

II) Untersuchungen, die bei der Fragestellung Impfung (aktive Immunisierung gegen Hepatitis B) erforderlich sind:

Basis Anti-HBc	Folge Anti-HBs	HBs Ag	Impfen	Begründung
∅			ja	*Patient ist gegen Hep. B <u>nicht</u> immun*
+			?	Bestimmung von Anti-HBs erforderlich
+	>100 IU*)		nein*)	*Patient ist bereits immun gegen Hepatitis B*
+	∅		?	Bestimmung von HBs Ag erforderlich
+	∅	∅	?	*Immunität gegen Hepatitis B ist unsicher* Weitere Untersuchungen sind erforderlich (Anti-HBc IgM, HBe Ag, Anti-HBe)
+	∅	+	nein	*Patient hat eine Hepatitis-B-Infektion* Zur Klärung von Aktivität, Infektiosität und Immunitätslage sind weitere Untersuchungen erforderlich (Anti-HBc IgM, HBe Ag, Anti-HBe)
∅	>100 IU*)	∅	nein*)	*Patient ist bereits immun gegen Hepatitis B* *(Impferfolg oder stille Feiung)*

*) Wenn Anti-HBs unter 100 IU, nochmalige Impfdosis erforderlich (siehe folgende Tabelle!)

Anti-HBs	**Hinweise zur Nachimpfung**
1 - 9 IU	nochmalige Impfdosis erforderlich (3 Monate nach der Grundimmunisierung)
10 - 99 IU	nochmalige Impfdosis erforderlich (3 - 6 Monate nach Grundimmunisierung)
100 - 999 IU	Kontrolle von Anti-HBs in 0,5 - 1,5 Jahren angezeigt; falls dann Anti-HBs unter 10 IU ist, nochmalige Impfdosis erforderlich
1000 - 9999 IU	Kontrolle von Anti-HBs in 1,5 - 3,5 Jahren angezeigt; falls dann Anti-HBs unter 10 IU ist, nochmalige Impfdosis erforderlich
über 10000 IU	Kontrolle von Anti-HBs in 3,5 - 6 Jahren angezeigt; falls dann Anti-HBs unter 10 IU ist, nochmalige Impfdosis erforderlich

Was ist zu tun, wenn nach ordnungsgemäßer Impfung keine Antikörper nachgewiesen werden?
1. Nachfragen, ob die Impfung intragluteal erfolgt ist; wenn ja, Wiederholung der gesamten Impfung intramuskulär in den Oberarm. (Schlechte Antikörper-Bildung bei intraglutealer Injektion!)
2. Wenn trotz Injektion in den Oberarm 4 Wochen nach der 3. Injektion keine Antikörper-Bildung nachweisbar ist, 4. Injektion und wenn dann wieder keine Antikörper nachweisbar sind, 5. Injektion.
3. Bei Impflingen, bei denen auch dann keine Antikörper-Bildung erfolgt, soll bei Exposition sofort Simultan-Impfung durchgeführt werden.

Enteropathogene Erreger

A Bakterien

B Viren

C Pilze

D Protozoen

A Bakterien

I Enteropathogene Bakterien

1) Salmonellen

a) Enteritis-Salmonellen

Symptome: Durchfall, Erbrechen, meist mäßiges Fieber
Inkubationszeit: 12-72 Std.
Infektionsquelle: meist infizierte Lebensmittel
Erregerreservoir: Rinder, Schweine, Geflügel
Mittlere Ausscheidungsdauer: 4-6 Wochen
Meldepflichtige Erkrankung nach dem Bundesseuchengesetz
Kontrolluntersuchung des Stuhles nach Abklingen der klin. Symptome: drei aufein-
anderfolgende negative Stühle erforderlich

b) Typhus und Paratyphus

Bei klinischem Verdacht ist mehrmalige Untersuchung des Stuhles angezeigt
Klinik: Sepsis mit Befall zahlreicher Organe
Inkubationszeit: 7-20 Tage
Infektionsquelle: meist infizierte Lebensmittel, infiziertes Trinkwasser
Erregerreservoir: Mensch (gesunde Dauerausscheider!)
Serologische Untersuchung (Gruber-Widal-Reaktion) und Blutkultur ist angezeigt
(vor allem bei Krankheitsbeginn)
Auch Urinuntersuchung (Kultur) und ggf. Eiter- und Punktatuntersuchung ist zu emp-
fehlen
Meldepflichtige Erkrankung nach dem Bundesseuchengesetz
Kontrolluntersuchung des Stuhls: besondere Vorschriften beachten (Kontakt mit
zuständigem Gesundheitsamt!)

c) Untersuchung (nach §§ 17 und 18 BSG)

Nach §§ 17 und 18 des Bundesseuchengesetzes müssen Personen, die mit Lebens-
mitteln beruflich zu tun haben, ein Zeugnis vorlegen, aus dem hervorgeht, daß sie
keine Enteritiskeime ausscheiden.

2) Campylobacter fetus (ssp. jejuni und ssp. intestinalis)

Symptome: wäßrige, manchmal blutige Stühle, häufig starke Tenesmen, Fieber
Abklingen der Symptome meist nach einigen Tagen
Inkubationszeit: 2-7 Tage
Erregerreservoir: Infektionen gehen häufig von Geflügel aus; auch Fleisch von Schweinen,
Rindern und Schafen sowie Rohmilch und verunreinigtes Trinkwasser kommen
in Frage
Ausscheidung von Erregern einige Wochen möglich
Meldepflichtige Erkrankung nach dem Bundesseuchengesetz
Kontrolluntersuchungen nach Abklingen der klin. Symptome, bis 3 negative Stühle
in Folge nachgewiesen sind

Fortsetzung siehe nächste Seite!

3) Yersinien

a) Yersinia enterocolitica

Symptome: fieberhafte Enterokolitis, „Pseudoappendizitis" ohne Durchfall, Sepsis
Inkubationszeit: 7 - 12 Tage
Erregerreservoir noch unklar (Kälber, Schweine, Hunde, Katzen, Nager?)
Ausscheidungsdauer ca. 3 Wochen
Meldepflichtige Erkrankung nach dem Bundesseuchengesetz
Kontrolluntersuchung nach Abklingen der klin. Symptome, bis 3 negative Stühle
*   in Folge nachgewiesen sind*
Folgeerkrankungen: Arthritis, Erythema nodosum

Serologische Untersuchung möglich (Gruber-Widal)

b) Yersinia pseudotuberculosis

Symptome: beim Erwachsenen überwiegend enteritische und septisch-typhöse
*   Verläufe, bei Kindern und Jugendlichen meist Symptome einer Appendizitis und*
*   mesenterialen Lymphadenitis*
Erregerreservoir: Nagetiere, Katzen, Vögel
Verbreitung der Erkrankung: Ostasien, Osteuropa, seltener Mitteleuropa
Meldepflichtige Erkrankung nach dem Bundesseuchengesetz
Kontrolluntersuchung nach Abklingen der klin. Symptome, bis 3 negative Stühle
*   in Folge nachgewiesen sind*

Anm.: Y. pseudotuberculosis wird im Stuhl wesentlich seltener als Y. enterocolitica
    nachgewiesen.
Erfolgversprechender ist der Nachweis im Operationsmaterial oder durch Blut-
    kulturen.
Von Bedeutung ist der serologische Nachweis (Gruber-Widal)

4) Shigellen

Gruppe A	Sh. dysenteriae
	Typ 1 = Sh. shigae = Shiga-Kruse-Bakterien
	Typ 2 = Sh. ambigua = Schmitz-Bakterien
	Typ 3 - 10 = Large-Sachs-Gruppe
Gruppe B	Sh. flexneri
Gruppe C	Sh. boydii
Gruppe D	Sh. sonnei = E-Ruhr-Bakterien

Symptome: Durchfälle (oft blutig und schleimig), Tenesmen, Fieber, Gliederschmerzen
Inkubationszeit: 1 - 7 Tage
Infektionsquelle: infizierte Lebensmittel
Erregerreservoir: Mensch
Ausscheidungsdauer: Tage bis Monate
Meldepflichtige Erkrankung nach dem Bundesseuchengesetz
Kontrolluntersuchung nach Abklingen der klin. Symptome: 3 aufeinanderfolgende
*   negative Stühle erforderlich*

Fortsetzung siehe nächste Seite!

5) Staphylococcus aureus haemolyticus

Fieber, blutig-schleimige Durchfälle
Inkubationszeit: 1-6 Std.
Infektionsquelle: infizierte Lebensmittel

6) E. coli

a) Enteropathogene Coli (EPEC) = Dyspepsie-Coli

Symptome: wäßrig-schleimige Stühle, mäßiges Fieber
Betroffen vor allem Säuglinge
Infektionsquelle: infizierte Lebensmittel oder Schmierinfektion
Erregerreservoir: Mensch

b) Enteroinvasive Coli (EIEC)

Symptome: Ruhrartige Durchfälle (blutig-wäßrige Stühle)
Betroffen sind Kinder und Erwachsene

c) E. coli O 157 : H7

Hämorrhagische Colitis und hämolytisch-urämisches Syndrom

d) Enterotoxinbildende Coli (ETEC)

Erreger der Reisediarrhöen (bei Reisen in unterentwickelte Länder)
Infektionsquelle: infizierte Lebensmittel

7) Clostridium difficile

Leichter Durchfall bis zu schwerer Colitis als Folge einer Antibiotikabehandlung. Beginn
meist 5-10 Tage nach Verabreichung der Antibiotika (hauptsächlich Penicillin-
präparate, Lincomycin, Clindamycin und Cephalosporine)
Therapie zur Ausschaltung von Clostridium difficile mit Vancomycin

8) Vibrionen

a) Vibrio cholerae

Symptome: Voluminöse wäßrige Durchfälle
Inkubationszeit: 1-3 Tage
Infektionsquelle: kontaminiertes Wasser und Lebensmittel
Erregerreservoir: Mensch
Mittlere Ausscheidungsdauer 7-10 Tage

b) Vibrio albensis (NAG-Vibrionen)

Symptome: wäßrige Enteritis
Infektionsquelle: Muscheln und andere roh gegessene Meerestiere

c) Vibrio parahaemolyticus

Symptome: wäßrige Enteritis und Erbrechen
Inkubationszeit: 12-72 Std.
Infektionsquelle: roher Fisch, Muscheln, Meerestiere

Anm.: Meldepflichtige Erkrankungen nach dem Bundesseuchengesetz

Fortsetzung siehe nächste Seite!

II Fakultative Enteritis-Erreger

Diese Keime kommen als Enteritis-Erreger in Frage, wenn ihr Anteil an der normalen Darmflora erheblich überwiegt.
Folgende Keime sollten als Durchfallerreger erwogen werden:
1) Citrobacter
2) Klebsiella
3) Enterobacter
4) Proteus
5) Edwardsiella tarda
6) Pseudomonas aeruginosa (Pyocyaneus)
7) Aeromonas
8) Hafnia

B Viren

1) Rotaviren

*Symptome: Plötzlich auftretende fieberhafte Gastroenteritis, die nach einigen Tagen
wieder abklingt.
Betroffen meist Säuglinge und Kleinkinder bis zu 3 Jahren. Auch Erwachsene können
erkranken.
Inkubationszeit ca. 48 Std.
Infektion von Mensch zu Mensch
Infektionsweg: fäkal-oral
Virusausscheidung meist nur einige Tage
Meldepflichtige Erkrankung nach dem Bundesseuchengesetz*

2) Adenoviren

*Symptome: Fieberhafte Gastroenteritis, oft mit Beteiligung des Respirationstraktes
Betroffen sind meist Säuglinge und Kleinkinder bis zu drei Jahren.*

Anm.: Adenoviren sind nach Rotaviren in der obengenannten Altersgruppe die häufigste
Ursache für eine Gastroenteritis.

C Pilze

<u>Candidaarten</u> sind häufig im Stuhl auch von gesunden Personen
nachweisbar. Nur wenn der Anteil an der Darmflora überwiegt (Antibiotikatherapie, Immunschwäche etc.) kann eine Enteritis auftreten.

D Protozoen

1) Amöben

*Amöbenenteritis (Erreger: Entamoeba histolytica) mit blutig-schleimigen Stühlen meist
in südlichen Ländern, aber auch in Mitteleuropa
Inkubationszeit: in der Regel ca. 8 Tage
Infektionsquelle: kontaminierte Nahrungsmittel*

Anm.: Komplikation: Amöbenleberabszeß (serologischer Nachweis auf Amöben-Anti-
körper möglich)

2) Lamblia intestinalis (Giardia intestinalis)

*Symptome: Übelkeit, wäßrige Durchfälle
Infektionsweg: oral über infizierte Lebensmittel*

Lues-Diagnostik

I Erreger der Syphilis und andere Treponemen

1) Treponema pallidum, Subspezies pallidum – Erreger der venerischen Syphilis; ein Teil aller Infektionen heilt spontan aus, ca. 10 % gehen in das Tertiärstadium oder in Neurosyphilis über, wenn nicht oder nicht genügend therapiert wurde.
2) Treponema pallidum, Subspezies endemicum – Erreger der endemischen Syphilis (extragenital, nichtvenerisch übertragene Syphilis); Spontanheilungen fast 100 %
Spielt in Mitteleuropa keine Rolle; Einwanderer können eine „serologische Narbe" aufweisen.
3) Treponema pallidum, Subspezies pertenue – Erreger der Frambösie (serologisch von Syphilis nicht zu unterscheiden)
4) Treponema pallidum, Subspezies carateum – Erreger der Pinta (serologisch von Syphilis nicht zu unterscheiden)

II Indikationen zur serologischen Untersuchung

1) Erkennung einer Lues bei klinischem Verdacht:
Primärstadium: Ulcus an der Inokulationsstelle
Sekundärstadium: Kondylome, Exanthem, Tonsillitis
Tertiärstadium, Neurolues: Gumma, Mesaortitis, Tabes, Paralyse
Connatale Lues

2) Abgrenzung eines Ulcus molle (Erreger: Haemophilus ducreyi) oder eines Lymphogranuloma venereum (Erreger: Chlamydia trachomatis, Serotyp L 1-3) oder eines Herpes genitalis (Herpes-simplex-Virus, Typ 2)

3) Ausschlußdiagnostik
a) Blutspender
b) Schwangere
c) Aufenthaltsgenehmigung für Ausländer

4) Differenzierung des Infektionsstadiums

5) Klärung der Behandlungsbedürftigkeit

6) Beurteilung des Behandlungserfolges

III Serologische Reaktionen

A Allgemeine Hinweise

1) TPHA (= Treponema pallidum-Hämagglutinations-Assay)
a) Der Test erfaßt IgG- und IgM-Antikörper mit einer hohen Sensitivität und Spezifität (ca. 99 %)
b) Der Test wird ca. 3 Wochen nach Infektion mit Treponema pallidum positiv, er bleibt auch bei ausreichender Therapie in der Regel positiv (Therapiekontrolle siehe CMFT, III/4 und IgM-FTA-ABS III/3)
c) Der Test ist positiv auch bei nicht luetischen Treponemenerkrankungen: Frambösie, Pinta
d) TPHA-Titerbestimmung siehe III A 3c und III B 1

Fortsetzung siehe nächste Seite!

2) FTA-ABS (= Fluoreszenz-Treponemen-Antikörper-Absorptions-test)
   a) Der Test erfaßt IgG- und IgM-Antikörper mit hoher Sensitivität und Spezifität.
   b) Der Test wird ca. 2-3 Wochen nach der Infektion positiv und bleibt wie der TPHA auch nach sanierender Behandlung meist lebenslang positiv.
   c) Der Test ist auch positiv bei nichtluetischen Treponemen-erkrankungen: Frambösie, Pinta
   Der Test kann auch unspezifisch positiv ausfallen bei Lupus erythematodes und Sklerodermie.

3) IgM-FTA-ABS
   a) Der Test erfaßt treponemenspezifische IgM-Antikörper.
   b) Der Test dient zur Beurteilung der Behandlungsbedürftigkeit.
   c) Ein negativer Ausfall bei positivem TPHA und FTA-ABS spricht im allgemeinen dafür, daß sanierend behandelt wurde oder daß Spontanheilung erfolgt ist.
   Ausnahme: Bei hohem IgG-Antikörperanteil im Patientenserum kann die IgM-Antikörpersynthese blockiert sein = IgM-FTA-ABS negativ (z.B. bei Tertiär- oder Neurosyphilis). Dann sollte der TPHA-Titer bestimmt werden.
   Wenn also der IgM-FTA-ABS-Test negativ ausfällt und der
   TPHA-Titer $< 1:20000 \rightarrow$ nicht behandlungsbedürftig
   TPHA-Titer $\geqq 1:20000 \rightarrow$ behandlungsbedürftig (siehe III/4)
   d) Der Test dient neben der CMFT-Titerbestimmung auch zur Kontrolle des Behandlungserfolges.

4) CMFT-Titer (= Cardiolipin-Mikroflockungstest) = VDRL
   a) Mit Titerbestimmung vor und nach Behandlung wird der Behandlungserfolg kontrolliert: Abfall des Titers um mindestens 3 Verdünnungsstufen spricht für Sanierung. Zusätzlich IgM-FTA-ABS 8-12 Monate nach Therapiebeendigung zur abschließenden Bestätigung des Therapieerfolges
   b) Unspezifisch positiver Ausfall des CMFT:
   Infektionskrankheiten mit Zerfall lymphatischer Zellen (z.B. infektiöse Mononukleose), Tb, Lepra, Malaria, Kollagenosen, rheumatische Erkrankungen, Lebererkrankungen, Malignome, Gravidität, nach Schutzimpfungen

B Neurosyphilis

Die isolierte Untersuchung des Liquors ist bei Verdacht auf Neurosyphilis nicht ausreichend. Erforderlich ist die gleichzeitige Untersuchung von Liquor und Serum (vom gleichen Tag).
Zur Beantwortung der Frage, ob die im Liquor nachgewiesenen Syphilis-Antikörper durch eigene Produktion im ZNS (d.h. durch eine Neurosyphilis) verursacht sind, oder ob die im Liquor nachgewiesenen Syphilis-Antikörper aus dem Blut stammen, ist der TPHA-Quotient und der Albumin-Quotient zu berücksichtigen.

1) $\dfrac{\text{TPHA-Titer im Serum}}{\text{TPHA-Titer im Liquor}} = 320\text{-}640$, wenn keine Neurolues vorliegt

Eine Neurolues ist anzunehmen, wenn der Quotient unter 320 ist (vorausgesetzt der Albuminquotient ist normal)

Fortsetzung siehe nächste Seite!

2) Beurteilung der Blut-Liquor-Schranke (z.B. von Lues unabhängigen Entzündungsprozessen):

$$\frac{\text{Albumin im Serum}}{\text{Albumin im Liquor}}$$

Die Blut-Liquor-Schranke ist gestört, wenn die Quotienten der folgenden Tabelle unterschritten werden:

1 Mo.- 6 Mo.	67
7 Mo.-40 J.	200
41 J. -60 J.	144
über 60 J.	125

TPHA im Serum	IgM-FTA-ABS im Serum	TPHA im Liquor	ALBUMIN-QUOTIENT Serum/Li	TPHA-QUOTIENT Serum/Li	Beurteilung
+	∅	+	⟷	⟷	keine Neurolues
+	∅	+	⟷	↓	„ausgebrannte Neurolues"
+	∅	+	↓	↓	Schrankenstörung!
+	+	+	⟷	⟷	keine Neurolues; aber Behandlung nötig
+	+	+	⟷	↓	Neurolues
+	+	+	↓	↓	Neurolues (mit Schrankenstörung)

⟷ Quotient normal; ↓ Quotient niedrig

nach Müller: In Thomas (modifiziert); Labor und Diagnose, 3. Auflage

C Neonatale Syphilis

Bei Verdacht einer Infektion während der letzten Schwangerschaftswochen oder während der Entbindung sollten beim Säugling im ersten Monat grundsätzlich folgende Luesreaktionen durchgeführt werden: TPHA, FTA-ABS, IgM-FTA-ABS, CMFT

TPHA	FTA-ABS	IgM-FTA-ABS	CMFT	Beurteilung
∅	∅	nicht erforderlich	∅	keine neonatale Lues
+	+	+	+	neonatale Lues
+	+	∅	+ oder ∅	Kontrolluntersuchung im 3. Lebensmonat erforderlich *)

*) Wird bei der Kontrolluntersuchung ein Titerabfall von TPHA und CMFT festgestellt und bleibt der IgM-FTA-ABS negativ, ist eine neonatale Lues unwahrscheinlich.
Wird jedoch ein Titeranstieg oder ein positiver IgM-FTA-ABS festgestellt, ist eine neonatale, behandlungsbedürftige Syphilis anzunehmen.

Kollagenosen

*Unter Kollagenosen werden Erkrankungen zusammengefaßt,
die durch Autoimmunprozesse bedingt sind und mit Bindegewebs-
veränderungen einhergehen*

		Häufigkeit des pos. Nachweises			Anm.
		> 50 %	30–50 %	10–30 %	
Lupus erythematodes disseminatus	*Gelenke: akute, subakute oder chronische Polyarthritis Haut: flushartige Rötung; im Gesicht schmetterlingsförmiges Erythem; auch an anderen unbedeckten Körperpartien konfluierendes Erythem (Lupus erythematodes integumentalis, Lupus erythematodes chronicus discoides) viszeral: Polyserositis, Nephritis, ZNS-Beteiligung, Neuritis, Krampfanfälle, Psychosen, Lymphknotenschwellungen*	ANA ds-DNS ss-DNS	n-RNP SS-A	Sm SS-B	
Medikamenten-induzierter LE	*verursacht durch Antihypertonika, Antiarrhythmika, Antikonvulsiva, Phenothiazine u.a. Symptome: ähnlich wie bei LE disseminatus, jedoch nur selten nephrogene und ZNS-Symptome*	ANA Histone	ss-DNS		ds-DNS ∅ Leuko- zytose
Pseudo-LE-Syndrom	*Symptome: rezidivierendes Fieber, Arthralgien, Myositis, Peri- und Myokarditis, Pleuritis, Splenomegalie*	AMA			ANA ∅
Sharp-Syndrom (Misch-kollagenose)	*Arthralgien; Raynaud-Phänomen; Ösophagus-Motilitätsstörungen; Schwellungen der Hände; Myositis; Lymphadenopathie; Erytheme; Sklerodermie-Symptome; Fieber*	ANA ENA n-RNP		ss-DNS	
Sklerodermie	*Raynaud-Phänomen; Morgensteifigkeit; Teleangiektasien; Ödeme (Handrücken, Finger und Gesicht); Hautatrophie; Nekrosen an den Fingerkuppen; Verdickung des Zungenbändchens; Bewegungslosigkeit ganzer Gliedmaßen; Atembehinderung; Schluckbeschwerden; Hypertonie; Niereninsuffizienz*	ANA	Zentro- meren	ENA Scl 70 n-RNP ds-DNS	
Dermatomyositis Polymyositis	*Erytheme an Gesicht, Nacken, Oberarm und Rumpf; Muskelschmerz und Muskelschwäche*	PM-1		ANA	
CREST-Syndrom	*Calcinosis cutis, Raynaud-Phänomen, Ösophagus-Motilitätsstörungen, Sklerodaktylie, Teleangiektasien*	Zentro- meren ANA		ENA Scl 70	
Sjögren-Syndrom	*Trockenheit und Keratose der Schleimhäute, Parotisvergrößerung, Achylie, chron. Polyarthritis, Arteriitis*	ANA SS-A SS-B Speicheldrüsen-AK			
Wegenersche Granulomatose	*Sinusitis, Nasopharyngitis mit Ulcera, Nephritis, Pneumonie, Fieber, Gewichtsverlust, Myalgie, periphere Neuropathien*	Zytoplasmatische Antigene in Granulozyten (ACPA) in > 50 % der Fälle positiv			

☐ = pathognomonischer Befund   modifiziert nach Thomas „Labor und Diagnose" 3. Auflage

Komplement

Definition: Das Komplementsystem besteht aus einer Reihe von Plasmaproteinen (C1–C9), die im Serum in inaktiver Form vorhanden sind. Die Aktivierung erfolgt durch Antigen-Antikörper-Komplexe.

Funktion: Infektabwehr durch direkte oder indirekte Zerstörung körperfremden Materials (z.B. Bakterien) und durch Aktivierung von Entzündungsreaktionen:
– Zerstörung von eingedrungenen Erregern durch Lyse
– Anlockung von Leukozyten und Makrophagen an den Entzündungsort
– Erhöhung der Gefäßpermeabilität
– Erhöhung der Phagozytosewirkung

Regulierend in den Ablauf greifen Inhibitoren ein, z.B. C1-Esterase-Inhibitor.

C1-Esterase-Inhibitor	C1q	C3	C4	Erkrankung
↓			↓	Hereditäres angioneurotisches Ödem (HANE)
↓	↓			Lymphoproliferative Erkrankungen
			↓	Hereditärer C4-Mangel (gehäuft mit LE verbunden) LE; Alpha-1-Antitrypsinmangel
		↓	↓	Glomerulonephritis; LE, Vaskulitis, Leberzellschaden, Polyarthritis rheumatica
	↓			Abwehrschwäche; Urticaria-Vaskulitis
		↓		Abwehrschwäche, Glomerulonephritis; Leberzellschaden
		↑	↑	Bakterielle Erkrankungen

↓ erniedrigt, ↑ erhöht

Immunglobuline

I Definition

1) Immunglobuline sind Antikörpermoleküle, die in der Eiweißelektrophorese im γ-Globulinbereich abgetrennt werden.

2) Sie werden nach Erkennung von Antigenen (Fremdstrukturen, z.B. Bakterien, Viren etc.) durch T-Lymphozyten und nachfolgende Kooperation mit dem B-Zell-System durch Plasmazellen produziert.

3) Es gibt 5 Hauptklassen: IgA, IgG, IgM, IgE und IgD

4) Immunglobulinmoleküle sind aus schweren und leichten Polypeptidketten aufgebaut (die Bezeichnung „schwer" oder „leicht" bezieht sich auf das Molekulargewicht).
   Man unterscheidet 5 Typen von schweren Ketten, an die entweder leichte Ketten vom Typ $\varkappa$ oder leichte Ketten vom Typ λ gebunden sind.
   So gibt es z.B. ein IgA-$\varkappa$- und ein IgA-λ-Molekül.

5) IgA-Antikörper sind zu 85 % in den Geweben und Schleimhäuten lokalisiert und treten häufig in der Frühphase von Infektionskrankheiten auf. IgA-Mangel: Infektanfälligkeit
   IgG-Antikörper treten in der Spätphase des Verlaufs einer Infektionskrankheit auf und bleiben nach Ablauf der Krankheit als Immuntiter bestehen.
   IgM-Antikörper treten in der Frühphase des Verlaufs einer Infektionskrankheit auf und eignen sich daher zur Erkennung einer frischen Erkrankung.
   IgE-Antikörper: durch sie werden bestimmte Stoffe, z.B. Histamine, freigesetzt und damit eine überschießende entzündliche Reaktion ausgelöst (Allergie).
   IgD-Antikörper: über ihre Funktion ist bisher nur wenig bekannt.

II Gammopathien: von der Norm abweichende qualitative und quantitative Veränderungen der Immunglobuline

1) Überproduktion von Immunglobulinen
   a) polyklonal bei akuten oder chron. Entzündungen (aus vielen Zellklonen stammende, daher verschiedenartige Immunglobuline)
   b) monoklonal (aus einem Zellklon stammende, daher gleichartige Immunglobuline = Paraproteine)

2) Verminderte Immunglobulinbildung
   Hypogammaglobulinämie – prim. oder sek. Antikörpermangelsyndrom

3) Veränderte Immunglobulinbildung (inkomplette Immunglobuline)
   a) freie Schwerketten (α-, μ-, γ-Kette) – Schwerkettenkrankheit
   b) freie Leichtketten ($\varkappa$-, λ-Kette) – Leichtkettenkrankheit (Bence-Jones-Krankheit)

Fortsetzung siehe nächste Seite!

III Klinische Formen der monoklonalen Gammopathien

1) prim. maligne Formen
  a) Plasmozytom (multiples Myelom)
    – IgG-Klasse
      Häufigkeit: 60 % aller malignen Formen
      Verhältnis von Typ kappa/lambda $(\varkappa/\lambda)$ = 2:1
    – IgA-Klasse
      Häufigkeit: 10-20 % aller malignen Formen
      Verhältnis von Typ kappa/lambda $(\varkappa/\lambda)$ = 2:1
    – IgD-Klasse
      Häufigkeit: 1-2 % aller malignen Formen;
      Verhältnis von Typ kappa/lambda $(\varkappa/\lambda)$ = 1:9
    – IgE-Klasse sehr selten
    – Leichtkettenkrankheit ca. 10 % aller malignen Formen
      In der Serum-Elektrophorese in der Regel kein M-Gradient
      In der Urin-Elektrophorese M-Gradient nachweisbar
      In der Immun-Elektrophorese Leichtketten meist nur im Urin nachweisbar
  b) Makroglobulinämie Waldenström
    Verhältnis von Typ IgM kappa/IgM lambda $(\varkappa/\lambda)$ = 2:1
  c) Maligne Lymphome
  d) Schwerkettenkrankheit (α-, μ-, γ-Kettenkrankheit)

2) Begleitparaproteinämie bei:
  a) Karzinom
  b) Chron. lymphatischer Leukämie
  c) Monozytenleukämie
  d) Kälteagglutininkrankheit
  e) Rheumatoiden Erkrankungen
  f) Hepatobiliären Erkrankungen
  g) Älteren Menschen (über 60 Jahre) ohne Krankheitssymptome

Hinweise zur Behandlung bakteriologisch-mikrobiologischer Untersuchungsmaterialien

1. Abstriche: Abstrichröhrchen mit Transportmedium (bitte anfordern!)
– **Mund-, Nasen-, Rachen- und Tonsillenabstrich:** Berührung mit der den Entzündungsbereich umgebenden Schleimhaut vermeiden. Bei membranösen Belägen diese anheben und von der Unterseite Material abstreichen.
– **Wundabstrich:** Oberflächliches Wundsekret steril abtupfen, Material vom Wundboden entnehmen.
– **Konjunktivalabstrich:** Material vom Lidrand und von Lidinnenseite entnehmen.
– **Genitalabstrich:** Bereiche um Harnröhrenöffnung vorher reinigen. Anmerkung: für Gonokokken- und/oder Chlamydiennachweis je einen Spezialabstrichtupfer benützen).

2. Urin:
– **Mittelstrahl- und Katheterurin:** steriles Auffanggefäß benützen; Urin bis zum Versand bei 4° C aufbewahren; bei Verdacht auf Tbc Morgenurin einsenden.
– **Nährbodenträger:** Mittelstrahlurin in sterilem Gefäß auffangen, Nährbodenträger herausschrauben, evtl. vorhandene Schutzfolie abziehen und so in den Urin eintauchen, daß alle Agarschichten vollständig benetzt werden. Dann überschüssigen Urin vollständig abtropfen lassen. Durch Einschrauben des Nährbodenträgers das Transportgefäß wieder dicht verschließen. Den Nährbodenträger bei 37° C bebrüten. Nicht kühlen! Bitte beachten:
– Im Transportgefäß sollte sich kein Resturin mehr befinden
– Die Agarflächen sollten gleichmäßig durch Eintauchen und niemals direkt beimpft werden
– Keine eingetrockneten Nährböden verwenden

3. Stuhl: möglichst schleimige oder blutige Stuhlanteile einfüllen (kleine Menge genügt).

4. Sputum: Patient dazu anhalten, eitrige Bestandteile ins Transportgefäß zu füllen (nicht in das Außentransportgefäß).

5. Liquor, Punktate von Pleura, Pericard, Peritoneum, Gelenk: bis zur Transportmöglichkeit bei 37° C aufbewahren.

6. Blutkultur: Blutkulturflaschen auf Zimmertemperatur, besser auf 37° C erwärmen. Sorgfältige Desinfektion der Haut, Entnahmebesteck benützen (alternativ Blut mit Spritze entnehmen), je 5-10 ml Blut in eine aerobe und eine anaerobe Kulturflasche einbringen. Die aerobe Blutkultur muß über eine Spritzennadel belüftet werden. Blutkulturflaschen bis zur Transportmöglichkeit bei 37° C aufbewahren.
Zur optimalen Ausbeute bitte beachten:
– Entnahme möglichst nahe am Beginn der Fieberkurve, Beimpfung der Flasche sofort nach der Blutentnahme
– Mehrfachkulturen verbessern die Ausbeute.

7. Malariaerregernachweis:
– **Dicker Tropfen:** 1 Tropfen Vollblut auf Objektträgermitte geben, ca. pfenniggroß ausbreiten und luftgetrocknet einsenden
– **Blutausstrich:** 2 Objektträgerausstriche (wie für Blutbild)

Mutterschaftsvorsorge (serologische Untersuchungen)

Laboruntersuchungen während der Schwangerschaft (in Anlehnung an die Mutterschaftsrichtlinien v. 10.12.85 mit Änderung v. 3.7.87, 12.1.89, 9.11.89, 22.6.90, 4.12.90 u. 9.4.91).

1) Bei jeder Schwangeren sollte in einem <u>möglichst frühen Zeitpunkt</u> aus einer Blutprobe durchgeführt werden:

a) TPHA als Luessuchreaktion
Bei positivem Ausfall werden aus derselben Blutprobe ergänzende Luesteste durchgeführt (FTA-ABS, CMFT-Titer, ggf. FTA-ABS-IgM).
In den Mutterpaß wird nur die Durchführung des TPHA-Testes und nicht das Ergebnis eingetragen.

b) Röteln-HAH-Test
Bei einem HAH-Titer von 1:32 und höher ist Immunität anzunehmen. Bei niedrigen HAH-Titern (1:4, 1:8 und 1:16) wird der Röteln-ELISA-IgG-Test zur Beurteilung der Immunitätslage ergänzend durchgeführt.
Bei allen Patienten – unabhängig von der Höhe des HAH-Titers – wird zum Ausschluß einer frischen Rötelnerkrankung der Röteln-ELISA-IgM-Test durchgeführt.
Beurteilung siehe Tabelle.

HAH-Titer	4	8							Bis jetzt kein Hinweis auf eine frische Infektion / Schutz vor Rötelninfektion ist nicht anzunehmen / Eine Rötelninfektion im Inkubationsstadium kann nur durch eine Kontrolluntersuchung in ca. 3 Wochen ausgeschlossen werden
IgG	−	−							
IgM	−	−							
HAH-Titer		8	16						Bis jetzt kein Hinweis auf eine frische Infektion / Schutz vor Rötelninfektion ist unsicher / Eine Rötelninfektion im Inkubationsstadium kann nur durch eine Kontrolluntersuchung in ca. 10 Tagen ausgeschlossen werden
IgG		+	−						
IgM		−	−						
HAH-Titer	4	8	16	32	64	128	256	512	Der Befund spricht für eine akute Infektion / Auch ein Impftiter nach Rötelnschutzimpfung ist möglich
IgG	−	+ od. −	+ od. −	IgG-Bestimmung nicht erforderlich					
IgM	+	+	+	+	+	+	+	+	
HAH-Titer			16	32	64	128	256	512	Der Befund spricht für eine abgelaufene Infektion / Schutz vor Rötelninfektion ist anzunehmen / Wichtiger Hinweis f. Schwangere: Der Röteln-IgM-Index kann bereits 6 Wo. nach Rötelninfektion negativ sein. Liegt der Schwangerschaftsbeginn länger zurück, so ist eine Rötelnembryopathie nicht sicher auszuschließbar
IgG			+	IgG-Bestimmung nicht erforderlich					
IgM			−	−	−	−	−	−	

Fortsetzung siehe nächste Seite!

Anm.: Wird dem Serologen schriftlich mitgeteilt, daß trotz sorgfältiger Anamnese ein Rötelnkontakt nicht erfolgt ist (häufig nicht zu klären!) oder daß eine Rötelnerkrankung ausgeschlossen werden kann (cave: 1/3 der Erkrankungen verlaufen klinisch stumm!), ist die Bestimmung der IgM-Antikörper nicht erforderlich.
Ebenfalls nicht erforderlich ist der IgM-Test, wenn die Blutentnahme vor Ablauf von 11 Tagen nach Rötelnkontakt erfolgt und im HAH- und im IgG-Test Rötelnantikörper nachgewiesen werden.

Wird bei der Erstuntersuchung Immunität gegen Röteln nicht nachgewiesen, so muß in der 16. bis 17. Schwangerschaftswoche eine erneute Röteln-Antikörperuntersuchung durchgeführt werden.

Anm. 1: Schwangere ohne Immunschutz sollen bei Rötelnkontakt zur Vermeidung einer Rötelnembryopathie unverzüglich Rötelnimmunglobulin injiziert bekommen (nur sinnvoll bis zu 7 Tagen nach der Exposition).
Anm. 2: Eine aktive Rötelnschutzimpfung soll während der Schwangerschaft nicht vorgenommen werden.

c) Ein HIV-Test (auf freiwilliger Basis, nach vorheriger ärztlicher Beratung)

Die HIV-Untersuchung wird im Mutterpaß nicht dokumentiert.

d) Die Bestimmung der Blutgruppe und des Rh-Faktors D
Bei Rh-(D-) negativen Blutproben sind weitere Untersuchungen erforderlich (Rh-Faktoren)

e) Ein Antikörper-Suchtest
Bei positivem Ausfall Bestimmung der Art der Antikörper sowie der Titerhöhe, ggf. weitere Untersuchungen auf Blutgruppenmerkmale bei der Mutter und dem Kindesvater

Hinweise auf einige irreguläre Antikörper
Anti-D: *häufigste Ursache eines Morbus hämolyticus neonatorum*
Anti-A, Anti-B, Anti-c, Anti-C, Anti-E, Anti-K, Anti-k, Anti-N, Anti-Fy[a], Anti-Fy[b], Anti-M, Anti-S, Anti-s, Anti-Lu[a], Anti-Lu[b]:
können einen Morbus hämolyticus neonatorum verursachen; Beobachtung der Bilirubin-Verlaufskurve beim Neugeborenen ist angezeigt.
Anti-P, Anti-Le[a], Anti-Le[b], Kälteantikörper: *Morbus hämolyticus neonatorum nicht möglich (AK sind nicht plazentagängig).*
Anm.: Bei Bluttransfusionen können sie jedoch schwere Zwischenfälle verursachen.

2) Ein weiterer Antikörper-Suchtest ist bei allen Schwangeren (Rh-pos. und Rh-neg.) in der 24.-27. SSW durchzuführen.

Anm.: Sind bei Rh-neg. Schwangeren (einschließlich Schwangere auf D[u]) keine Anti-D-Antikörper nachweisbar, so soll in der 28.-30. SSW Anti-D-Immunglobulin injiziert werden (ca. 300 mcg).

3) Nach der 32. SSW, möglichst nahe am Geburtstermin:
Untersuchung auf HBsAg bei Personen, die in bezug auf eine Hepatitis-B-Infektion besonders gefährdet sind:
a) Med. oder zahnmed. Personal
b) Personen, die in Hepatitis-B-Endemiegebieten waren
c) Personen, die zu HBsAg- oder/und HBeAg-positiven Personen engen Kontakt haben
d) Personen, die häufig Bluttransfusionen erhalten
e) Personen in psychiatrischen Anstalten (oder dgl.) bei gehäuftem Auftreten von Hepatitis B
f) Dialysepatienten
g) Personen mit häufig wechselndem Geschlechtspartner
h) Drogenabhängige
i) Strafgefangene in Anstalten mit erhöhter Häufigkeit von Hepatitis B

Fortsetzung siehe nächste Seite!

4) Fakultative Untersuchung auf Antikörper:
a) <u>Toxoplasmose</u> bei verdächtigen Symptomen und Katzenkontakt
b) <u>Zytomegalie</u> bei allen klinisch unklaren Infektionskrankheiten
   kann eine Erstinfektion mit Zytomegalievirus vorliegen.
   Bitte beachten, daß es – trotz Vorhandensein von Antikörpern –
   zu einer *reaktivierten Infektion* (auch ohne klinische Symptomatik) kommen kann.
c) <u>Varizellen-Zoster</u>, <u>Ringelröteln</u>, <u>Masern</u>, <u>Mumps</u>, <u>Mononukleose</u>
   bei entsprechendem Kontakt mit Erkrankten
d) <u>Herpes simplex</u> bei Kontakt bzw. Intimkontakt mit an Herpes
   genitalis erkrankten Personen
e) <u>Listeriose</u> bei Erkrankungsverdacht (grippeähnliche Symptome)

5) Serologische Untersuchung nach der Geburt:
a) Wenn die Mutter Rh-neg. ist:
   Aus dem Blut des Neugeborenen: direkter Coombs-Test und
   Bestimmung des Rh-Faktors D
   Ist beim Neugeborenen der Rh-Faktor pos. (D+) oder liegt ein D^u
   vor:
   – ist aus derselben Blutprobe auch die Blutgruppe zu
     bestimmen
   – muß der Rh-neg. Mutter innerhalb von 72 Std. Anti-D-Immun-
     globulin appliziert werden (ca. 300 mcg), selbst wenn bei der
     Mutter der Antikörpersuchtest schwach positiv ist und/oder
     beim Neugeborenen der direkte Coombs-Test schwach
     positiv ausgefallen ist.

   Eine weitere Verabreichung von Anti-D-Immunglobulin ist bei
   Fällen, in denen eine fetomaternale Makrotransfusion erfolgt ist,
   erforderlich.

   Bei Rh-neg. Frauen mit Fehlgeburt bzw. Schwangerschafts-
   abbruch sollte innerhalb von 72 Std. post partum Anti-D-Immunglobulin injiziert werden.

b) Wenn die Mutter die Blutgruppe 0 hat:
   Aus dem Blut des Neugeborenen Bestimmung von AB0
   unmittelbar nach der Geburt.

   Anm.: Wenn das Neugeborene die Blutgruppe A oder B oder AB hat, besteht die
   Gefahr einer AB0-Erythoblastose. Deshalb kurzfristige Bilirubin-Kontrollen.

Blutgerinnung

Tab. I Interpretation von TPZ-, PTT- und TZ-Ergebnissen

Quick =TPZ	PTT	TZ =PTZ	Beurteilung	Blutung Pete-chien	Häma-tome	post-oper.	Bemerkungen
n	n	n	Gesunde Normalpersonen	−	−	−	Bei Verdacht auf latente Gerinnungsstörung, Gerinnungsstatus öfter wiederholen
			F XIII-Mangel	−	+	+	F XIII-Bestimmung ist angezeigt
n	↑	n	F VIII-Mangel	−	+	+	Hämophilie A
			F IX-Mangel	−	+	+	Hämophilie B
			F VIII-Aktivität u. Ristocetin-Kofaktor vermindert	+	−	+	v. Willebrand-Syndrom
			F XI-Mangel	−	−	+	} Thromboseprophylaxe ist indiziert
			F XII-Mangel (Hageman-Faktor)	−	−	−	
			Präkallikrein-Mangel	−	−	−	
			HMW-Kininogen-Mangel	−	−	−	
			Hemmkörper-Hämophilie	−	+	+	Erworbene Blutungs-neigung durch Antikörper gegen versch. Faktoren
			Heparin-Therapie	−	+	+	Blutungen b. Überdosierung
↓	↑	n	Therapie mit Cumarin-Derivaten (z.B. Marcumar)	+	+	+	Blutungen bei Über-dosierung durch Mangel an F II, VII, IX, X
			Vit. K-Mangel durch Resorptionsstörung	+	+	+	Vit. K-Gabe therapeutisch effektiv
			Vit. K-Mangel durch Leberfunktionsstörung	+	+	+	Vit. K-Gabe therapeutisch ohne Effekt
			angeborener Mangel von F II, V oder X	+	+	+	siehe Tabelle III
			Verbrauchskoagulopathie	+	+	+	Fibrinogen vermindert F V- u. Antithrombin III-Mangel
↓	↑	↑	Heparintherapie	+	+	+	Blutungen b. Überdosierung
			Verbrauchskoagulopathie	+	+	+	siehe Tabelle II
			prim. Hyperfibrinolyse	+	+	+	siehe Tabelle II
			Fibrinogenmangel (angeboren)	+	+	+	Fibrinogen nicht nachweisbar
↓	n	n	F VII-Mangel	+	+	+	siehe Tabelle III
			F II-, VII-, X-Aktivität vermind.	+	+	+	siehe Tabelle III
n	n	↑	leichte Fibrinolyse				Fibrinspaltprod. vermehrt
n	↑	↑	leichte Fibrinolyse				Fibrinspaltprod. vermehrt
			milde Verbrauchskoag.				Antithrombin III vermindert
			Heparintherapie				Blutungen b. Überdosierung
↓	n	↑	sehr selten, z.B. bei Leberzirrhose				Antithrombin III vermindert

n = normal
↑ = über dem Normalbereich
↓ = unter dem Normalbereich

Quick = TPZ (Thromboplastinzeit) = Prothrombinzeit
PTT (Partielle Thromboplastinzeit)
TZ (Thrombinzeit) = PTZ (Plasma-Thrombinzeit)

Fortsetzung siehe nächste Seite!

Tab. II   Differentialdiagnose von Verbrauchskoagulopathie und primärer Hyperfibrinolyse

Parameter	Verbrauchs-koagulopathie	Hyper-fibrinolyse
Antithrombin III	↓	←→
Fibrinogen	↓	↓
F II, V, VIII, XIII	↓	(↓)
F VII, IX, X	↓	←→
Fibrinogenspaltprodukte	↑	↑
Thrombozyten	↓	←→

↓ = vermindert
(↓) = leicht vermindert
←→ = normal
↑ = vermehrt

Tab. III   Angeborene hämorrhagische Diathesen

A) Plasmatische Gerinnungsfaktoren vermindert:

F I	Afibrinogenämie
F II	Hypoprothrombinämie
F V	Hypoproakzelerinämie
F VII	Hypoprokonvertinämie
F VIII	Hämophilie A
F VIII - assoziiertes Antigen (v. Willebrand-Jürgens-Syndrom)	
F IX	Hämophilie B
F X	Stuart-Prower-Faktor-Mangel
F XII	Hageman-Faktor-Mangel
F XIII	Fibrinstabilisierender Faktor-Mangel

B) Thrombozyten vermindert:
v. Willebrand-Jürgens-Syndrom
Wiskott-Aldrich-Syndrom
Thrombasthenie Glanzmann-Naegeli

C) Gefäßerkrankungen:
Morbus Osler
Ehlers-Danlos-Syndrom

Tab. IV   Gerinnungsfaktoren

1) Plasmatische Gerinnungsfaktoren

F I	Fibrinogen
F II	Prothrombin
F III	Gewebsthromboplastin; Thrombokinase
F IV	Ca^{++}
F V	Proakzelerin
F VII	Prokonvertin
F VIII	Antihämophiles Globulin A
F IX	Antihämophiles Globulin B, Christmas-Faktor
F X	Stuart-Prower-Faktor
F XI	Plasma-Thromboplastin-Antecedent
F XII	Hageman-Faktor
F XIII	Fibrinstabilisierender Faktor

2) Plättchenfaktoren, z.B. PF3 (aus den Thrombozyten stammendes Thromboplastin); PF4 (hemmt die Heparinwirkung)

3) Antithrombine, z.B. Antithrombin III (Heparin-Kofaktor)

221

Blutbild

1) Hämoglobin

NW	Sgl. unter 1 Mo.	14,5-20,0 g/dl
	Sgl. 1- 3 Mo.	13,5-17,0 g/dl
	Sgl. 4-12 Mo.	10,0-14,0 g/dl
	Ki. 1-16 J.	11,5-14,5 g/dl
	Erw. M	14,0-18,0 g/dl
	Erw. F	12,0-16,0 g/dl

2) Erythrozytenzahl

NW M 4,5-5,9 Mill/μl Sgl. unter 1 Mo. 3,5-5,9 Mill/μl
F 4,0-5,2 Mill/μl Sgl. 1-12 Mo. 3,7-5,3 Mill/μl
Ki. 1-16 J. 3,9-5,1 Mill/μl

3) Hämatokrit = %-Anteil des Erythrozytenvolumens am Vollblut

NW	Sgl. i. d. ersten Tagen	bis 65 %
	Sgl. unter 2 Mo.	28-42 %
	Sgl. 2-12 Mo.	30-40 %
	Ki. 1- 6 J.	32-41 %
	Ki. 7-16 J.	35-45 %
	Erw. M	42-52 %
	Erw. F	37-47 %

4) Erythrozyten-Indizes

a) **MCV** (mean corpuscular volume)
= mittleres Erythrozytenvolumen in μm^3

Berechnung: $\dfrac{\text{Hämatokrit (in \%) x 10}}{\text{Erythrozyten (in Mill/}\mu\text{l)}}$

b) **MCH** (mean corpuscular haemoglobin) = HbE
= Hb-Gehalt des Erythrozyten in pg

Berechnung: $\dfrac{\text{Hämoglobin (in g/dl) x 10}}{\text{Erythrozyten (in Mill/}\mu\text{l)}}$

c) **MCHC** (mean corpuscular haemoglobin concentration)
= mittlere Hb-Konzentration der Ery in g/dl

Berechnung: $\dfrac{\text{Hämoglobin (in g/dl) x 100}}{\text{Hämatokrit (in \%)}}$

NW	MCV μm^3	MCH pg	MCHC g/dl
Sgl. unter 1 Mo.	94-105	30-42	32-35
1- 3 Mo.	92-112	27-39	32-34
4- 6 Mo.	91-109	25-35	29-33
7-12 Mo.	87-100	22-32	28-31
Ki. 1- 4 J.	80- 96	23-32	27-29
5-16 J.	81-100	26-34	31-36
Erw.	81-100	26-34	31-36

Fortsetzung siehe nächste Seite!

	Hb	Ery	Häma-tokrit	MCV	MCH = HbE	MCHC
Normochrome Anämie						
Blutverlust*)	←→-↓	(↓)-↓-(↑)	(↓)-↓-←→	←→	←→	←→
hämolyt. Anämien	↓	↓	↓	←→	←→	←→
aplastische Anämien	↓↓	↓↓	↓↓	←→	←→	←→
Hypochrome Anämien						
Eisenmangel						
Eisenverwertungsstörung	↓↓	(↓)	↓↓	↓	↓↓	(↓)**)
Thalassämie						
chron. Blutverluste						
Sphärozytose**)						
Hyperchrome Anämien						
Megaloblastische Anämien	↓	↓↓	↓	↑	↑	←→
Anämie bei Leberzirrhose						

*) Anfangs normale Werte, später durch Blutverdünnung mit Gewebswasser pathol. Werte, in der Regenerationsphase evtl. überschießende Reaktion

**) Bei Sphärozytose erhöhter MCHC-Wert möglich

5) Leukozytenzahl

NW Ki. unter 1 Mo.   5000-20 000/μl   Anm.: Ngb. 9000-30 000/μl
           1 Mo.- 3 J.   5500-18 000/μl
             4- 7 J.   5500-15 500/μl
            8-13 J.   4500-13 500/μl
          14-16 J.   4000-10 000/μl
    Erw.   4000- 9 000/μl

6) Differentialblutbild

NW	Erwachsene	Kinder	Säuglinge
Jugendliche	0 %	0 %	0 %
Stabkernige	bis 5 %	bis 6 %	bis 8 %
Segmentkernige	40-70 %	25-60 %	17-60 %
Eosinophile	bis 4 %	1- 5 %	1- 5 %
Basophile	bis 1 %	bis 1 %	bis 1 %
Lymphozyten	25-45 %	25-50 %	20-70 %
Monozyten	bis 7 %	1- 6 %	1- 6 %

Präoperative Laboruntersuchungen

Im Rahmen der Anästhesievorbereitung werden in der Regel folgende Laboruntersuchungen verlangt:

1) Grundprogramm:
   Hämoglobin oder Hämatokrit
   Blutzucker
   GPT
   Gamma-GT
   Urinstatus (Stix)
   Kalium
   Natrium
   Kreatinin
   Gerinnungsstatus (Quick, PTT, Thrombozyten)
2) Erweitertes Programm:
   Großes Blutbild
   Gesamteiweiß
   Blutgruppe

Zusätzliche Untersuchungen werden vielfach gewünscht, z.B.:
- bei Strumaresektion: T 3, T 4, TSH
- bei endoprothetischem Ersatz von Hüft- bzw. Kniegelenk: HIV, Hepatitissuchprogramm, TPHA
- bei Ösophago-Gastro-Duodenoskopie, ERCP, Bronchoskopie: PTZ
- bei Coloskopie: PTZ
- bei Linksherzkatheterisierung: Cholesterin (ggf. mit HDL und LDL), Triglyzeride, Harnsäure, TSH, GOT

Nebenschilddrüse

	Hyperparathyreoidismus			Hypoparathyreoidismus	Pseudohypoparathyreoidismus	
	primär	sekundär renal	sekundär intestinal		Typ I	Typ II
	Nebenschilddrüsen- – Adenom – Hyperplasie – Karzinom	Niereninsuff.	Malabsorption	nach Thyreoidektomie Nebenschilddrüsen-Atrophie a) autoimmun b) hereditär	Hereditär bedingte Erkrankung bei normalen oder hyperplastischen Nebenschilddrüsen	
Parathormon	↑	↑	↑	↓	⊥	⊥
Calcium im Serum	↑	↓	↓	↓	↓	⊤
Calcium im Urin	⊥	↓	↓	↓	↓	⊤
Phosphate im Serum	⊤	↑	⊤	↑	⊥	↔
Phosphate im Urin	↑	↓	⊤	↓	⊤	⊤
cAMP im Urin	↑ i. Urin ↔ i. Plasma	↑	↑	↓	↓	↓
cAMP nach PTH-Inj.					kein Anstieg	Anstieg
Phosph. nach PTH-Inj.					kein wesentl.- Anstieg	kein Anstieg
Symptome	Nierensteine Polyurie Muskelschwäche Reizbarkeit Anorexie Pankreatitis Cholelithiasis Obstipation Hypertonie Herzrhythmusstörung Ostitis fibr.	Symptome der Grundkrankheit (Nieren- bzw. Darm-Erkr.) Muskelschwäche Müdigkeit Knochenschmerz Gelenkschmerz selten: tetanisches Syndrom		Tetanisches Syndrom Parästhesien Karpopedalspasmen Laryngospasmus Stenokardie Oppressionsgefühl Depressionen	Kleinwuchs rundes Gesicht Brachydaktylie geistige Retardierung Katarakt subkutane Kalkablagerung bei Typ I: häufig auch Verkalkung der Basalganglien	
ergänzende Untersuchungen	alkalische Phosph. ⊥ Harnstoff ↔ Kreatinin ↔ Hydroxyprolin i. U. ↑	renal: alk. Phosph. ⊥ Harnstoff ↑ Kreatinin ↑ intestinal: alk. Phosph. ⊥ Harnstoff ↔ Kreatinin ↔		alkalische Phosph. ⊤ Harnstoff ↔ Kreatinin ↔ Gesamteiweiß ↔ Albumin ↔		

↑ erhöht; ↓ erniedrigt; ↔ normal; ⊤ normal oder erniedrigt; ⊥ normal oder erhöht

Renin-Angiotensin-Aldosteron-System

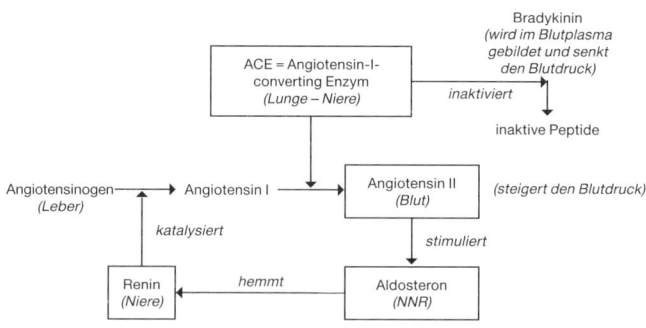

		Aldosteron	Renin	Kalium i. Blut	Blutdruck
Hyperaldosteronismus					
primär	Conn-Syndrom [1]	↑	↓[4]	↓[4]	↑
sekundär	Nierenarterienstenose (Renovaskuläre Hypert.)	↑	↑	(↓)	↑
	Reninsezernierende Tu.	↑	↑	(↓)	↑
	Maligne Hypertonie	↑	↑	↓	↑
	Bartter-Syndrom [2]	(↑)	↑	↓	↔ (↓)
	Pseudo-Bartter-Syndr. [3]	↑	↑	(↓)	↔
	Ödem (infolge Nieren-, Leber- oder Herzerkr.)	↑	↑	↓	↔
Hypoaldosteronismus					
primär	isolierte (idiopathische) Form	↓	↑	↑	↓
	M. Addison	↓	↑	↑	↓
sekundär	Nierenläsion	↓	↓	↑	↔
	Bilaterale Nephrotomie	↓	↓	↑	↔
	Hypophyseninsuff.	↓	↓	↑	↔

[1] Conn-Syndrom (prim. Aldosteronismus):
Ursache: NNR-Adenom (meist gutartig) in 70-80 %, NNR-Hyperplasie in 20-30 %, NNR Karzinom (selten)
Symptome: Hypertonie, Muskelschwäche, Polyurie, Kopfschmerzen
[2] Bartter-Syndrom:
Ursache: Hyperplasie des juxtaglomerulären Organs
Angeborene Angiotensinresistenz der Gefäße?
Prim. natriumverlierende Tubulopathie?
Symptome: schmerzhafte Muskelschwäche, Kreislaufstörungen mit normalem bis niedrigem Blutdruck, zeitweise Ödeme
[3] Pseudo-Bartter-Syndrom:
Ursache: Anorexia mentalis, Laxanzienabusus, Diuretika
Symptome: schmerzhafte Muskelschwäche, Kreislaufstörungen mit normalem bis niedrigem Blutdruck, zeitweise Ödeme
[4] Kalium und Renin in 15-30 % der Fälle normal

Katecholamine und deren Metaboliten

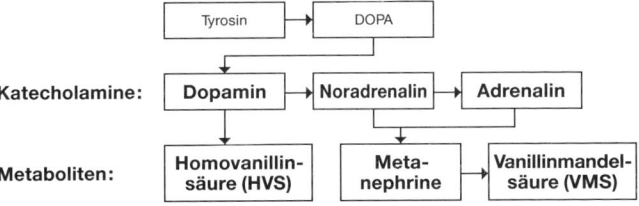

A) Indikationen zur Untersuchung auf Katecholamine und deren Metaboliten

1) Verdacht auf das Vorliegen eines Phäochromozytoms

   Phäochromozytom:
   a) Definition: Tumoren des chromaffinen Gewebes im sympathikoadrenalen System. Lokalisation bei ca. 80 % der Patienten im Nebennierenmark; bei den extraadrenal lokalisierten Tumoren liegen die meisten im intraabdominalen Geflecht des Sympathikus. Überwiegend handelt es sich um gutartige Tumoren.
   b) Symptome: Hypertonie (konstant oder anfallsweise); Tachykardie, Schweißausbrüche, Kopfschmerzen u.ä.

2) Verdacht auf das Vorliegen eines Neuroblastoms oder Ganglioneuroms

   Betroffen sind vor allem Kinder in den ersten Lebensjahren. Neuroblastome gehen von den Neuroblasten des Nebennierenmarks oder vom Sympathikus aus. Sie sind sehr häufig maligne.
   Symptome: Durchfall, Schweißausbrüche, Fieber u.a.
   Anm.: Ganglioneurome sind meist gutartig; Lokalisation meist im hinteren Mediastinum.

3) Bei Hypertonie zum Ausschluß eines Phäochromozytoms

B) Diagnostische Strategie

1) Beim Phäochromozytom zuerst <u>Urin</u>-Untersuchung auf:
   VMS, Adrenalin, Noradrenalin

   ergänzende Untersuchungen:
   Dopamin, Metanephrine

   Wenn einer oder mehrere Werte erhöht sind, <u>Blut</u>-Untersuchung zur Bestätigung:
   Adrenalin, Noradrenalin, Dopamin

2) Beim Neuroblastom oder Ganglioneurom sollte auch Homovanillinsäure (HVS) bestimmt werden.

Urin	Phäochromozytom NN-Mark	extraadrenal	Neuro-blastom
VMS	⊗	⊗	⊗
Adrenalin	⊗		
Noradrenalin		⊗	
Dopamin			⊗
HVS			⊗

⊗ hauptsächlich erhöhte Parameter

Porphyrie

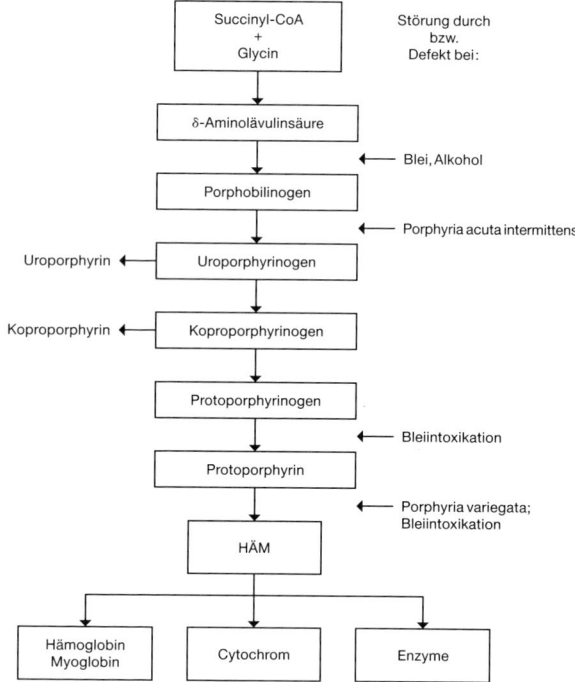

		URIN		ERYTHROZYTEN
P. = Porphyria	δ-Amino-lävulin-säure	Porpho-bilinogen	Por-phyrine	Proto- und Kopro-porphyrine
P. congenita erythropoetica	⟷	⟷	↑↑	↑
Proto-P.-erythropoetica	⟷	⟷	V	↑↑
P. acuta intermittens	↑↑	↑↑	↑↑	(↑)
P. variegata	↑	↑	↑↑	⟷
P. cutanea tarda	(↑)	⟷	↑↑	⟷
Symptomatische P.	⟷	⟷	↑	(↑)
Bleiintoxikation, akut	↑↑	(↑)	↑↑	(↑)
Bleiintoxikation, chron.	↑	⟷	↑	(↑)

↑↑ stark vermehrt, ↑ vermehrt, (↑) leicht vermehrt, ⟷ nicht vermehrt, V variabel

Fortsetzung siehe nächste Seite!

Erythropoetische Porphyrien

Stoffwechselstörung im erythropoetischen Gewebe des Knochenmarks

1) Porphyria congenita erythropoetica
   Erblich; sehr selten; wird spätestens im 6. Lebensjahr manifest
   Klin.: unter Sonnenlichteinwirkung Rötung, Schwellung, Blasen, Geschwüre, Narben

2) Protoporphyria erythropoetica
   Erblich; Erstmanifestation im Kinder- oder Jugendalter; ein Teil der Defektträger bleibt klinisch unauffällig
   Klin.: unter Sonnenlichteinwirkung intensiver Pruritus, Erythem, Ödem
   Hauterscheinungen klingen nach 12-24 Std. ohne Vernarbung oder Pigmentierung ab

Hepatische Porphyrien

Stoffwechselstörung in den Leberzellen

1) Porphyria hepatica acuta intermittens
   Klin.: rotschwarzer Urin, akute abdominelle Krisen, Polyneuropathien und psychische Auffälligkeiten

2) Porphyria variegata
   Betrifft meist weiße Bewohner in Südafrika
   Klin.: unter Sonnenlichteinwirkung Pruritus, Erythem, Ödem, abdominelle Krisen, Gelenkbeschwerden, Hypertension, Fieber

3) Chron. hepatische Porphyrie (P. cutanea tarda)
   Erblich oder erworben; betrifft v.a. Männer im 3. und 4. Dezenium
   Klin.: unter Sonnenlichteinwirkung Erythem, Blasen, Erosionen, depigmentierte Narben, oft Leberschaden

Symptomatische (sek.) Porphyrie

Klin.: manifester Leberzellschaden (Alkohol)
Hexachlorbenzolvergiftung
Perniziosa

Bleivergiftung

1) Akute Bleivergiftung
   Gastroenteritis, Koliken, Atemstörung, Lähmungen
   Im Blut und Urin Blei vermehrt

2) Chronische Bleivergiftung
   Schleichender Beginn mit Kopfschmerzen, Müdigkeit, Reizbarkeit, Appetitlosigkeit, später Anämie, Koliken, Bleisaum, Lähmungen
   Im Blut und Urin Blei vermehrt

Myokardinfarkt-Diagnostik

1) CK und CK-MB

CK ist weitgehend muskelspezifisch (Herz- <u>und</u> Skelettmuskel)
CK-MB ist weitgehend herzmuskelspezifisch

– Beim Herzinfarkt beginnt der Anstieg der CK 4-8 Std. nach dem Infarktereignis; das Maximum wird nach 16-36 Std. erreicht (2-25-fache der Norm); Abfall in den Normalbereich nach 3-6 Tagen.

– Bei begründetem Verdacht sind wiederholte CK-Bestimmungen angezeigt im Abstand von 4 Std.

– Werden CK-Werte über 100 U/l erreicht, ist die Bestimmung von CK-MB angezeigt.
CK-MB steigt 4-8 Std. nach dem Infarktereignis an, erreicht das Maximum nach 12-18 Std. und kehrt nach 2-3 Tagen wieder in den Normalbereich zurück. Nahezu beweisend für einen Herzinfarkt ist, wenn der CK-MB-Anteil am CK über 6 % beträgt.

– Bitte beachten: ca. 10 % aller gesicherten Herzinfarkte haben normale CK-Werte!
Anm.: auch das EKG zeigt in ca. 10 % der Fälle (die aber nicht mit den 10 % der negativen CK-Werte identisch sein müssen) keine typischen Veränderungen!

– Auch entzündliche Herzmuskelerkrankungen, wie Myokarditis, Endo- und Perikarditis mit Myokardbeteiligung, zeigen erhöhte Werte.

Erhöhte CK-Werte werden außerdem gefunden bei:
– Muskeldystrophie, Muskelatrophie, Myositis
– nach intensiver körperlicher Aktivität
– nach i.m. Injektionen
– nach Muskeltraumen
– nach toxischer oder entzündlicher Muskelschädigung

2) GOT

– 4-8 Std. nach einem Infarktereignis beginnt der Anstieg der GOT, 16-48 Std. später wird das Maximum erreicht (2-25-fache der Norm), 3-6 Tage später wird wieder der Normbereich erreicht.

– Liegt der Quotient GOT/GPT über 2, ist dies ein Hinweis auf einen Infarkt.

– Die GOT-Aktivität hängt von der Größe des Infarkts ab; Werte über 180 U/l haben eine erhebliche Letalitätsrate.

– Auch entzündliche Herzmuskelerkrankungen können erhöhte Werte aufweisen.

– Auch Skelettmuskelerkrankungen bzw. -schäden können erhöhte Werte aufweisen.

– Auch bei Leber- und Gallenwegserkrankungen können erhöhte Werte bzw. hohe Werte auftreten.

Fortsetzung siehe nächste Seite!

3) LDH-HBDH

- LDH steigt 6-12 Std. nach einem Infarktereignis an; das Maximum wird nach 24-60 Std. erreicht (2-8fache der Norm). Abfall in den Normalbereich nach 7-15 Tagen.
- HBDH steigt 6-12 Std. nach einem Infarktereignis an. Das Maximum wird nach 30-72 Std. erreicht (2-8fache der Norm). Abfall in den Normbereich nach 10-20 Tagen.
- Für die Infarktdiagnostik ist der Quotient LDH/HBDH wichtig:
  LDH/HBDH unter 1,30 – Herzinfarkt
  LDH/HBDH über 1,64 – Leberzellschaden
- Ein wichtiges Kriterium zur Abgrenzung einer Lungenembolie ist der im Normbereich liegende LDH/HBDH-Quotient (1,38-1,64) bei erhöhtem LDH und evtl. auch HBDH.
- Weitere Erkrankungen, die zu einer LDH-Vermehrung führen: Myokarditis, Lungenembolie, Leber- und Gallenwegserkrankungen, Muskelerkrankungen, hämolytische Anämie, megaloblastische Anämie, Malignome
  Anm.: Hämolytische Seren geben erhöhte LDH- und HBDH-Werte!

4) Myoglobin im Serum und/oder Urin

Beim Herzinfarkt ist Myoglobin oft schon während der Akutphase, spätestens jedoch 2 Std. nach dem Schmerzbeginn signifikant erhöht.
Wenn 12 Std. nach dem Akutschmerz Myoglobin nicht nachgewiesen wird, kann mit großer Sicherheit ein Myokardinfarkt ausgeschlossen werden.
Bei Skelettmuskelschädigung und bei starker Muskelbelastung (Sport) treten ebenfalls erhöhte Werte auf.
Unspezifische Reaktion: Lipämie, Rheumaerkrankungen

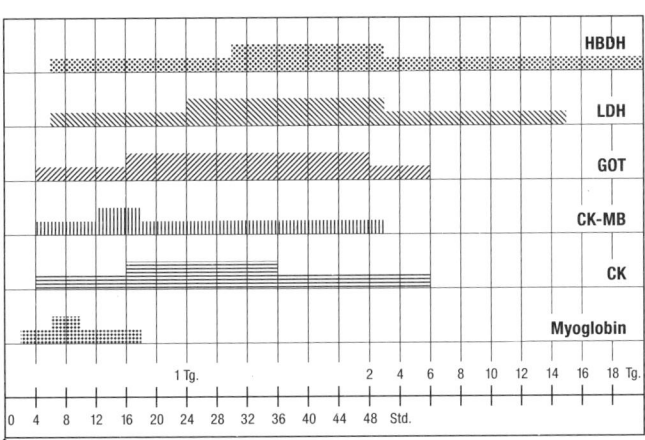

INFARKT   Erklärung: jeweils unterer Balken = erhöhte Werte   jeweils oberer Balken = maximale Werte

Fettstoffwechselstörung

Folgende Laboruntersuchungen zur Erkennung einer Fettstoffwechselstörung können durchgeführt werden:
Cholesterin gesamt, HDL-Cholesterin, LDL-Cholesterin, Triglyceride, Apolipoprotein A-I, Apolipoprotein B, Lipid-Elektrophorese

Indikationen zur Durchführung der vorgenannten Parameter:
1) Früherkennung eines Arteriosklerose-Risikos
2) Risikoabschätzung bei Patienten, bei denen Gefäßerkrankungen in der Verwandtschaft vorliegen
3) Risikoabschätzung bei Patienten mit koronarer Verschlußkrankheit, zerebraler oder peripherer Durchblutungsstörung
4) Patienten mit Xanthomen, Xanthelasmen, Arcus lipoides corneae
5) Patienten mit Nierenerkrankungen, Diabetes mellitus, Hyperurikämie, Hypertonie, Adipositas, starke Raucher
6) Kontrolle bei Therapie mit lipidsenkenden Medikamenten und/oder entsprechender Diät
7) Patienten, bei denen eine Langzeitbehandlung mit hormonellen Antikonzeptiva, Corticosteroiden, Diuretika und β-Blockern durchgeführt wird

Einteilung der Hyperlipoproteinämien (nach Fredrickson)

Typ	Serumwerte				Arterio-sklerose-risiko
	Serum klar?/trüb?	Cholesterin	Triglyceride	vermehrte Fraktion	
I	Rahmschicht; darunter klar	$\longleftrightarrow$-↑	↑↑↑	Chylomikronen	–
IIa	klar	↑↑↑	$\longleftrightarrow$-↑	β-Lipoproteide	+++
IIb	klar bis leicht trüb	↑↑↑	↑	prä-β- und β-Lipoproteide	+++
III	trüb	↑↑	↑↑↑	β-Lipoproteide (breite Bande)	+++
IV	trüb	$\longleftrightarrow$-↑	↑↑↑	prä-β-Lipoproteide	++
V	Rahmschicht; darunter trüb	↑↑	↑↑↑	prä-β-Lipoproteide und Chylomikronen	+

$\longleftrightarrow$ nicht vermehrt; ↑ leicht vermehrt; ↑↑ vermehrt; ↑↑↑ stark vermehrt

Typ	Ursache der Hyperlipoproteinämie			
	genetisch (prim. Hyperlipoproteinämie)		andere (sek. Hyperlipoproteinämie)	
	Biochem. Defekt?	Häufigkeit	Krankheit	Medikamente
I	ja	sehr selten	Pankreatitis, Diabetes	
IIa	ja	ca. 10 %	Hypothyreose, Lebererkr., Nephrose, Myelom, ak. interm. Porphyrie	β-Rezeptorenblocker
IIb	ja	ca. 15 %		β-Rezeptorenblocker, Diuretika, Kortikosteroide
III	ja	unter 5 %	Diabetes, Hypothyreose, Lebererkrankung	
IV	unbekannt	ca. 70 %	ak. u. chron. Hepatitis, Alkoholismus, chron. Urämie, Diabetes, Nephrose, Gravidität, Adipositas	Diuretika, Östrogene, Kortikosteroide
V	unbekannt	unter 5 %	Diabetes, chron. Hepatitis, Alkoholismus, Hyperthyreose, Adipositas	Ovulationshemmer

Aufenthaltsgenehmigung

Die Bestimmung für die Aufenthaltsgenehmigung von Ausländern in der Bundesrepublik Deutschland sind in den einzelnen Bundesländern verschieden. Als Beispiel wird hier ein Auszug aus den Bekanntmachungen des Bayer. Staatsministerium des Inneren vom 19.6.79, vom 28.5.80 und vom 19.5.87 aufgeführt:

„Ausländer, die erstmals oder erneut ..... um eine Aufenthaltserlaubnis nachsuchen, haben der Auslandsbehörde eine ärztliche Bescheinigung ..... vorzulegen".

Diese Verpflichtung besteht <u>nicht</u> für Angehörige der folgenden Staaten:

Belgien, Dänemark, Frankreich, Griechenland, Irland, Italien, Luxemburg, Niederlande, Portugal, Spanien, Vereinigtes Königreich, Andorra, Finnland, Island, Liechtenstein, Malta, Monaco, Norwegen, Österreich, San Marino, Schweden, Schweiz, Vatikanstaat.

Für alle übrigen Ausländer sind folgende Untersuchungen vorgeschrieben:

1) Ausschluß einer aktiven Tuberkulose der Atmungsorgane, dazu mindestens eine Röntgenaufnahme der Atmungsorgane (bei Kindern und Jugendlichen eine intrakutane Tuberkulinprobe und nur bei positivem Ausfall zusätzlich eine Röntgenaufnahme)
2) ein Luessuchtest (Anm.: TPHA-Test)
3) ein HIV-Test (in der Bescheinigung muß das Labor angegeben sein, in dem der Test gemacht worden ist)
4) Wenn der entsprechende Verdacht besteht, sind weitere Untersuchungen auf folgende Krankheiten erforderlich:
   a) andere Geschlechtskrankheiten
   b) andere übertragbare Krankheiten, insbesondere Ausscheidung von Erregern der TPER-Gruppe

Die Wahl des Arztes ist freigestellt.

Von begründeten Ausnahmefällen abgesehen, ist eine ärztliche Untersuchung nicht erforderlich bei:

1) Verlängerung der Aufenthaltserlaubnis
2) Grenzarbeitnehmern
3) in Einzelfällen, wenn dies aus bestimmten Gründen vertretbar ist

Ähnliche Regelungen gelten auch für die übrigen Bundesländer.

Medikamentenspiegel

I Bei der Behandlung mit folgenden Medikamenten kann eine Kontrolle der Serumkonzentration durchgeführt werden:

1) Antiepileptika

    Carbamazepin (Sirtal, Tegretal, Timonil)
    Ethosuximid (Petnidan, Pyknolepsinum, Suxinutin)
    Phenobarbital (Luminal, Phenaemal)
    Barbexaclon (Maliasin)
    Anm.: 100 mg Barbexaclon entsprechen 60 mg Phenobarbital
    Phenytoin = Diphenylhydantoin (Epanutin, Phenhydan, Zentropil)
    Primidon (Liskantin, Mylepsinum, Resimatil)
    Anm.: Der aktive Metabolit von Primidon ist Phenobarbital
    Valproinsäure (Convulex, Ergenyl, Leptilan, Mylproin, Orfiril)
    Clonazepam (Rivotril)

2) Lithium

3) Herzglykoside

    Digoxin (z.B. Novodigal, Lanitop, Lanicor)
    Digitoxin (z.B. Digimerck, Tardigal)

4) Antiarrhythmika

    Lidocain (z.B. Xylocain)
    Procainamid
    Chinidin (z.B. Chinidin-Duriles, Optochinidin)
    Disopyramid (z.B. Norpace, Rythmodul)

5) Theophyllin (z.B. Euphyllin)

6) Methotrexat

7) Aminoglykoside

    Amikacin (Biklin)
    Gentamicin (z.B. Refobacin, Sulmycin)
    Netilmicin (Certomycin)
    Tobramycin (Gernebcin)

8) Vancomycin

9) Chloramphenicol

10) Ciclosporin

Fortsetzung siehe nächste Seite!

II Probenentnahme

1) Bei Langzeitbehandlung:

- Bei Medikamenten mit einem engen therapeutischen Bereich und einer kurzen Halbwertszeit soll die Blutentnahme zum Zeitpunkt der maximalen Serumkonzentration und/oder zum Zeitpunkt der minimalen Serumkonzentration erfolgen. Hinweise auf diese Zeitangaben erfolgen jeweils bei den einzelnen Medikamenten (siehe alphabetischer Teil).
- Bei einzelnen Medikamenten ist der Zeitpunkt der Blutentnahme nicht relevant, da nach Erreichen des Fließgleichgewichts (steady state) der Unterschied zwischen minimaler und maximaler Konzentration nur gering ist. Wann bei den einzelnen Medikamenten das Fließgleichgewicht erreicht wird, ist im alphabetischen Teil zu ersehen.

2) Nach intravenöser Applikation muß bei den meisten Medikamenten die Blutentnahme nach etwa 1-2 Std., beim Digoxin und Digitoxin nach 6-12 Std. erfolgen.

III Befundinterpretation und Folgerungen

1) Voraussetzungen

- nimmt der Patient das Medikament in der verordneten Dosis ein?
- richtiger Zeitpunkt der Blutentnahme (siehe II)
- wird das Medikament optimal resorbiert? (Malabsorption!)
- Ausscheidungsstörung? (Niere!)
- Leberschaden?
- Fieber?
- Arzneimittelinteraktionen?

2) Dosisänderungen bei Werten, die nicht im therapeutischen Bereich liegen (sofern III/1 berücksichtigt ist)
Folgende Formel kann angewandt werden:

$$\text{neue Dosis} = \text{alte Dosis} \times \frac{\text{gewünschte Serumkonzentraktion}}{\text{alte Serumkonzentration}}$$

3) Kritische Beurteilung der Befunde

- z.B. kann ein im therapeutischen Bereich liegender Digoxinwert für einen Patienten mit Hypokaliämie und Hypercalciämie bereits toxisch sein.
- Die obere Grenze des therapeutischen Bereichs kann bei einem Patienten mit Langzeitbehandlung, z.B. mit Phenobarbital, höher liegen (gesteigerte Toleranz).
- Andere Pharmaka können synergetische oder auch antagonistische Wirkung haben.
- Schwankung von Albumin-, Lipoprotein- und α_1-Glykoprotein-Konzentrationen können die Wirksamkeit beeinflussen.

Allergenliste

MULTISCHEIBEN

Gräser (spät)
Ruchgras, Lolch, Schilf, Roggen, wolliges Honiggras

Gräser (früh)
Knäuelgras, Wiesenschwingel, Lolch, Lieschgras, Wiesenrispengras

Getreidemischung
Roggen, Hafer, Weizen, Gerste, Mais

Kräutermischung
Beifuß, Spitzwegerich, weißer Gänsefuß, Brennessel

Bäume (früh)
Erle, Hasel, Ulme, Salweide, Pappel

Bäume (spät)
Ahorn, Birke, Buche, Eiche, Walnuß

Tierallergene 1
Katzen-, Hunde-, Pferde-, Rinderepithelien

Tierallergene 2
Katzen-, Hunde-, Meerschweinchen-, Goldhamsterepithelien

Tierallergene 3
Pferde-, Rinder-, Schaf-, Kaninchenepithelien

Bettfedern
Gänsefedern, Entenfedern

Hausmischung
Hollister-Stier, Hausstaubmilbe, Mehlmilbe, Küchenschabe

Schimmelpilze 1
Penicillium notatum, Cladosporium, Asp. fumigatus, Alternaria tenuis

Schimmelpilze 2
Rhizopus nigr., Aureob. pullulans, Mucor spinosus, Neurospora sitophila

Aspergilli
Asp. fumigatus, Asp. clavatus, Asp. amstelodami, Asp. nidulans

Nüsse
Erdnuß, Walnuß, Haselnuß, Mandel

Mehle
Weizen-, Roggen-, Hafermehl, Gluten

Schalentiere/Fische
Dorsch, Garnele, Miesmuschel, Thunfisch, Lachs

Kindernahrung
Eiklar, Kuhmilch, Weizenmehl, Erdnuß, Sojabohne

Gemüse 1
Erbse, Bohne, Karotte, Kartoffel

Gemüse 2
Tomate, Spinat, Kohl, Paprika

Fleisch
Schwein, Rind, Hammel/Lamm

Früchte 1
Banane, Orange, Apfel, Pfirsich

Früchte 2
Birne, Zitrone, Erdbeere, Ananas

Käse
Schweizer-, Cheddar-, Schimmelkäse

Geflügel
Ente, Gans, Huhn

Gewürze 1
Anis, Curry, Kümmel, Knoblauch

Gewürze 2
Lorbeerblatt, Paprika, schwarzer Pfeffer, Senf

Synthetische Stoffe
Acrylon, Kunstseide, Nylon, Terylene

Stoffe/Fasern (nat)
Baumwolle, Jute, Schafwolle, Seide

Fortsetzung siehe nächste Seite!

GRÄSER-/GETREIDEPOLLEN

Ruchgras
Hundszahngras
Knäuelgras
Wiesenschwingel
Lolch
Lieschgras
Schilf (Reet)
Wiesenrispengras
Weißes Straußgras
Sorgho
Trespe
Roggen
Wolliges Honiggras
Hafer
Weizen
Wiesenfuchsschwanz
Bahiagras
Gerste
Kammgras
Mais
Quecke
Haargerste

BAUMPOLLEN

Ahorn
Erle
Birke
Hasel
Buche
Zeder
Eiche
Ulme
Olive
Walnuß
Platane
Salweide
Jasmin
Pappel
Esche
Kiefer
Kastanie
Eukalyptus
Mimose
Liguster
Flieder
Weißdorn
Zypresse
Goldregen
Holunder
Linde
Maulbeerbaum

KRÄUTER-/BLUMENPOLLEN

Ragweed (hohe Ambr.)
Ragweed (ausd. Ambrosie)
Dreilappige Ambrosie
F. Ragweed (falsche Ambr.)
Wermut
Beifuß
Margerite
Löwenzahn
Spitzwegerich
Weißer Gänsefuß
Salzkraut
Goldrute
Fuchsschwanz
Melde
Weidenröschen
Aster
Sauerampfer
Brennessel
Glaskraut
Chrysantheme
Dahlie
Kamille
Narzisse
Nelke
Rose
Sonnenblume
Tulpe
Heidekraut
Raps
Traubenkraut
Klee
Geranie
Primel

HAUSSTÄUBE

Greer Labs
Hollister – Stier
Bencard
Allergopharma
HAL

Fortsetzung siehe nächste Seite!

SCHIMMELPILZE/HEFEN

Penicillium notatum
Cladosporium
Aspergillus fumigatus
Mucor racemosus
Candida albicans
Alternaria tenuis
Botrytis cinerea
Helminthosporium hal.
Stemphylium botryosum
Rhizopus nigricans
Aureobasidium pullulans
Phoma betae
Epicoccum pupurascens
Trichoderma viride
Curvularia lunata
Aspergillus versicolor
Mucor mucedo
Aspergillus clavatus
Mucor spinosus
Neurospora sitophila
Aspergillus amstelodami
Bäckerhefe
Aspergillus nidulans

MILBEN

Hausstaubmilbe
Mehlmilbe
Acarus siro
Lepidoglyphus destructor
Tyrophagus putreus
Glycyphagus domesticus

INSEKTEN

Bienengift
Wespengift
Bremse
Küchenschabe
Hornissengift
Ameise
Mücke
Rote Mückenlarve

PARASITEN

Ascaris
Echinococcus
Schistosoma

EPITHELIEN UND FEDERN

Katzenepithelien
Hundeepithelien
Pferdeepithelien
Rinderepithelien
Meerschweinchenepithelien
Kanarienvogel
Papagei
Taube
Gänsefedern
Mäuseepithelien
Rattenepithelien
Wellensittichepithelien
Ziegenepithelien
Schafepithelien
Kaninchenepithelien
Schweineepithelien
Goldhamsterepithelien
Hühnerfedern
Entenfedern

SERUM-/URIN-/KOTPRODUKTE

Taubenkot
Taubenserum
Kanarienvogelserum
Hühnerserum
Papageienserum
Zierfinkenkot
Mäuseurinprotein
Rattenurinprotein
Rattenserumprotein
Mäuseserumprotein
Wellensittichkot
Wellensittichserumprotein
Mäuse-Kot
Ratten-Kot

Fortsetzung siehe nächste Seite!

FISCH

Dorsch
Hering
Forelle
Thunfisch
Lachs
Aal
Rotbarsch

SCHALENTIERE/MUSCHELN

Krabbe
Garnele
Miesmuschel
Languste
Hummer

FLEISCH

Schwein
Rind
Ente
Gans
Huhn
Hammel/Lamm

HÜHNEREI

Eiklar
Ovalbumin
Ovomucoid
Eigelb

MILCH-/GETREIDEPRODUKTE

Kuhmilch
Schweizer Käse
Alpha-Lactalbumin
Beta-Lactalbumin
Casein
Cheddarkäse
Schimmelkäse
Roquefort
Camembert

CEREALIEN/MEHLE

Weizenmehl
Roggenmehl
Gerstenmehl
Hafermehl
Maismehl
Reis
Buchweizenmehl
Gluten

GEMÜSE

Erbse
Sojabohne
Bohne
Tomate
Karotte
Kartoffel
Spinat
Kohl
Paprika
Knoblauch
Zwiebel
Blumenkohl, gekocht
Blumenkohl, roh
Kresse
Linse
Porree
Sellerie
Petersilie

OBST

Banane
Birne
Zitrone
Orange
Mandarine
Erdbeere
Apfel
Weintraube
Pfirsich
Ananas
Kirsche
Kiwi
Melone
Mango
Grapefruit

Fortsetzung siehe nächste Seite!

GEWÜRZE

Anis
Curry
Kümmel
Lorbeerblatt
Muskatnuß
Paprika
Schwarzer Pfeffer
Zimt

NÜSSE

Erdnuß
Walnuß
Haselnuß
Paranuß
Eßkastanie
Mandel
Kokosnuß

SONSTIGE NAHRUNGSMITTEL

Sesamschrot
Bäckerhefe
Sojaschrot
Schokolade
Senf
Kaffee
Kamillentee
Kakao
Leinsamenschrot
Schwarzer Tee
Pfefferminztee

MEDIKAMENTE

Penicillin
Ampicillin
Acetylsalicylsäure
Pyrazolon
Insulin (Schwein)
Insulin (Rind)
Insulin (human)

BERUFS-/UMWELTALLERGENE

Acrylon
Baumwolle
Dreschstaub
Flachs
Heustaub
Hopfen
Jute
Kapok
Kunstseide (Reyon)
Leinen
Nylon
Schafwolle, bearbeitet
Schafwolle, unbearbeitet
Seide
Strohstaub
Tabakstaub
Terylene
Weizendrusch

Grüne Kaffeebohnen
Rhizinusbohne
Isphagula
Wildseide
Rohseide
Isocyanat TDV
Isocyanat MDI
Isocyanat HDI
Ethylenoxid
Phthalsäureanhydrid
Formaldehyd
Ficus spp.
Latex

SONSTIGE

Staph. aureus
Strept. albus
Spermaflüssigk. (Ejakulat)
Semid-Plasma
Spermasediment

Weitere Allergene möglich; ggf. Nachfrage
bei dem ausführenden Labor.